眼科写真撮影 A to Z

【監修】木下茂／竹内忍
【編著】日本眼科写真協会

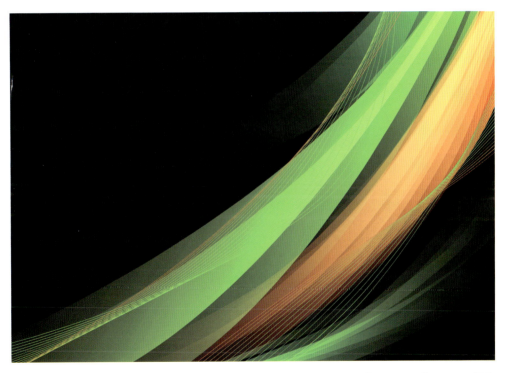

Ophthalmic photography A to Z

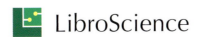

監　修

木下　茂（きのした しげる）
●京都府立医科大学感覚器未来医療学、教授

竹内　忍（たけうち しのぶ）
●竹内眼科クリニック院長、東邦大学客員教授

執筆者一覧

菅野　順二（かんの じゅんじ）
●埼玉医科大学眼科学教室、オフサルミック フォトグラファー、視能訓練士

佐藤　武雄（さとう たけお）
●山形大学医学部眼科学講座、技術専門員、医学博士

竹内　勝子（たけうち しょうこ）
●埼玉医科大学眼科学教室、オフサルミック フォトグラファー、視能訓練士

田邊　宗子（たなべ むねこ）
●愛知淑徳大学健康医療科学部医療貢献学科視覚科学専攻、教授、視能訓練士

反保　宏信（たんぽ ひろのぶ）
●自治医科大学眼科学講座、眼科フォトグラファー、視能訓練士

筑田　昌一（つくだ しょういち）
●多根記念眼科病院、視能訓練科係長、視能訓練士

出口　達也（でぐち たつや）
●埼玉医科大学眼科学教室、オフサルミック フォトグラファー、眼科検査室主任

永野　幸一（ながの こういち）
●北里大学病院眼科、メディカル フォトグラファー、視能訓練士、北里大学医療衛生学部兼任教員、国際医療福祉大学保健医療学部非常勤講師

西村　治子（にしむら はるこ）
●東京女子医科大学糖尿病センター眼科、オフサルミック フォトグラファー、臨床検査技師

畑﨑　泰定（はたざき たいじょう）
●大阪大学医学部附属病院感覚・皮膚・運動系科眼科、視能訓練士

深尾　隆三（ふかお りゅうぞう）
●京都府立医科大学眼科、視能訓練士、京都医健専門学校非常勤講師、大阪医療福祉専門学校非常勤講師

福井　勝彦（ふくい かつひこ）
●旭川医科大学眼科学講座、特任専門員、臨床検査技師、北海道ハイテクノロジー専門学校非常勤講師、吉田学園医療歯科専門学校非常勤講師

藤掛　福美（ふじかけ ふくみ）
●昭和大学病院附属東病院眼科、オフサルミック フォトグラファー、視能訓練士、東北文化学園大学医療福祉学部非常勤講師

三方　修（みかた おさむ）
●昭和大学江東豊洲病院眼科、オフサルミック フォトグラファー、医学博士、視能訓練士

水澤　剛（みずさわ つよし）
●東京医科大学病院眼科、視能訓練士主査、視能訓練士、首都医校非常勤講師

山川　曜（やまかわ よう）
●西葛西・井上眼科病院、診療技術部 視機能検査課課長代理、准看護師

山﨑　伸吾（やまざき しんご）
●竹内眼科クリニック、フォトグラファー、視能訓練士

発刊にあたって

　我々、日本眼科写真協会（JOPS：Japanese Ophthalmic Photographers' Society）は、1983年（昭和58年）に発足し、眼科写真研究会や眼科写真展などを開催して、眼科検査に携わる方々への写真や画像検査についての情報発信や意見交換を通じて、眼科診療に役立つ画像を提供できるよう活動して参りました。

　近年、画像検査機器の進歩は目覚ましく、多種多様な検査機器が開発され、眼科検査の中でも画像検査の割合が増しています。一部には検者の技量にかかわらずオートマチックで検査が行え、再現性のある結果が得られる機器も出てきています。しかしながら、フィルム時代からデジタル時代に移行しても眼底カメラやスリットランプの基本原理や操作方法などを引き継いで開発されている検査機器も数多くあります。多種多様な検査機器が開発され、眼科検査の中でも画像検査の割合が増しています。これら眼科の画像検査の出版物が現在、ほとんど見当たりません。

　我々は創立30周年を機に眼科における画像検査の進め方を解説した出版物を企画し、記念誌として発刊することになりました。主に眼底写真、フォトスリット写真、蛍光眼底写真の基礎が初心者や学生の方々にも判りやすく解説されていると思いますので、日常の画像検査にお役立て頂ければと思います。

2016年9月

日本眼科写真協会
会長　三方　修

contents

Lecture 1 オリエンテーション ……………………………………………… 1

　❶ 講義の概要 ……………………………………………………………… 1
　❷ 眼科写真 ………………………………………………………………… 3
　❸ 眼科写真の歴史 ………………………………………………………… 4
　❹ デジタル時代の到来 …………………………………………………… 9
　❺ Ophthalmic photographer（眼科写真師）について ……………… 12

Lecture 2 眼底写真撮影（初級編）…………………………………………… 15

　❶ はじめに ………………………………………………………………… 15
　❷ 眼底カメラの種類 ……………………………………………………… 15
　❸ 眼底カメラの基本構造と保守 ………………………………………… 17
　　　1．眼底カメラの基本構造　17
　　　2．撮影前の準備　20
　❹ 眼底カメラの基本操作 ………………………………………………… 22
　　　1．撮影条件の設定　22
　　　2．散　瞳　22
　　　3．視度調整　22
　　　4．撮影体位　23
　　　5．被検者への説明　23
　　　6．ワーキングディスタンス、アライメント、ピント合わせ　23
　❺ まとめ …………………………………………………………………… 28

Lecture 3 眼底写真撮影（中級編）…………………………………………… 29

　❶ 眼底撮影の注意点とコツ ……………………………………………… 29
　　　1．はじめに　29
　　　2．視度調整－もうひとつの方法－　29
　　　3．正しい開瞼の方法　30
　　　4．眼底撮影の基本　32
　　　5．周辺部撮影　34
　　　6．パノラマ撮影と合成　40

7. その他、周辺部撮影について　43
8. 露出補正（フラッシュパワー）　45

Lecture 4　眼底写真撮影（上級編） ································· 47

❶ 眼底周辺部撮影 ··· 47
1. 周辺部撮影でのワーキングディスタンスとアライメント　47
2. 許容せざるをえないアーチファクト　49
3. 眼内レンズ挿入眼の撮影　49
4. 小瞳孔の撮影　50
5. 中間透光体の混濁　51
6. 病変の捉え方　52
7. アーチファクトと病変の見分け方　53

❷ 眼底カメラの応用撮影 ··· 55
1. 単色光眼底撮影　55
2. 眼底カメラを使った前眼部撮影　57
3. 立体眼底撮影（平行移動法）　60

Lecture 5　その他の眼底写真 ·· 65

❶ 無散瞳眼底カメラ ··· 65
1. 無散瞳眼底カメラ　65
2. 構造と特徴　66
3. 撮影の実際　67
4. 撮影の限界　72

❷ 手持ち眼底カメラ ··· 73
1. 手持ち眼底カメラ　73
2. 撮影機器　73

❸ 共焦点走査レーザー検眼鏡 ··· 83
1. 共焦点走査レーザー検眼鏡　83
2. レーザー光の特性と組織深達性　83
3. 走査方式と正視補正　84
4. 共焦点方式　85
5. 撮影装置（HRA2）　85
6. 画像解析　86
7. 眼底自発蛍光　86
8. 臨床例　87
9. おわりに　89

Lecture 6 光干渉断層計（OCT） 90

❶ 光干渉断層計の原理 90
1. はじめに　90
2. 基本概念　90
3. 測定原理によるOCTの分類　91
4. 測定光源　91
5. 測定原理　91
6. 加算平均処理　93

❷ 眼底用OCTの基本的測定法 95
1. 測定の前に　95
2. 眼底断層像計測の基本的考え方　97
3. その他の測定法と解析プログラム　109

❸ 前眼部OCT 113
1. はじめに　113
2. 測定光源と測定原理　114
3. 測定部位　114
4. スキャンタイプ　114
5. 測定方法　115
6. 測定の注意点　116
7. 解析の種類　117
8. 解析の注意点　118

❹ 最近のトピックス－OCT angiography－ 120

Lecture 7 蛍光眼底造影① 基本原理と検査の進め方 122

❶ はじめに 122
❷ 蛍光眼底造影法の原理 122
❸ FAとIAの基礎 124
1. 蛍光色素の物理特性　124

❹ FAとIAに必要な解剖と読影の基礎 125
1. 網　膜　125
2. 脈絡膜　127

❺ 蛍光眼底造影検査の進め方 127
1. 検査前　127
2. 静注スタート　128

Lecture 8　蛍光眼底造影② 読影の基本と撮影の実際 ････････････････････ 131

1 読影の基本 ･･ 131
　　1．過蛍光　133
　　2．低蛍光　138

2 各　論 ･･ 140
　　1．糖尿病網膜症　140
　　2．網膜中心動脈閉塞症　141
　　3．網膜静脈分枝閉塞症　144
　　4．網膜中心静脈閉塞症　145
　　5．中心性漿液性脈絡網膜症　145
　　6．脈絡膜新生血管のFA像　147
　　7．特発性脈絡膜新生血管　148
　　8．加齢黄斑変性　149
　　9．特発性黄斑部毛細血管拡張症　152
　　10．網膜毛細血管腫（von Hippel病）　153
　　11．ぶどう膜炎　154

3 おわりに ･･･ 157

Lecture 9　蛍光眼底造影③ FAとIAの同時撮影 ････････････････････････ 158

1 撮影装置 ･･･ 158
2 同時撮影と画像処理 ･･･ 158
3 共焦点方式の蛍光撮影における長所と短所 ･････････････････････････ 159
4 症例の解釈と同時撮影のポイント ･････････････････････････････････ 159
　　1．強度近視眼でみる脈絡膜静脈の血管構築　159
　　2．大動脈炎症候群（脈なし病）　159
　　3．急性後極部多発性斑状網膜色素上皮症　161
　　4．地図状脈絡膜炎　162
　　5．多発性後極部網膜色素上皮症　163
　　6．網膜色素上皮剥離　164
　　7．網膜細動脈瘤　165
　　8．卵黄様黄斑ジストロフィ　166
　　9．網膜色素上皮裂孔　167
　　10．錐体ジストロフィ　168
　　11．中心性輪紋状脈絡膜ジストロフィ　168

Lecture 10　前眼部撮影（初級編）　170

■1 スリットランプの基本照明　170
1. 撮影対象　170
2. フォトスリットランプとは　170
3. フォトスリットランプの基本構造　170
4. フォトスリットランプの構造　171
5. 準備、使用方法　174
6. 撮影法（照明法）　175

Lecture 11　前眼部撮影（中級編）　178

■1 はじめに　178
■2 撮影準備　178
1. 撮影光路の確認　178
2. 視度調整　178
3. 撮影方法のイメージ　179

■3 撮影の実際　179
1. 拡散照明法　180
2. 直接照明法　183
3. 間接照明法　188
4. 鏡面反射法　194
5. 生体染色法　195

■4 まとめ　197
1. 撮影条件表作成の薦め　197

Lecture 12　前眼部撮影（上級編）　198

■1 撮影のポイントと留意点　198
■2 照明法・症例別撮影ポイント　200
1. 照明法別の撮影ポイント　200
2. 部位別の撮影ポイント　202
3. 三面鏡、高屈折凸レンズの取り扱い　213

Lecture 13　外眼部撮影　214

■1 はじめに　214
■2 撮影機材　214
1. カメラ　215

            2．レンズ　215
            3．イメージセンサーサイズと焦点距離　215
            4．ストロボ　216
            5．三　脚　218
    3 カメラの基礎知識 ………………………………………………………… 219
            1．撮影倍率　219
            2．露　出　221
            3．ホワイトバランス　222
    4 撮影の実際 ………………………………………………………………… 223
            1．一眼のクローズアップ　223
            2．顔面撮影　224
            3．眼位撮影　224
            4．眼球突出　225
            5．眼瞼下垂　225
            6．瞳　孔　226
    5 おわりに …………………………………………………………………… 227

Lecture 14　画像処理 ……………………………………………………… 228

    1 はじめに …………………………………………………………………… 228
    2 デジタル画像と電子ファイリング ……………………………………… 229
    3 コンピューターで扱う画像と形式 ……………………………………… 231
            1．ビットマップ形式　231
            2．主なビットマップイメージの形式　232
            3．ベクター形式　234
            4．主なベクターデータの形式　235
            5．PDFとは？　236
            6．RAWデータとは？　236
    4 解像度 ……………………………………………………………………… 237
    5 電子画像と「色」の問題 …………………………………………………… 239
    6 フォトレタッチの基本 …………………………………………………… 243
            1．画像の明るさの調整　244
            2．色味の補正　246
            3．画像のサイズを変える　247
            4．不要なものを消去する　248
            5．画像を切り抜く、重ねる　249
            6．画像に加筆する　251

7 パノラマ合成 253
 1．利　点　253
 2．ソフトウェア　253
 3．合成方法　254
 4．機　能　255
 5．合成の実際　258
 6．まとめ　258

Lecture 15　撮影環境 260

1 撮影環境について 260
 1．カメラの準備　260
 2．撮影の実際　261
 3．機器のメンテナンスも撮影環境のひとつ　262
 4．造影撮影における環境整備　263

2 患者との接し方 264
 1．安全対策　264
 2．患者の確認　266
 3．患者の状態の確認　267
 4．検査の説明　268

3 おわりに 269

参考文献 271
索　引 275

商標,登録商標について
本書に記載されている製品名,商品名などはそれぞれ各社の商標または登録商標である。

Lecture 1

オリエンテーション

講師：深尾 隆三

1 講義の概要

Lecture 1　オリエンテーション
- 冒頭で全15章の概要を説明します。本章では、眼科写真の歴史的な流れを紹介し、現在に至るまでの撮影機器や画像の変貌を解き明かします。また、日本におけるフォトグラファーの過去から現在までを紹介します。

Lecture 2　眼底写真撮影（初級編）
- 初心者向けに眼底カメラの構造解説から、基本操作、メンテナンス、患者の扱い方など、眼底カメラ撮影の基本を説明します。

Lecture 3　眼底写真撮影（中級編）
- 眼底写真撮影のスキルアップを目指し、眼底カメラの難関とされる視度調整の方法、瞼の上手な上げ方、眼底周辺部撮影や撮り洩らしなく上手につながるパノラマ撮影のコツについて説明します。

Lecture 4　眼底写真撮影（上級編）
- 眼底写真撮影のマスターコースとして、周辺部撮影でのアーチファクトの処理、眼内レンズ挿入眼の問題点、散瞳困難な症例や中間透光体混濁の対処法、病変部をうまく的確に捉えるポイントを説明します。また、眼底カメラの応用的な使い方として、単色光撮影、眼底カメラでの前眼部撮影、立体撮影について紹介します。

Lecture 5　その他の眼底写真
- その他の眼底カメラとして、無散瞳眼底カメラの取り扱い方法、手持ち眼底カメラの種類と撮影法（乳児を含め）、共焦点走査レーザー検眼鏡の取り扱い方法について説明します。

Lecture 6　光干渉断層計
- 光干渉断層計（OCT；optical coherence tomography）の原理のほかに、眼底用OCTの基本的測定法を解説しています。また、前眼部OCTの測定方法と注意点、そして得られた画像の解析方法について言及しています。トピックスとしてOCT angiographyの解説を追記しました。

Lecture 7　蛍光眼底造影① 基本原理と検査の進め方
- 蛍光眼底造影法の原理を紹介し、蛍光眼底造影に必要な解剖と読影の基礎を理解したうえで、検査の進め方を実際の流れの中で説明します。

Lecture 8　蛍光眼底造影② 読影の基本と撮影の実際
- 蛍光眼底造影の基本的な読影法と、専門用語と症例を提示しながら、撮影のポイントを解説します。

Lecture 9　蛍光眼底造影③ FAとIAの同時撮影
- フルオレセイン蛍光眼底造影とインドシアニングリーン蛍光眼底造影の同時撮影の撮影装置の紹介と、症例の解釈から撮影のポイントまでを詳しく紹介します。

Lecture 10　前眼部撮影（初級編）
- 写真撮影用細隙灯顕微鏡（フォトスリットランプ）の観察装置（撮影装置）の構造および、観察光（スリット光）の特徴を理解して、基本となる2つの撮影法、拡散照明撮影と断面撮影の目的と使い分けを説明します。

Lecture 11　前眼部撮影（中級編）
- 実際の症例をまじえて、拡散照明法と直接照明法や間接照明法などをスリット幅や照明角度と撮影カメラとの位置を示しながら的確に細かく解説しています。

Lecture 12　前眼部撮影（上級編）
- 撮影のポイントをより詳細に解説しています。角膜は鏡と同じで眼瞼挙上時に指の写り込みなどに注意します。間接照明や結膜の反射を防ぐのにスリット照明の降り角を工夫します。また、接触型や非接触型の前置レンズでの隅角や眼底撮影法も紹介しています。

Lecture 13　外眼部撮影
- 撮影機材の選び方からカメラの基礎知識、撮影倍率と露出やストロボ光量の設定に必要なガイドナンバーなどをわかりやすく解説しています。朝日での撮影では青っぽく映り夕陽では赤く映る理由や、光の特性についても解説しています。撮影の実例として眼位や眼瞼下垂それに眼球突出の撮影法、赤外線による瞳孔撮影を紹介しています。

Lecture 14　画像処理
- デジタル画像の基礎講座に始まり、それぞれの撮影装置に搭載されている画像ファイリングシステムを紹介しています。コンピューターで扱う画像と形式を詳述しています。さらに、画像の解像度と電子画像の色の合わせや、補正や修正ソフトを使用した削除や加筆方法についても解説しています。
- パノラマ合成機能を搭載している機種では、一枚一枚の画像の平均化などを使って繋ぎ目を目立ちにくくする機能などの紹介をしています。

Lecture 15　撮影環境
- 光学台と患者の姿勢の注意点、実際の撮影時における留意点、機器のメンテナン

ス、患者の接し方などを解説しています。

2 眼科写真

- 現在は、"写真"というよりは"画像"といった方が合うのかもしれません。写真（フィルム）時代は経過観察用の記録と学術報告用の撮影が主な目的で、一部診断のための検査（蛍光眼底撮影）がありました。当時は蛍光眼底撮影の画像をプリントして、そのプリントを見ながら光凝固が施行されていました。蛍光眼底撮影に使用される白黒フィルムは、増感現像という処理が必要であったために、一般のクリニックでは写真店に現像を依頼していたので結果が得られるのに1週間ほどかかっていました。フォトグラファーを抱えている施設では、一般診察が終わった後でフィルム現像をし、プリントまでを一手にこなしていました。

- 1979年に甲南カメラ研究所（現㈱コーナン・メディカル）から角膜内皮細胞顕微鏡 Specular Microscope が発売され、これも白黒フィルムで撮影した画像を拡大プリントして、X軸とY軸で認識できるスキャナーボードを他科より借り受けて、一つ一つの細胞の六角形の角を手作業でプロットして細胞面積を測定していました。その後、白黒のインスタントフィルムに変わり内部にスケールが写し込まれるタイプのカメラで簡易的に面積を測定していました。当時の Specular Microscope は、点眼麻酔下でコーンレンズを角膜に接触させて撮影を行うため、習熟した撮影技術が必要なこと、撮影後のコーンレンズの清掃もファインダーを通して見た観察光の色合いを見て清掃状態を確認するといった職人的な技が必要でした。その後、改良が進み非接触型になると、自動化され大小の細胞数や面積比などの解析結果が瞬時に得られ、誰でもが撮れる簡単な撮影機器になるとフォトグラファーの出る幕はなくなりました。

- 手術撮影でも一眼レフカメラを使った35mmのカラーリバーサル（スライド）フィルム撮影（これも田舎では現像され結果が届くのに5日ほどかかりました）や、時には16mm映画撮影の機会もあり非常に楽しくカメラマン的な生活をしていましたが、ビデオカメラの出現によって様相が一変し、手術終了後の検討会などの資料が誰にでも簡単に撮影・再生することが可能となったのです。手術手技の進歩に対するビデオカメラの貢献度は計り知ることができません。

- 外眼部撮影には、全身疾患からくる体型の変化や、例えば斜頸などの記録には、一眼レフカメラに焦点距離50mmの標準レンズを装着して撮影を行い、これより拡大撮影が必要な顔面や眼位の撮影や眼瞼を捉えるには焦点距離100mm程度のマクロレンズとストロボとを組み合わせた装置での撮影になります。さらに拡大が必要な撮影が角膜や眼底の撮影です。これらの撮影には特殊カメラが必要です。その代表が網膜を捉える眼底カメラと角膜や水晶体を捉える撮影用細隙灯

顕微鏡（フォトスリットランプ）です。時代の流れとととともにカメラがデジタル化されて、その場で撮影結果を確認できるようになると、今では当たり前に行われていますが、画像を見せながら患者に説明を行う「インフォームドコンセント」時代の到来です。

- 可視光だけでの撮影から、レーザー光を用いて画像をコンピューターで処理し記録する走査レーザー検眼鏡（SLO；scanning laser ophthalmoscope）が出現しました。現在の機種ではカラー画像での提示も可能ですが、忠実に再現されたカラー画像ではなく合成された疑似カラーなので、色調で診断をすることが多い眼底疾患では、形態的変化を見るのには良いですが、作られた色合いの画像では、まだまだ納得のいくものではありません。できれば赤・緑・青のレーザー光を合成してホワイト光での照明による色の再現性に配慮された画像が欲しいところです。
- もう一つの画期的な撮影手段として光干渉断層計（OCT；optical coherence tomography）が開発されました。これは、角膜や網膜を断層面で捉え、画像を再構築して組織間の厚みを測定し解析して面で表示することができます。ほかにも角膜表面形状測定装置（corneal topography）や補償光学と画像処理技術を駆使して網膜を細胞レベルで観察できる補償光学眼底カメラもあります。その他、機器の進歩や多様化で日常なにげなく操作をしている検査器具の中にも画像をベースに解析を行っている物がたくさんあり、これらすべてが眼科写真といっても良いかと思います。
- デジタル時代の流れの中で最も大きく変わったのが、所見を患者と共有し画像を提示しながら説明し、紹介状にも画像を添付できるようになったことです。このように優れた面がある一方で、画像加工が容易にできてしまうという問題も顕在化してきました。本来写真は、真実を捉えることが使命です。加筆は絶対になされてはならない行為であり、厳に慎まなければなりません。電子カルテの管理や、学会などでの画像の二重投稿を防ぐために使用管理も厳しくなっています。特殊な症例を見たときには、学会発表や講演原稿それに投稿原稿などの画像の使いまわしの問題を考えて少し多めに撮影をしておくのが良いと思われます。

3 眼科写真の歴史

- 眼底を最初に観察したのが誰であるのかは判然としませんが、1704年にフランスの解剖学者Jean Meryがネコの眼を水に浸し網膜血管を観察した（水浸観察法）という記録があります。
- 眼底検査機器の始まりは、1851年にドイツの生理学者であったHermann Ludwig Ferdinand von Helmholtz（1821～1894年）により発明された検眼鏡

(**図1-1**) と言われています。翌年、「生体眼の網膜を検索するための検眼鏡の記述」と題した43頁の原著が刊行されています。Helmholtzの発明は、生体での眼底観察を可能にし、それからの10年間に次々と新疾患が発見され、それまで外科学の一部だった眼科が専門分野として独立する起因にもなりました。

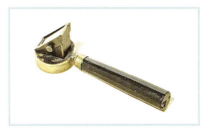

図1-1　Helmholtzの発明した検眼鏡
（カール ツァイス㈱提供）

- 我が国では、1871年に東京大学に眼科が開講され1884年に梅 錦之丞先生が日本人の初代教授に就任しました。その後、京都府立医科大学の前身である京都療病院に浅山郁次郎先生が教諭として着任、1884年に教授に就任されました。当時の講義録（1898年）（**図1-2**）をご子孫の浅山邦夫先生よりお借りした中には簡単なスケッチが記載されています。その後、中心性網膜炎の増田氏型の増田 隆先生の眼底図譜が京都府立医科大学に保存されており、画家によると思われる図譜（1913年）（**図1-3**）が残されていました。

- 生体で眼底が観察できるようになると、これを写真に収めようとするのは自然の成り行きで、1839年にフランスのLouis Jacques Mandé Daguerreによって銀板写真（ダゲレオタイプ）が公開されてから23年後の1862年にNoyesが眼底撮影装置を作り、家兎で眼底撮影を試みたという記録が残っています。しか

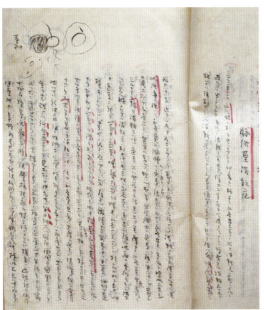
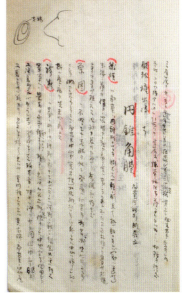

図1-2　浅山郁次郎先生の講義録（1898年）
（浅山邦夫先生提供）

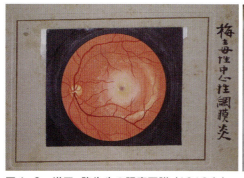
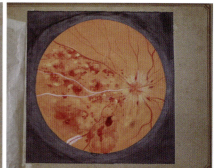

図1-3　増田 隆先生の眼底図譜（1913年）
（京都府立医科大学眼科提供）

し、写真には網膜血管などはほとんど写っていなかったとされています。当時は感光材料の感度も低く、被写体とカメラレンズの反射光が邪魔になること、被検眼を固定させることの困難性もあって、まだまだ写真といえるものではありませんでした。この3つの問題点は眼底カメラを開発するうえで、根本的な問題になることには現在でも変わりありません。

● ヒトの眼底写真撮影に初めて成功したのは誰かという論争がありましたが、イギリスのWilliam Thomas JackmanとJ. D. Websterが定説になっているようです。この2人が撮影した眼底写真は、1886年に"Photographic News"と"Philadelphia Photographer"という2つの雑誌に掲載されています。

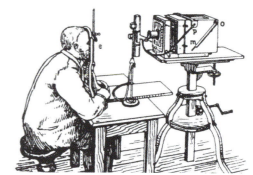

図1-4　Guilloz & Dimmerの眼底カメラ試作機
（カール ツアイス㈱提供）

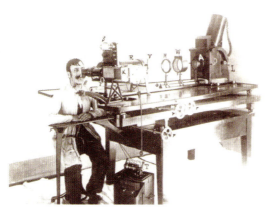
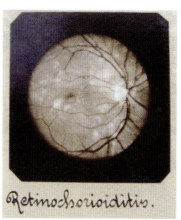

図1-5　Dimmerの眼底カメラ（照明分離方式の原型、1899年）（カール ツアイス㈱提供）

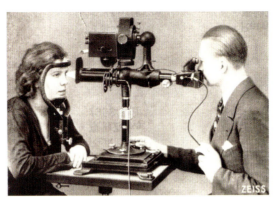
図1-6 同軸照明方式の眼底カメラ
（カール ツァイス㈱提供）

写真は、視神経乳頭とその周囲の血管が辛うじて写っている程度のものでした。
- 1893年にGuilloz & Dimmerが初めて眼底カメラを試作し（**図1-4**）、1899年、Dimmerは、Jena Zeiss社の協力を得て、照明分離方式の原型ともいうべき眼底カメラを完成させました（**図1-5**）。このカメラは、シャッター機能を備え照明光にカーボンアーク灯を用いてシャッタースピードも1/20秒まで短縮されました。1926年にスウェーデンのJohan NordensonがCarl Zeiss社の協力でGullstrand(グルストランド)の検眼鏡の原理をもとに、照明系と観察撮影系が1つの対物レンズを共有する同軸照明方式の眼底カメラを開発しました（**図1-6**）。同軸照明方式は、前述のDimmerの照明分離方式とともに現在でも二大主流をなすものです。同軸照明方式は、照明光が対物レンズの前後面で反射して、写真の中央部に2つの白い反射像が写り込んでしまうのが欠点で、この反射を除去することが眼底カメラを設計するうえでの大きな課題となりました。当初は照明光源にカーボンアーク灯が使用されていましたが、後にNitral lamp（詳細不明）に切り替えたと記載されています。日本にもNordensonカメラが数台輸入され、国産眼底カメラ開発の母体にもなりましたが、臨床の場ではあまり利用されなかったようです。
- 第二次世界大戦後のアメリカで1951年にBausch-Lomb社のNordenson型同軸照明方式のカメラが発売されました。また、ドイツのKrahn社からはDimmer型の照明分離方式も発売されました。その後、最も画期的なのはMeyer-Schwickerath、Niesel（1953年）、Littmann（1955年）らによるスピードライトの導入と同時に現在のカメラでは常識となっている観察照明と撮影光を同軸にする反透明鏡やリング状の絞り、有孔反射鏡などを組み込んだカメラが開発されたことです。
- 1936年にアメリカのイーストマン・コダック社からカラーリバーサルフィルム（コダクローム）が発売され、その後、各社からカラーリバーサルフィルムが発売されると眼科写真にも大きな影響を与えました。日本の小西六写真工業（現

コニカミノルタ㈱)のサクラカラーR-100は、眼底の色再現に優れ、後に医学用途を意識したネーミングのコニカクロームMC（Medical Chrome）という商品名に変更されました。

- 戦後東西に分かれたドイツでは、Carl Zeiss社（西独）が卓上型で同軸照明方式の眼底カメラを（図1-7）、Carl Zeiss Jena社（東独）が卓上型での照明分離方式の眼底カメラを開発しました。日本でもオリンパス㈱、興和㈱が照明分離方式の手持ちの眼底カメラを、また、㈱ニコンが同軸照明方式のこれ

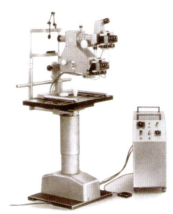

図1-7 卓上型同軸照明方式の眼底カメラ（カール ツアイス㈱提供）

も手持ちの眼底カメラを発売し、その後も興和㈱が照明分離方式の手持ちの眼底カメラの製造を続けました。オリンパス㈱は卓上型でも照明分離方式と同軸照明方式の両方を出し、東京光学機械（現㈱トプコン）、日本光学工業（現㈱ニコン）、キヤノン㈱、マミヤ光機（現マミヤ・オーピー㈱）、興和㈱なども卓上型のカメラを開発、1960年代に入りシャッターボタンがジョイスティックに取り付けられ、マイクロスイッチを押すことで撮影光路上のミラーを跳ね上げる電動式（ソレノイドによる）が導入されました。画角も当初は25°でしたが30°・45°・50°（図1-8）・60°と広角化が進みズームや変倍装置などの工夫がなされました。1976年に赤外光で観察をする自然散瞳型（無散瞳）眼底カメラ「CR-45NM」をキヤノン㈱が開発、集団検診用として広く普及しました。蛍光眼底撮影でも励起フィルターや濾過フィルターがゼラチンフィルターから透過率や波長領域に優れた多層膜干渉フィルターの出現で、偽蛍光の減少やストロボ光量を抑えて撮影が可能となりました。

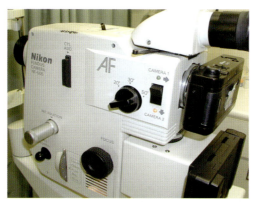 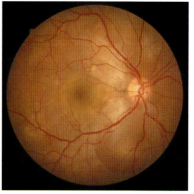

図1-8 オートフォーカス機能を搭載した眼底カメラ（ニコンNF-505）と撮影画像

一方、眼底カメラに比べて、細隙灯顕微鏡の歴史は浅く、1911年、スウェーデンの眼科医であるAllvar Gullstrand（1862〜1930年）により、透明な眼組織に対し、縦長の細い光束を当てることによってできた光学的切断面を拡大して眼の状態を観察する装置Gullstrand Ophthalmoscope（図1-9）が発明され、眼の詳細な観察が可能となりました。1926年、Combergが顕微鏡とスリット照明装置の焦点位置が一点になり、その焦点位置を回旋軸として操作が可能な細隙灯顕微鏡を開発しました。

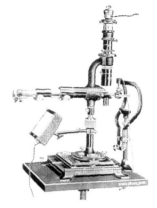

図1-9　Gullstrand Ophthalmoscope（カール ツァイス㈱提供）

1933年にスイスの眼科医Hans Goldmannが細隙灯顕微鏡（Haag-Streit 320）を発明しました。それまでできなかった照明光と観察系とを同軸にすることに成功し、同時に開発したコンタクトレンズを使うと、角膜から眼底まで眼内のほとんどの組織が観察できるようになりました。さらに、1938年には、Hans Goldmannによって前後左右に移動可能な操縦桿式のグリップが作られ、現在の光学台には欠くことができない操作性に優れたものとなりました。

スリット写真撮影は1930年にThielが撮影に成功しましたが、1940年代にスピードライトの完成により短時間露光の撮影が可能となりました。1965年、Carl Zeiss社がフォトスリットランプを実用化し一般に普及させました。国内では、日本光学工業（現 ㈱ニコン）や興和㈱、それに東京光学機械（現 ㈱トプコン）が開発、㈱ニコンが眼科領域から撤退した後は㈱ライト製作所が引き継ぎ生産を続けています。Carl Zeiss社は、後に高性能スリットランプ（SL-75）を発売しましたが、現在は生産を終了しています。

4　デジタル時代の到来

1991年、コダック社から世界初のデジタル一眼レフカメラが発売されました。銀塩写真に変わるCCD（charge-coupled device）画像素子によるデジタル時代の到来です。2000年以降に本格的にデジタルによる画像処理システムを組んだ眼底カメラ（図1-10）が導入されて以降、様相は大きく変わりました。発売当初は、解像度や階調再現は銀塩フィルムにはまだ及びませんでしたが、現在では、技術革新で遜色のないものとなりつつあります。ただ削除や加筆などの画像処理が簡単にできてしまうことで、作られた画像なのか真実の画像を捉えた画像なのか区別が難しくなり、撮影者自身がモラルをもって行動しなければなりません。

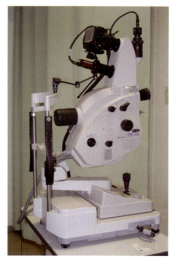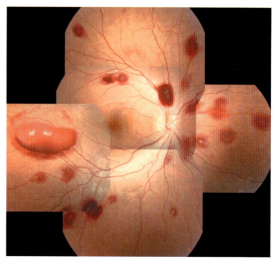

図1-10　デジタル化された眼底カメラ（トプコンTRC-50DX）と撮影画像

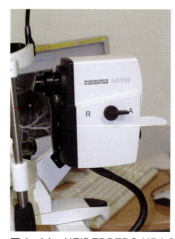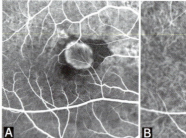

図1-11　HEIDERBERG HRA2と撮影画像
A：フルオレセイン蛍光眼底造影像、B：インドシアニングリーン蛍光眼底造影像。

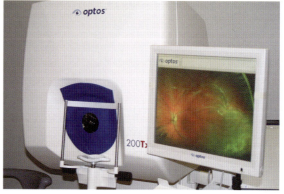

図1-12　超広角走査型カメラOptos 200Tx

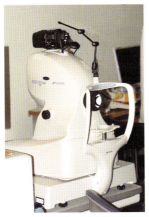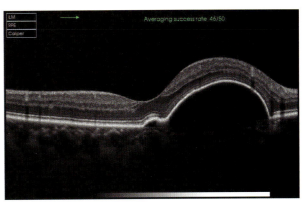

図1-13　光干渉断層計と撮影画像

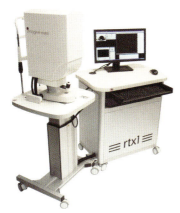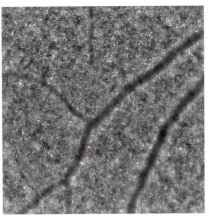

図1-14　補償光学網膜イメージングカメラと撮影画像

　ほかにも、接触型手持ち式眼底カメラが製造されたり、動画撮影が可能なデジタル型の走査レーザー検眼鏡HEIDELBERG HRA2（**図1-11**）や超広角走査型カメラOptos 200Tx（**図1-12**）、光干渉断層計（**図1-13**）、それに視細胞を捉えられる補償光学網膜撮影装置（**図1-14**）など、これらは画像処理技術を駆使することにより網膜をいろいろな角度から解析して分析することで生体を細胞レベルで観察できるようになったのです。天体観測に使われてきた追尾装置や画像の重ね合わせの技術が眼科の機器にも導入されています。今、最も画素の多いカメラがハワイ島のすばる望遠鏡に備えられていて赤外線を8億700万画素で捉えるカメラですが、そのような技術が我々の手元に届く日がやってくるかもしれません。

5 Ophthalmic photographer（眼科写真師）について

- 所見の記載は、眼科医の基本でしたが、今では眼底図を描く習慣さえなくなりつつあるのではと思う今日この頃です。写真史でも述べましたが、戦前にはophthalmic photographerの前身にあたる眼科専属の画家が東京大学と京都大学や医学書院にも存在したと聞きます。当時の暗い検眼鏡で精密な眼底図が描かれていることは、優れた観察技術をもっていたと推察されます。戦後、眼底カメラやカラー写真の開発で眼底写真が身近なものとなり医師が撮影をしていました。1960年、日本眼科写真協会の発起人である故・金上貞夫氏が東京大学眼科学教室で日本で最初のophthalmic photographerとして眼科写真を手掛けられたと思われます。奇しくもアメリカでHarold NovotnyとDavid Alvisにより蛍光眼底造影検査法が見出されophthalmic photographerの必要性が求められ始めた頃でもあります。アメリカで、眼底カメラの立体撮影装置（平面平行硝子法）の生みの親であるLee Allenらによって1969年にOphthalmic Photographers' Society（OPS）が設立され、金上氏も外国人会員の第1号としてメンバーに加わりました。私も1968年より眼科写真を手掛け、1970年に金上氏の存在を知り、学会でお目に掛かってお話を聞く機会があり一人でないことに勇気づけられました。1972年に群馬大学の清水弘一教授が主宰された第1回国際蛍光眼底学会には、米国からOPSのメンバーが来日しました。懇親会（**図1-15〜16**）では、アメリカの実情は耳に羨ましいかぎりでした（レート1ドル360円の時代で、OPS会長のJohnny Justice氏の年俸が7万ドル）。
- その後、視能訓練士（ORT；orthoptist）の国家試験制度ができました。私は病院勤務ですべてが資格の上でしか発言力のない立場でしたので、躊躇なく視能訓練士の免許を取得しました。以降、関東の大学病院を中心に金上氏の努力もあり

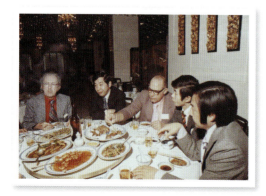

図1-15　国際蛍光眼底学会における懇親会
左端がLee Allen氏。

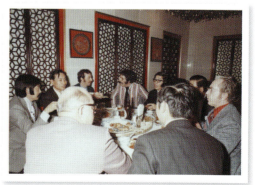

図1-16　国際蛍光眼底学会における懇親会
左端から2人目が金上氏、3人目がJohnny Justice氏。

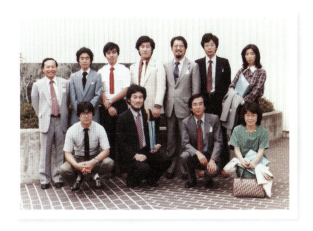

図1-17　日本眼科写真協会の発足

徐々に眼科写真技師を採用する施設も増えてきました。関西では、旧大阪国立病院附属視能訓練学院の非常勤講師をしていたときに、日本大学芸術学部写真学科卒業の学生が入校してきたのを非常に期待し頼もしく思ったことが思い出されます。彼（畑﨑泰定氏）は大阪大学眼科に勤務し視能訓練士免許をもつフォトグラファー第2号で、私の最も信頼のおける弟子です。徐々にフォトグラファーの数も増え、1982年9月の第36回日本臨床眼科学会を機に（図1-17）翌年日本眼科写真協会（JOPS；Japanese Ophthalmic Photographers' Society）が発足しました（初代会長：金上貞夫氏）。

翌年の1983年5月第87回日本眼科学会会長の眞鍋礼三大阪大学教授から写真展をやってみないかとのお話をいただき、第1回眼科写真展を開催させて頂きました。メーカーのバックアップもあり副賞がたくさん用意されました。その後、日本眼科学会や日本臨床眼科学会での写真展へと移行して、最近では年に一度の研究会（図1-18）、ワークショップ（図1-19）と写真展（図1-20）が催され、協会誌も発行しています。眼科写真技師としての誇りをもって日々の臨床写真撮影を続けてきたメンバーたちに突然ショッキングな話が舞い込みました。某大学医学部附属病院において一般職員が眼底写真撮影を行っていたことに対して、保健所が医師法に抵触する可能性があると判断し、これを受けて日本眼科学会から各眼科施設に無資格者による眼底撮影が行われることのないようにとの通達がありました。30年以上この業務に就いてこられた会員の方々が改めて視能訓練士や看護師の資格取得のために各専門学校に通い日常業務の傍ら資格を取られた姿に敬服します。現在の会員は約100名ですが、研究会の参加者は毎年増えています。近年は、150名以上の参加があり、眼科写真の重要性と関心がますます高まっています。最近では、会員層も写真を専門に学んできた者よりもORTが多くなり、写真学を身につけた会員の減少が心残りですが、写真も画像へと変貌

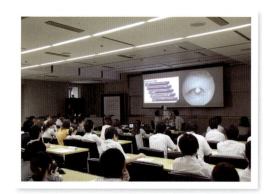
図1-18 研究会

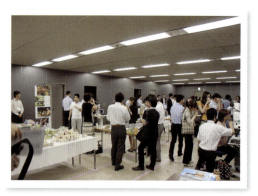
図1-19 ワークショップ

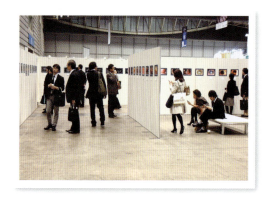
図1-20 写真展

　し画像処理技術により構築された画像が増えてきています。そこで、スリット写真と眼底写真をベースに、新たな画像診断装置（OCT）などの開発がますます盛んになっています。会員諸氏には、新たな技術を身につける必要性と医師が求める画像診断のための疾患学に興味をもってしっかりと学び、先生方から信頼され愛されるフォトグラファーを目指して日々の努力を続けてほしいと思います。

Lecture 2

眼底写真撮影（初級編）

講師：田邊 宗子

1 はじめに

- 眼底写真撮影には大きく分けて2つの目的があります。一つは疾患の客観的・経時的な変化の記録で、血管の変化（拡張、蛇行、狭窄、血管瘤）や出血などを記録することです。もう一つは、診断の手がかり、あるいは治療方針を決定するための検査としての役割です。その代表的な検査が蛍光眼底造影撮影を含む特殊撮影（単色光眼底撮影、眼底自発蛍光）です。後者の検査により、網脈絡膜血管の循環動態、血管の閉塞状況、血管の透過性亢進、新生血管の状態、網膜色素上皮の変化、視神経線維の萎縮などを把握することが可能です。
- この章では、撮影上知っておくと良い眼底カメラの構造と撮影前の準備、および基本的な撮影方法について述べます。

2 眼底カメラの種類

- 卓上型の眼底カメラ（多くの機種は同軸照明方式）には散瞳型と無散瞳型（自然散瞳型）があります。画角は50°のものが一般的で、変倍装置により35°（30°）、20°と変倍が可能な機種もあります（図2-1）。このほかに乳幼児や座位での撮影が困難な被検者を撮影する手持ち眼底カメラ（一部に照明分離方式）や走査レーザー検眼鏡（scanning laser ophthalmoscope）、一度に画角200°の撮影ができる超広角走査レーザー検眼鏡Optosという特殊な撮影機器もあります（図2-2）。
- 卓上型眼底カメラでも散瞳が良好であれば眼底周辺部まで撮影が可能です。編集ソフトを用いると複数枚の写真を繋ぎ合わせたパノラマ写真の合成が可能です（p.253参照）。

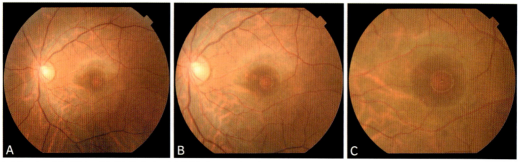

図2-1　50°(A)、35°(B)および20°(C)の眼底後極写真
(画像提供：竹内眼科クリニック・山崎伸吾氏)

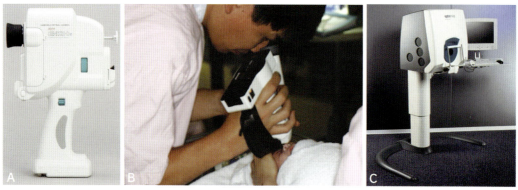

図2-2　手持ち眼底カメラ(A)とその撮影時(B)、およびOptosの外観(C)

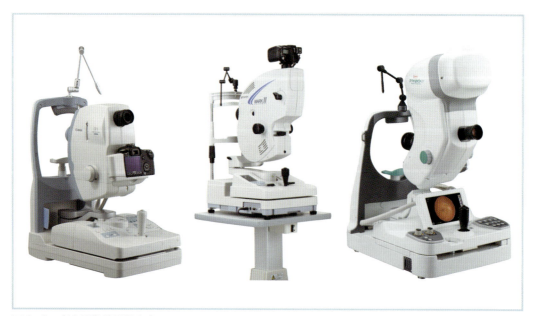

図2-3　卓上型散瞳型眼底カメラ
(左：キヤノン㈱製、中：㈱トプコン製、右：興和㈱製)

3 眼底カメラの基本構造と保守

- 有益な眼底写真を撮影するには、眼底カメラの構造、保守・点検方法、基本的な操作を熟知することが大切です。ここでは、主に卓上型眼底カメラ（同軸照明方式）（図2-3）について述べます。

1. 眼底カメラの基本構造

- 図2-4に卓上型眼底カメラの外観を示します。この機種はコーワVX-20散瞳・

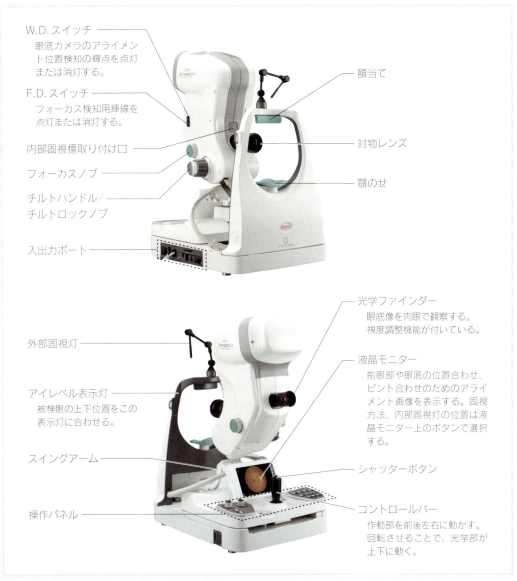

図2-4 卓上型眼底カメラ（コーワVX-20散瞳・無散瞳兼用型眼底カメラ）の外観と機能

無散瞳兼用型の眼底カメラです。他の機種や他社の眼底カメラであっても、機能などに若干の差はみられますが、基本的な構造や操作手順に差はほとんどありません。

● 図2-5に眼底カメラの光学系図を示します。眼底カメラは照明系と撮影系が対物レンズと眼球光学系の光路を共用し、同軸光学系となっています。照明系にはリングスリットと呼ばれるリング状の照明絞りを設置し、角膜や水晶体からの反射光や散乱光を除去する構造になっています。リングスリットで作られたリング状の照明光は、穴あきミラーで反射して対物レンズを通り、被検眼の瞳孔付近にリングスリット像を結び瞳孔を通過しながら拡散して眼底を照明します。

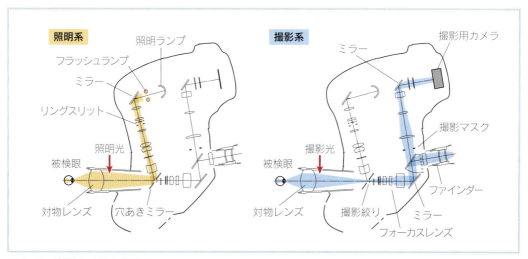

図2-5 眼底カメラの光路図

(1) 照明システム

● 観察照明（ハロゲン光）と撮影照明（キセノンフラッシュ光）はハーフミラーにより同軸上となり一体化されて同じ光路を進みます。シャッターを切った瞬間、キセノンフラッシュが発光し、眼内には観察照明と撮影照明とが同時に入射されますが、露出に関しては観察照明の影響はほとんど考える必要はありません。たとえ、観察照明の光量が0（ゼロ）であっても撮影照明の光量が適正であればきれいな眼底写真は写ります。被検者に眩しさによる苦痛を与えないためにも、観察照明はできる限り抑え、検者が眼底を観察できる最少の光量にします。

● 眼底カメラは、瞳孔を通して真っ暗な眼球の中へ照明光を送り込み、同時に瞳孔を通して、眼底からの反射光（眼底像）を捉えています。この反射光は、照明光に比べはるかに微弱であるため、角膜や水晶体、眼底カメラ内部の光学レンズからの反射光や散乱光に妨げられ、そのままでは画質が著しく低下してしまいます。そこで、リング状の照明光束で対物レンズから眼底を照明し、眼底から反射した撮影光束をリング状照明の内側を通過させ、角膜や水晶体で重複させない

ことで、反射光や散乱光が撮影光学系に入らないような工夫がされています（**図2-6**）。また、黒点と呼ばれる遮蔽物を対物レンズの反射と共役の位置に配し、対物レンズの反射を消すための工夫がされています。この黒点は、強度近視眼では、焦点面が黒点板と共役の関係になり、黒い点状の影となって画面の中央部に写り込むことがありますが、黒点がないとすべての画像の中央に対物レンズの反射が写り込んでしまうので、許容せざるをえないアーチファクトといえます。したがって、強度近視眼の撮影では、病変部と黒点が重ならないように画面構成を考えて撮影します（**図2-7**）。

(2) ファインダーシステム

一般的な一眼レフカメラでは、撮像面（フィルム）と共役的な位置にフォーカシングスクリーン（またはピントグラス）と呼ばれるすりガラスを置くことで、その

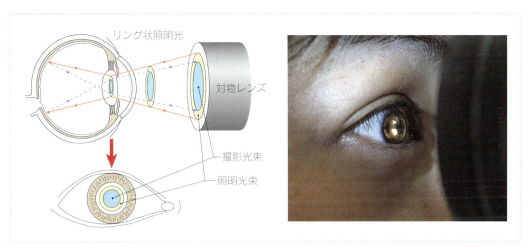

図2-6　リング照明と角膜上のリング照明
（イラストは福井勝彦：カラー撮影の基礎. 眼科診療プラクティス46. 文光堂, 東京, p.7, 1999より引用改変）

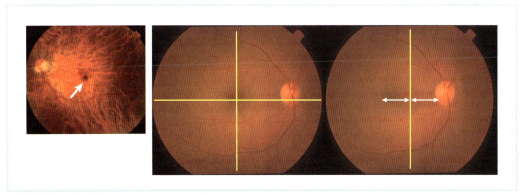

図2-7　強度近視の撮影時のポジショニング
左上は強度近視の眼底写真である。中央に反射光吸収の工夫のために黒点のアーチファクトが写っている（矢印）。黄斑部にこのアーチファクトが重ならないよう右側の眼底写真のように乳頭と黄斑部の中央に写真の中央がくるよう撮影するとよい。

面がスクリーンとなって画像が投影されます。撮影者はファインダーから覗き、フォーカシングスクリーンに投影される像がクリアに見えるようにピント調整することで、簡単に撮像面にもピントの合った像を結像させることができます。
- しかし、眼底からの微弱な反射光は、すりガラス状のフォーカシングスクリーンに投影しても暗くて正確なピント合わせができません。眼底カメラでは、フォーカシングスクリーンに相当する場所に結像面があります。空中像と呼びその面に接眼レンズの視度調整環の二重十字線（クロスヘアーライン）のピントを合わせることで、検者が空中像を自身の網膜面で捉えることができます。ただし、二重十字線のピント合わせは器械近視による調節の介入があるので調節を抜くのがポイントです。この操作で検者の網膜面と撮像面（フィルム）が共役の関係になります。

2. 撮影前の準備

(1) 始業点検

- 撮影前には必ず眼底カメラの点検を行います。電源を入れて、各部分が正常に作動するかを確認します。例えば、照明系や撮影系の電球が切れていないか、パソコンの作動と画像のファイリングシステムが正常に作動するか、接眼レンズや対物レンズに汚れがないかなどの点検をします。次に、眼底カメラがチルトやスイングした状態を確認し、ジョイスティックの動きも確認します。このとき、ジョイスティックが流れるようであれば、眼底カメラが傾いているので架台の水平調節を行います。

(2) 対物レンズの清掃

- 対物レンズに涙液、皮脂などの汚れや拭きムラがあると撮影した写真に白濁ができるので（**図2-8**）、撮影前のレンズの清掃は不可欠です。

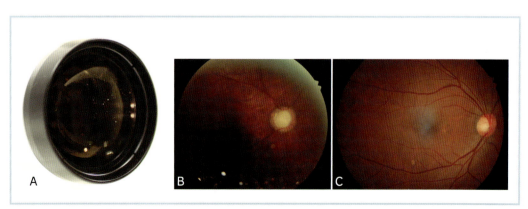

図2-8　対物レンズの汚れ（A）と涙液の汚れ（B）、拭きムラの汚れ（C）

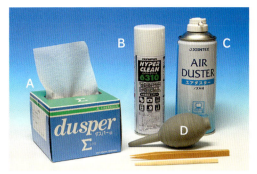

図2-9 レンズ清掃用具
A：レンズクリーニングペーパー、B：クリーニング液、
C：エアダストスプレー、D：ブロワー

- レンズの清掃に必要なものは、レンズクリーナー、光学レンズ専用のクリーニングペーパー、ブロワーもしくはエアダストスプレーです（**図2-9**）。
- 清掃方法は以下の手順で行います。

　① 検査室を暗くし、観察光量を最大にし、対物レンズを斜め前から覗くとレンズ表面の汚れが確認できます。
　② まず、その埃をブロワーかエアダストスプレーで飛ばします。
　③ 次に、人差し指にクリーニングペーパーを巻きつけ、レンズ中央から外に向かって渦を描くように拭きます。この操作を新しいクリーニングペーパーを使ってきれいになるまで丁寧に繰り返します。
　④ 以上の操作でも汚れが取れないときに、初めてレンズ専用クリーニング液を使用しますが、クリーニングペーパーを綿棒などに巻きつけて汚れのひどい箇所をまず拭き、その後レンズの中央から外に向かって渦を描くように拭き、拭きムラが残らないようにします。
　⑤ それでも、汚れが落ちない場合はメーカーに依頼します。

- 眼鏡用のシリコン布はレンズにシリコンが付着して、レンズ表面に曇りが生じるので絶対に使用しないようにします。レンズクリーニングペーパーもいろいろな種類がありますが、できるだけソフトな物を選択します。ティッシュペーパーはレンズコーティングを傷つけることがあるのでお薦めできません。

(3) 撮影環境（検査室の明るさ）

- 最近の眼底カメラのファインダーは一昔前に比べ、明るく覗きやすく設計されています。しかし、詳細部をより鮮明に見るためには、室内の調光と検者の暗順応が大切です。被検者を眼底カメラまで誘導するときは、安全に移動できるように室内を明るくしますが、撮影時はダウンライトやカーテン、ブラインド、暗幕を

利用してできるだけ暗くします。また、パソコンのモニターや他の光源が被検眼や対物レンズに入射しないようにします。このような配慮により、観察光量を抑えることができるので、被検者の負担を軽減でき、また撮影も行いやすくなります。

4 眼底カメラの基本操作

1. 撮影条件の設定

- 観察光量は眼底所見がわかる最も暗い状態にします。撮影光量（フラッシュパワー）は、カラー撮影や蛍光眼底撮影など撮影モードによって異なるので基準を決めておきそれに合わせます。その後、撮影された画像をモニター上で見ながら撮影光量の微調整を行います。観察光量は常に一定にしておくことで散瞳が悪いときや、中間透光体に問題があり、眼底が暗い場合には、撮影前に撮影光量を上げるなどコントロールができます。

2. 散　瞳

- 卓上型の散瞳型眼底カメラでは、均一な照明を得るのに5.5mm以上の散瞳が必要です。散瞳薬は通常ミドリンP（トロピカミド・フェニレフリン塩酸塩）を使いますが、アレルギーや狭隅角が疑われる場合は、作用時間の短いミドリンM（トロピカミド）やネオシネジン（フェニレフリン塩酸塩）などを使います。
- 点眼方法は、最初に1〜2滴を点眼し、散瞳状態によって必要があれば追加します。被検者の体質、病状や年齢によって、散瞳が悪いことがわかっている場合には、初回点眼3〜5分後にもう一度点眼する方が、例えば、15分後に散瞳状態を確認後に追加するよりも効果的です。

3. 視度調整

- 対物レンズのキャップをはめ、観察光量を最大にします。次に接眼レンズの視度補正環を反時計回りに動かし最も＋（プラス）側にし、ファインダーを覗きながら－（マイナス）側に回していき、ファインダー内の二重十字線が鮮明に見えたところで止めます。本来、視度調整は、このように遠視側から近視側へ繰り返し調整を行い、無調節位に合わせるのが基本ですが、調節力の強い若者では、必ずしも視度位置が無調節位でなくてもかまいません。撮影者の一番安定した調節状態の視度位置を知ることが重要です（p.30参照）。

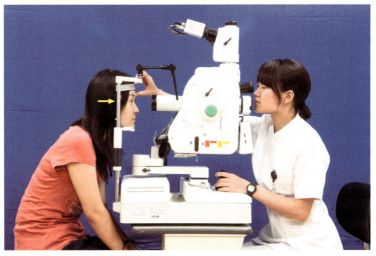

図2-10 撮影時の体位
黄矢印のところがアイレベルマークで、この位置に目の高さがくるように調節する。

4. 撮影体位

- 撮影中は被検者の安定した姿勢が得られるように、椅子と眼底カメラの高さを調節します。被検者の椅子はキャスターがなく、座面の高さが調整できる電動式のものが良く、一方、検者の椅子はカメラの動きに伴い、常に正しい位置でファインダーが覗けるように、キャスター付きで、座面の高さ調整ができるものが使い勝手も良くお薦めです。
- 被検者には撮影中、顎台に顔の重みをのせ、奥歯を噛み締め、額を額当てに押し当てるように指示します。被検者の眼の位置が顎台の支柱にあるアイレベルマークのところにくるように、顎台の高さを調整します（**図2-10**）。

5. 被検者への説明

- 眼底撮影は被検者の協力が不可欠です。そのためには、検査前には十分な説明が必要です。例えば、撮影時間あるいは枚数、痛みはないが撮影中の羞明感や撮影直後の残像があること、顎台および前額部の設置、さらに瞬目のタイミングなどを説明します。また、撮影中も声かけを行いながら被検者の緊張や負担を軽減するように配慮します。

6. ワーキングディスタンス、アライメント、ピント合わせ

- 眼底撮影に必要な三要素は、適切なワーキングディスタンス、アライメントおよびピント合わせです。

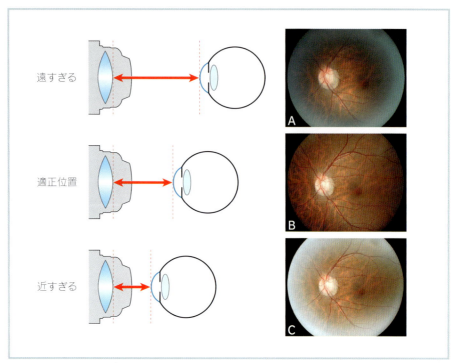

図 2-11　ワーキングディスタンス
角膜から遠いと暗く周りにリングが見える (A)。逆に近づきすぎると白っぽくなる (C)。
適正な位置だと均一な明るさとなる (B)。

(1) ワーキングディスタンス

- 対物レンズ表面から被検眼の角膜前面までの距離をワーキングディスタンス（作動距離）といいます。卓上型の眼底カメラのワーキングディスタンスは、40 mm 前後です。
- 眼底カメラを横から見ながら大まかに前後左右を合わせます。次にファインダーを覗いて画面の中央に瞳孔を確認したら、リング照明の角膜反射を中央に保ちながら、ジョイスティックを前方に押し込んで、カメラが被検眼に近づいていくと眼底が見えてきます。このとき、画面周囲にフレア（青白い光）が見えますが、さらに押し進めると、フレアが消えて眼底全体が均一の明るさになるところがあります。この距離が適切なワーキングディスタンスとなります（図 2-11）。カメラが被検眼に近づきすぎると、画面周囲に白っぽい光が入り、コントラストが低下した見え方になります。

(2) アライメント

- 眼底カメラの光学系と眼球の光学系を一致させることをアライメントといいます。リング照明が正しく瞳孔に入射されれば、ファインダーを覗いたときに眼底全体が均一な明るさに見えます。これがアライメントが適切になった状態です。

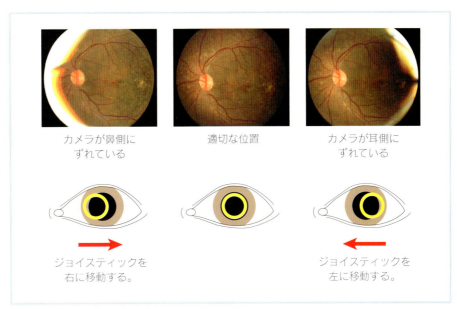

図2-12　アライメントの修正
反射と反対側にジョイスティックを移動する。

アライメントが適切な状態にないときには、画面の隅が暗くなる、三日月状の反射が入る、ピントの片ボケが起こるなど、画質に影響を与えます。図2-12のように三日月状の反射が左に見えればジョイスティックを右に、右に見えれば左へと、反射と逆方向に動かすことで消失できます。

(3) ピント合わせ

- ワーキングディスタンスとアライメントが適正となったら、最後にピントを合わせます。視度調整用の二重十字線と眼底の両方がはっきり見えたところがピントの合った状態です（図2-13）。この状態でシャッターボタンを押せば鮮明な眼底写真が撮影できます。しかし、調節力の強い検者は、眼底のピント合わせに集中しているうちに、この二重十字線を無視して撮影してしまう場合があります。この状態で撮影された写真は、ピントの合っていない写真になってしまいます。

(4) 正確な照準のためのガイド機構

- 最近の眼底カメラ撮影は、ワーキングディスタンス、アライメント、ピント操作をサポートするためのガイド機構が搭載されています（図2-14）。
- 眼底後極部の撮影では、アライメント輝点（ワーキングドット）が、網膜上に2つ投影されたように見えます（実際には、角膜反射を利用し、対物レンズの焦点面で眼底像と輝点とを重ね合わせています）。アライメント輝点が最小になるとワーキングディスタンスが適切となったことを示し、さらに画面上下の中ほどの

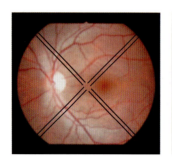 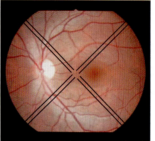 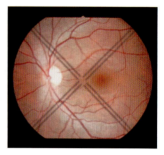

| ピントを合わせる前にクロスヘアーラインがはっきり見えていることを確認する。 | クロスヘアーライン・眼底ともにシャープに見えていることがポイント。 | ピント合わせに集中していると、調節が加わり、クロスヘアーラインがぼやける。 |

図2-13　ピント合わせ

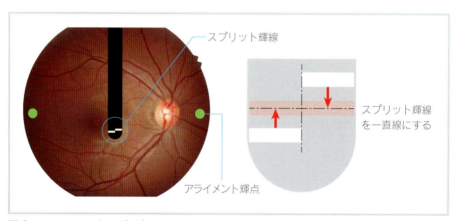

図2-14　フォーカスガイド
輝点のピントを合わせて、スプリット輝線を一直線にしてピントを合わせる。後極の撮影でしか使用できない。

　　位置に2つの輝点が並ぶとアライメントが適切となったことを示します。しかし、ガイド機構は、眼底周辺部撮影ではうまく機能しません。
- また、スプリット輝線を使用すれば、容易にピントを合わせることができますが、網膜剥離、腫瘍などの隆起病変や硝子体病変の撮影は、マニュアルでピント合わせを行わないと目的に合った部位にピントを合わせることができません。
- ガイド機構に頼らず、日頃から、自らの眼でピントを合わせる訓練をしておくことが必要です。

(5) 固視誘導
- 散瞳型眼底カメラは、基本的に外部固視灯を使用し固視誘導します。低視力や視野狭窄などで固視灯が見えにくい場合や輻輳が強くてうまく誘導できない場合

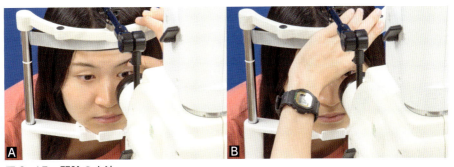

図2-15　開瞼の方法
左眼の撮影時は右手で被検者の左眼瞼を挙上する（A）。
左手で開瞼すると検者の手で固視灯を遮ってしまう（B）。

は、時計方向を用いて口頭で誘導します。また、距離については「今見ているところから1cmほど右を見てください」というように具体的に指示をします。
- ファインダー内は、直像なので、眼底の上・下方向は良いのですが、左・右（鼻側・耳側）方向は、検者側から見たときと被検者から見たときで逆の関係になるので、注意が必要です。また、被検者の顔が顎台や額当てから離れていないか、確認しながら行うことが大切です（最周辺部を撮影する場合はこの限りではありません）。

(6) 開　瞼

- 開瞼は検者自身が行うのがよく、その方が被検者の瞬目に合わせて撮影できます。慣れてくるとファインダー像と指先の感覚だけで被検者の状態が把握でき、的確な指示が出せるようにもなります。
- 被検者には、必ず両眼を開けてもらい、固視灯もしくは対物レンズの中心を見るように指示します。被検者が片目を瞑ってしまうと開眼しにくくなるばかりか、Bell現象によって眼球が上転して固視が不安定になるので、たとえ僚眼（非検査眼）の視力が光覚（－）であっても両眼を開けるように指示をします。
- ファインダーを覗いて、白っぽい線条の反射が見えるようなら睫毛が、明瞭な白い三日月状の反射が下方に見えれば上眼瞼が、上方に見えれば下眼瞼が撮影光路にかかっているので、睫毛や眼瞼が光路を遮らないように開瞼します。
- 被検者の左眼を撮影する場合、**図2-15**のように左手で開瞼しようとする検者が時折みられますが、この方法は検者の手で固視灯を遮ってしまうため、被検者の固視が不安定になり、撮影しにくくなります。開瞼は被検者から常に固視灯が見えるように、耳側から行うようにします。つまり、左眼の撮影は右手で、右眼の撮影は左手で開瞼します。
- 上眼瞼を上げるときは、額当てで中指などを支え、親指を睫毛の根元に軽く当て、眼球に沿うように上げ、眼窩骨縁のところで指を固定します。上下の眼瞼を開く

ときは、人差し指と親指で行います。開瞼は10秒に1回程度瞬目させます。長時間の開瞼や強引な開瞼は被検者に苦痛を与えるだけでなく、涙液層の乱れでピントが悪くなったり、涙で対物レンズを汚す原因にもなります（p.30参照）。

5 まとめ

- 眼底写真撮影は被検者の状況によっては困難な場合もあります。しかし、撮影前に必ずカルテを見て、どのような疾患で、どちらの眼の、どの所見を撮影するかを把握し、患眼から撮影を行います。これは、何らかの理由で撮影を中断しなければならないときも大切な患眼の所見を落とさずに記録することができるからです。
- 被検者に説明しながら相手の反応を見て的確な指示を出して検査を行うことが大切です。被検者の固視状態、前額部や顎の固定状態、開瞼状態を注意しながら、ワーキングディスタンス、アライメント、ピント操作を素早く行い、短時間で被検者に負担をかけないように心がけて撮影すると鮮明な写真が撮れます。また、撮影した写真のどこが悪いかを把握して、再撮影を行うことが上達へと繋がります。

Lecture 3

眼底写真撮影（中級編）

講師：山﨑 伸吾

1 眼底撮影の注意点とコツ

1. はじめに

- 本章では、眼底撮影の手技について基本を踏まえ、周辺部撮影とパノラマ合成撮影を中心に据え、解説をします。

2. 視度調整 －もうひとつの方法－

- 眼底カメラの視度調整については、既に前章で解説されていますが、本章においては、もうひとつの方法を紹介したいと思います。
- 現在の眼底カメラの多くは、フォーカス合わせを助けるツールとして、フォーカススプリット、あるいはフォーカスドットという名称の視標がファインダーを覗くと提示できます（p.26参照）。これを合わせることにより、撮影される画像のフォーカスがある一定の水準で保証されるのです。このツールを利用して、視度の位置を見つける方法を紹介します。
- 眼底カメラの構造を模式図で示します（図3-1）。フォーカシングノブ（③）により眼底像をCCDカメラの撮像面（⑤）に結像させるわけですが、この撮像面と共

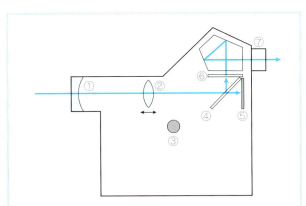

図3-1 眼底カメラの構造（模式図）
① 対物レンズ
② フォーカシングレンズ
③ フォーカシングノブ
④ ミラー
⑤ 撮像面
⑥ ピントグラス
⑦ アイピース

役の位置にピントグラス（クロスヘアーラインを描いた透明ガラス板）（⑥）があります。フォーカススプリットにより器械的に撮像面にフォーカスが合致する像は、共役の位置にあるピントグラス上に空中像として存在しています。この像が鮮明に見えればよいわけです。

● 手順を述べます。

①被検者の眼底を観察します。

②ワーキングディスタンスとアライメントを合わせて、フォーカススプリットも合わせてしまいます。

☞ つまりこの段階で撮影すればファインダーからはどう見えていようともフォーカスの合った画像が得られるわけです。

③一度、被検者には休んでもらい、次に眼底カメラのアイピース（⑦）を最もプラス側に回しておきます。

④再び被検者に撮影の準備をしてもらい、眼底カメラのワーキングディスタンスとアライメントを合わせて、フォーカススプリットも合っていることを確認しつつ、眼底を見ながらアイピースを素早くマイナス方向に回してゆき、眼底像が、特に細かい血管が鮮明に観察できるところを求めます。

☞ この状態は、光学的にはフォーカススプリットによりフォーカスは保証されていて、しかも自分自身も眼底像が鮮明に観察できている状態となります。

⑤何度か行い自分の視度の位置を求めていきます。

3. 正しい開瞼の方法

● 眼底撮影において、画像に眼瞼や睫毛が写り込まないようにするために、指で開瞼する必要があります（図3-2～3）。正面視のときは上眼瞼の中央部を垂直に上げます（図3-4）。下方視のときや瞼裂が狭い条件のときは、上下眼瞼を開く必要があります（図3-5）。多少とも瞳孔領に眼瞼がかかっていると、眼瞼や睫毛の写り込みのみならず、撮影のためにアライメントを調整しているときに正確にリング照明が瞳孔の中心に入射されず、得られる画像がコントラストのないものになりかねません。

そして一番大切なことは優しく開瞼をすることです。それは角膜や睫毛は大変敏感なところであるということです。また、開瞼時間の延長は、被検者の苦痛のみならず涙液の分泌を促進させ涙液層が乱れ、フォーカスの合わない画像になって

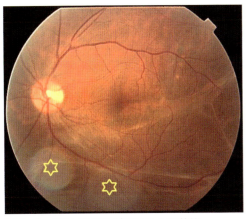

図3-2　睫毛（星印）が写り込んだ状態

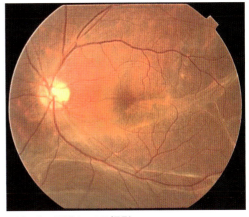

図3-3　開瞼しての撮影

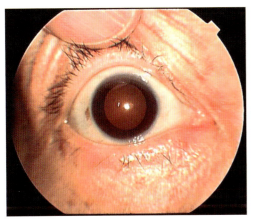

図3-4　上眼瞼を挙上して開瞼

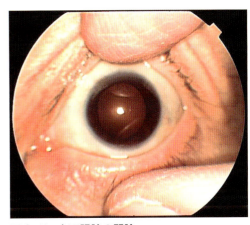

図3-5　上下眼瞼の開瞼

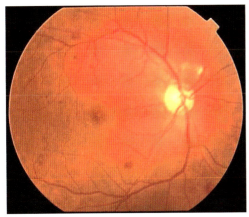

図3-6　涙液層の乱れた状態

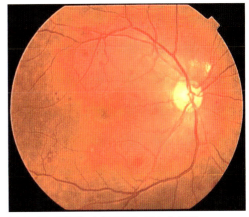

図3-7　瞬目により安定してから撮影

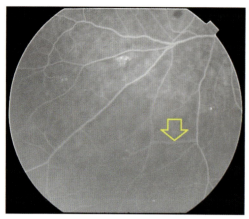
図3-8 指の圧力により角膜の曲率が変わった状態

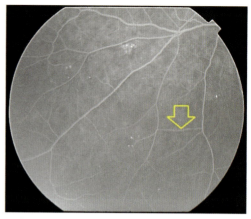
図3-9 指の圧力を極力減らしての撮影

しまいます（**図3-6**）。その状況の回避には瞬目を入れることで解決できます（**図3-7**）。また指からの瞼に加わる力というものは角膜の曲率にも影響し、やはりフォーカスの合わない画像につながります（**図3-8**）。丁寧で優しい開瞼が望まれます（**図3-9**）。

- 撮影者は、右眼を開瞼するときは左手で、左眼を開瞼するときは右手を用いることをお薦めします。つまり被検者の耳側からアプローチするのです。理由として撮影する眼の外側から開瞼を行うことにより固視灯を見ることの妨げにならないということです（p.27参照）。

4. 眼底撮影の基本

- どんな検査においても、一番大切なことは「基本」です。前章でも述べられていますが、もう一度、眼底撮影の基本手技を確認しておきましょう。

- 被検者に椅子に座ってもらい、顎を顎台にのせ額を額当てにつけてもらったときに自然で安定した顎台の高さを作らなければなりません。眼底撮影は羞明を伴い負担の多い検査です。少しでも不自然な状態であると顔が動きやすくなり、瞳孔からファインダー内の眼底像の明るさのムラを見ていくという繊細な作業が非常に難しくなってしまいます。

- ここで述べることは、本章の中心的な内容をなす次項の周辺部撮影の解説へと継続していきます。撮影は、最初に眼底カメラを一番手前まで引いて、ファインダーから外眼部を見ます。そして瞳孔の中心に眼底カメラの中心を合わせます。上下左右をまず合わせます（**図3-10**）。次にジョイスティックを掴み垂直のまま前方に押し込んでいきます。眼底が見えてきます（**図3-11**）。さらに押し込み眼底像がファインダー内のフレームに明るさのムラなくきれいに収まれば適正なワーキングディスタンスとアライメントが得られている状態です（**図3-12**）。

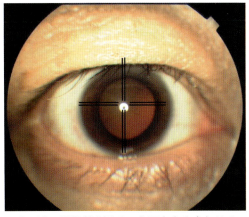

図3-10　外眼部を見る、上下左右を合わせる

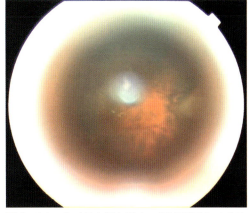

図3-11　カメラを押し込む、眼底が見えてくる

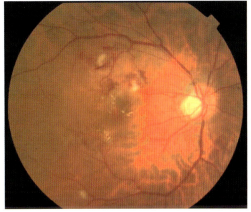

図3-12　ワーキングディスタンスとアライメントの合った状態

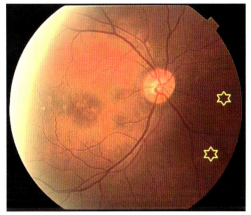

図3-13　カメラが瞳孔中心から右側にずれた状態

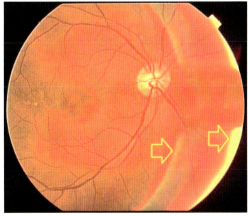

図3-14　さらに右側にずれて虹彩に照明が当たった状態

眼底撮影においてはファインダーの周辺をよく見ることがコツです。
- 眼底像の明るさのムラについて、例えば右側が暗ければ、眼底カメラは瞳孔の中心から右にずれています（**図3-13**）。さらに大きくずれてくると黄色い反射が介入してきます（**図3-14**）。虹彩にリング照明が当たっている状態です。ジョイスティックで眼底カメラを上下左右前後に微調整し、ファインダー内の眼底像の明るさにムラがなく均一になるようにします。
- なかなかファインダー内の眼底像に均一な明るさが得られないときは、一度眼底カメラを手前に引き、再び最初から試みた方が効率的です。
- 眼底撮影は基本的に羞明を伴う苦痛な検査です。そのため観察の光量は撮影者が可能な限り下げて行うことが望ましいです。このことは基本です。最終的には可能な限り時間をかけずに、しかも的確な画像を撮影できる手技の獲得を目指したいものです。

5. 周辺部撮影

- 眼底カメラが登場し、眼底撮影が行われるようになってきたなかで、器機の原理・構造上、後極部においても正確にワーキングディスタンスを得てアライメント調整とフォーカス合わせを完成させて良い画像を得るということは、常にある程度の熟練を必要とします。
- 眼底撮影は生体の血管や神経を直接に観察・記録することができます。それは臨床上大変意義のあることです。しかし、一枚の画像からは撮影画角以外の情報はないということでもあります。そこで必要に応じて複数枚の画像を撮影し十分な情報量を得なければなりません。周辺部の撮影は欠くべからざるものとなってきます。
- 周辺部の撮影も、基本的には後極部の撮影方法と何ら変わるものではありません。しかし、後極部の撮影のとき、瞳孔はほぼ正円である（**図3-15**）のに対して、周辺部の撮影のときは、瞳孔は楕円（**図3-16**）となります。そのことは円の面積も縮小することを意味します。それは眼内を照明する光量が減少することと、瞳孔中心から眼底カメラの光軸が少しでもずれるとリング照明が眼内を均一に照明することが困難になり、明るくムラのない画像が得られにくくなります。ここに周辺部撮影の難しさの原因があります。そして周辺部の撮影では、特に散瞳の良否の影響も大きいのです。
- 周辺部の撮影においても、まず瞳孔の中心に眼底カメラの中心を合わせ、押し込んでいきます。正確なワーキングディスタンスとアライメントが得られれば、ファインダーの中の眼底像は中心も周りも均一に照明されています（**図3-17**）。実際の手技の中では、前述しましたが、わずかな光軸のずれが眼底像の照明にムラを生じさせます。周辺部撮影では、撮影された画像の特に血管に注目します。

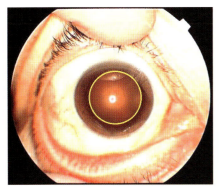
図3-15 瞳孔は正円である

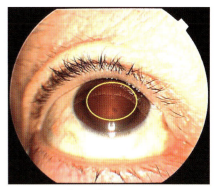
図3-16 瞳孔は楕円である

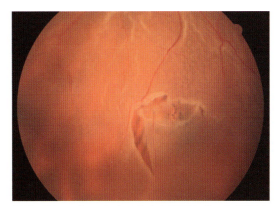
図3-17 フレーム内の中央も周辺も均一に照明されている状態

周辺側の血管にフォーカスが合わず二重に写っているならば、リング照明が瞳孔の中心からずれている状態が考えられます。もう一度眼底カメラを手前に引き最初から試みます。丁寧な微調整も必要となります。

- 右眼眼底鼻側の撮影の場合を例にとって解説します。眼底カメラのファインダー後極部側は、きれいな照明が得られやすいのに対して、ファインダー周辺側はフレアが出やすいのです（**図3-18**）。ジョイスティックによる微調整を行います。ジョイスティックを上下左右前後に動かし、ファインダー内の照明が均一になるよう調整します（**図3-19**）。

- 斜め方向（右上、右下、左上、左下）の場合も眼底カメラのファインダー内のフレーム後極側、つまり下と右のラインの眼底像は比較的ムラのない照明が得られますが、周辺側、上と左のラインは難しいのです（**図3-20～21**）。つまり周辺部の撮影では、まずファインダー周辺側の眼底像のフレアと照明のムラに注意することが肝要です（**図3-22**）。

- ファインダーを覗き明るさにムラがあるとき、あるいはフレアがあるときはジョイスティックを微調整し、均一な明るさを求めていきます。そのとき、ジョイス

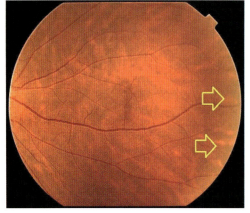

図3-18 周辺側にフレアが出ている状態

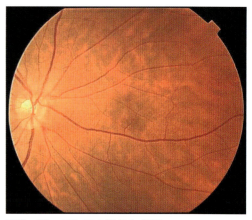

図3-19 フレアの消えた状態

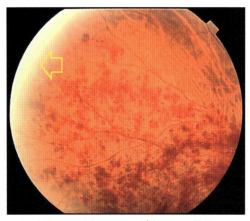

図3-20 周辺側にフレアが出ている状態

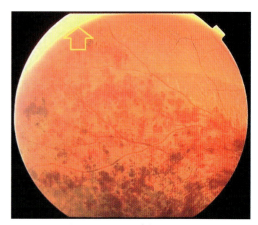

図3-21 上方にフレアが出ている状態

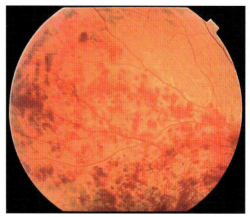

図3-22 フレアの消えた状態

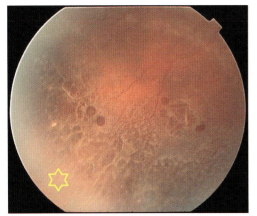
図 3-23　消せないフレア

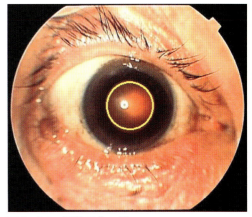
図 3-24　散瞳不良の例

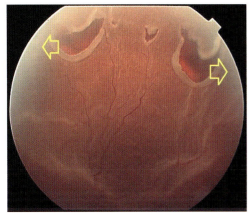
図 3-25　最周辺部の撮影

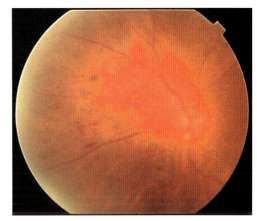
図 3-26　白内障の存在

　ティックの動き（方向）に対して、明るさのムラやフレアがどのように動くか（方向）に着目します。どのように動かせばそれらを消して均一な明るさの状態が作れるかに集中します。そして基本的には、観察光量は撮影者が可能な限り下げて行うことが望ましいです。しかし、被検者が感じる羞明感というものは、黄斑部に照明を当てているときと、周辺部に当てているときとでは異なるものです。観察光量は低いことが望ましいのですが、撮影の状況に応じて対応することも大事です。観察しづらい周辺部の撮影では、一度、観察光量をある程度上げてみて眼底像のフォーカスやフレアの状態を確認した方が、結果として円滑に撮影ができる場合もあります。

・いかに微調整をしても消せないフレアも存在します（**図 3-23**）。
　それらの条件としては、① 散瞳不良（**図 3-24**）、② 最周辺部撮影（**図 3-25**）、③ 白内障の存在（**図 3-26**）、などです。
　その場合はフレアの介入は仕方がないので、フレアが最も小さくなるポジション

を探すことに方針転換することが大事です。必要以上に無理な条件の撮影に固執しないことです。ただ、そこの判断が容易にできるようになるには、ある程度の経験が必要です。
- 固視誘導には、基本的に外部固視灯を使用します。そのため、僚眼の視力もあらかじめ確認しておく必要があります。さまざまなケースがありますが、視力０．１以下の場合は、固視灯による誘導は難しくなります。また逆に０．１以上であっても難しい例も存在します。
- 固視灯は必ず両眼を開けて見てもらうよう被検者に確実に伝えることも撮影のコツです（**図3-27**）。理論上固視ができれば撮影眼の誘導は自在にできるはずですが、実際の撮影では、そうスムーズにいくことばかりではありません。また、固視の交代ができにくい場合などでも、何度か声かけをすることにより固視誘導が維持できることもあります。それでも難しい場合は、眼底カメラは一度手前に引き眼前を開放し、固視灯を見てもらいその位置を覚えてもらい視線を動かさないよう誘導します。

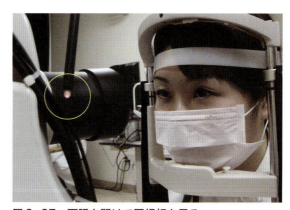

図3-27　両眼を開けて固視灯を見る

- 眼底撮影の全般について言えることですが、撮影者は常に被検者に対し、物理的・精神的に余計な負担を与えず、疲労せぬよう、一瞬の撮影チャンスのときに被検者の集中力が維持できるように心掛けなければなりません。
- 固視誘導するとき、特に上方のときに固視眼の上眼瞼が視野を狭め固視灯が見えなくなるということも発生します。そのようなときには、眼底カメラを一度手前に引き、両眼で固視灯の位置、方向、高さを確認してもらいます。また上方視に限りませんが、固視不良が起きる原因のひとつとして、固視灯を固視眼と撮影眼とで交互に見てしまっていることがあります。被検者が正確に固視しているかを常に意識しなければなりません。
- 外部固視灯の使用で一番難しいことは耳側の撮影時に眼底カメラの構造上固視灯を見続けることができなくなるということです。そのため、一度眼底カメラを手

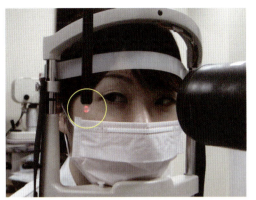
図3-28 耳側に固視灯を提示する

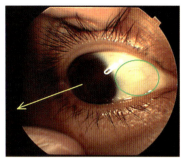
図3-29 眼位、強膜の露出の程度に注目

前に引き、両眼で耳側に提示した固視灯をまず見てもらいます（**図3-28**）。次に眼底カメラを撮影同様に前に押し込み固視灯が見えなくなってしまうことを説明します。また眼底カメラを手前に引き、「見えなくなってしまいますが提示したこの位置、この方向を覚えて、視線を変えないでほしい」ことを伝えます。実際に一、二度撮影せずに練習をしてみます。そのとき、撮影者は被検者の眼の方向、眼位に注目します。強膜の露出の程度や、特に瞳孔の楕円の面積の大きさによって考えている眼底の領域が撮影できるか予測するのです（**図3-29**）。

- 眼底の9方向を撮影していくとき、後極部とその上方と下方、鼻側とその上方と下方は視神経乳頭やアーケード血管を目印（ランドマーク）として撮影を進めると良いです。しかし耳側となるとそのようなものはありません。鼻側撮影時と等量の眼の向き、角度、角膜と強膜の見え方、強膜の露出具合に注意します。そのようにして撮影した画像が隣り合う画像と隙間なくつながるかということにも配慮します。撮影画角を常に意識することで隙間を作らないようにしたいです。また外部固視灯の使用では、少しの位置の違いであっても撮影された画像は意外と大きなズレとして反映されてしまいます。

- 次に下方視の撮影では正確に真下、6時方向の眼底像を得ることは意外に難しいものです。その理由の多くは被検者に輻輳の介入が起きていることです。眼底カメラの機種によっても異なりますが、眼と提示した固視灯との距離が、下方視では上方視の撮影のときのように十分にとれないことが多いのです（**図3-30～31**）。そのため被検者には近接感による輻輳が生じ、なかなか真下の6時方向に誘導できないことになります。固視灯は可能な限り可変部を伸ばし長くして使用します。必要ならば言葉をかけ、微調整を行います。また開瞼では上下の眼瞼を開くことが必要になることも多いです。

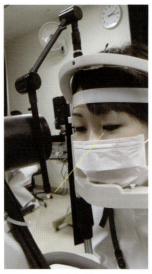 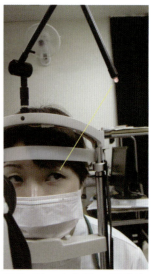

図3-30 下方視では固視灯との距離がとれない

図3-31 上方視では固視灯との距離がとれる

6. パノラマ撮影と合成

- パノラマ合成画像は前述の点に注意を払い撮影された画像を合成していきます（**図3-32〜33**）。当然のことながら眼球は球体でありその内面は立体、三次元です。それが二次元の画像となるためひとつの画像の周辺部では像が拡大してしまいます。血管を見ながら画像を合わせていくわけですが、当然すべての血管は繋がりません。この問題を回避することはできません。パノラマ合成画像作成においては、なるべく太い血管を優先して繋いでいくと、全体として見やすいものになります（**図3-34**）。

    さらに全体としての見やすさという観点から言えば、ほぼ同じ色調、明るさを意識してひとつひとつを撮影していくことが望ましいです（**図3-35〜36**）。画像を合成したときに隣り合う画像との色調と明るさが近いほど画像の合成、つまり貼り合わせの感じが少なくなります。したがってカラー眼底のパノラマ合成画像を作るとき、ひとつひとつの画像をほぼ均一な色調と明るさで撮りきるには、かなり熟練された高度な技術が要求されます。

    撮影された画像は、眼底カメラから正確に照明が入射されていないと微妙に暗くなります。視線の角度によっては入射される光量も減少します。フラッシュ光量を微妙に上げ下げし隣り合う画像との調和をとります。蛍光眼底造影の場合はモノクロなのでカラー眼底撮影ほどではありませんが、ひとつひとつの画像の明るさには配慮が必要です。

- パノラマ合成画像は黄斑部を中心に円を描くようにひとつひとつの画像のバラン

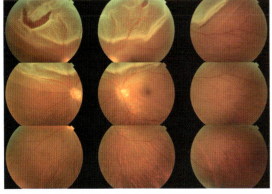
図3-32 9方向撮影された画像（裂孔原性網膜剥離）

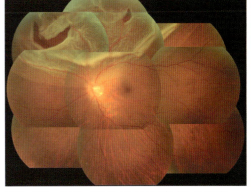
図3-33 図3-32をパノラマ合成した画像

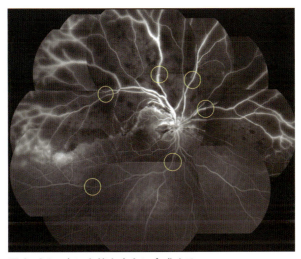
図3-34 太い血管を中心に合成する
見やすくするため蛍光眼底造影の画像にて提示。

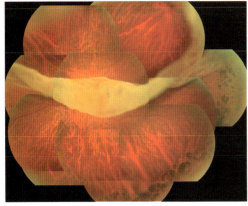
図3-35 ひとつひとつの画像の色調をそろえる
（巨大裂孔網膜剥離）

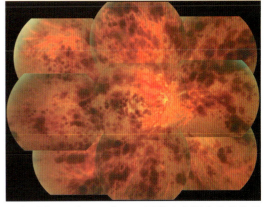
図3-36 ひとつひとつの画像の色調をそろえる
（網膜中心静脈閉塞症）

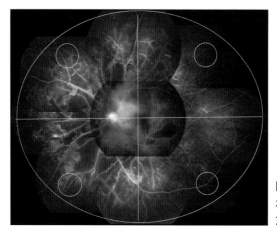

図3-37
水平垂直方向を軸とし斜め
方向はそれを補完する

スを考えます。パノラマ合成画像のうち後極部の画像と、水平方向・垂直方向の画像がパノラマ合成画像の軸となるよう意識します。斜め方向の画像はそれを補完するように考えると黄斑部を中心としたバランスのとれた円が描きやすくなります（図3-37）。

パノラマ撮影において、9方向に固視誘導するとき、被検者の顔は正面を向いたままで、眼だけで固視灯を見てもらうことを確実に伝えておく必要があります。撮影を進めるなかでは、どうしても固視灯につられて顔が動いたり、額が離れてしまったりします。後でパノラマ合成画像を作成すると、求めた位置からずれた位置の画像となり、黄斑部を中心としたバランスのとれた円を描くパノラマ合成画像ができなくなります。

- 後極部の画像はパノラマ合成画像の一番上に貼ることができればいいのですが、隣り合う画像との繋ぎ目で色調、明るさに差があまりつかないように重ね方には配慮します。

- 最近のパノラマ合成画像作成のソフトウェアには、貼り合わせの境界を目立たなくすることを目的として境界をぼかすことの可能なものが多いです。しかし、完成したパノラマ合成画像が画像ひとつひとつの境界をぼかしたために、あたかも立体的に見えてしまい、浮腫でもあるがごとき印象を覚える画像に遭遇することがあります。使用にあたっては違和感の出ないようにひとつひとつの画像の明るさと色調が可能な限り均一にそろうように配慮します（図3-38）。

- また眼底カメラの機種によっては、眼底カメラ本体が電源部の台の中心から左右のどちらの位置にあるかにより、撮影された画像が右眼なのか左眼なのかを認識、表示するものもあります。一見便利な機能のようですが、例えば、撮影時に眼底カメラをスイングして撮影を行ったときなど、右眼を撮影しているのにもかかわらずコンピューターは左眼と認識してしまいパノラマ合成画像を作成する作業のときにその右眼の画像が呼び出せないということが発生します。システムに

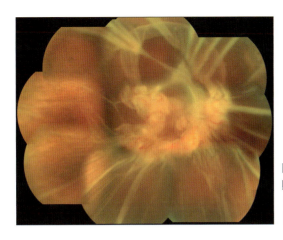

図3-38
貼り合わせの境界をぼかした画像
（増殖硝子体網膜症）

より画像の保存後でも画像情報の変更はでき修正は可能ですが、煩雑であり、撮影直後にモニターに表示される左右の表示に注意をする方が良いでしょう。

7. その他、周辺部撮影について

- 周辺部の撮影で9方向のすべては撮影しなくても、所見の存在する領域は撮影します。例えば網膜剥離や眼底周辺部の変性巣やそこに存在する裂孔などを撮影するときは、まず後極部を撮影し病変部との位置関係がつかめるように中間の撮影をしておくと良い情報となります（図3-39）。
- 最周辺部の撮影では、眼底カメラのチルトやスイングの機能も十分に利用します。特に上方視は下方視ほど視線を誘導できないことが多いです。上方最周辺部の撮影では、基本的に顎をのせ額を前につけた状態ではほとんど無理です。そのような状況では工夫が必要となります。例えば、顎は顎台の先端まで突き出してもらいます。顎台のくぼみの部分にはクッションの役割をするものを用意しま

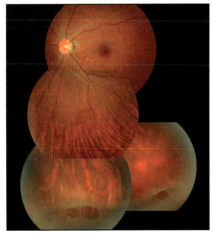

図3-39　必要最小限の合成画像

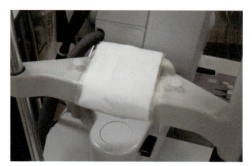

図3-40　顎台にクッションを置く

す。ティッシュペーパーを数枚重ね丸めて小さい枕のようにし、顎台にテープで貼りつけると良いでしょう（**図3-40**）。

被検者が顎を顎台の先端まで突出してもらうときには、喉が当たらないか細心の注意を払うことを忘れてはいけません。額もあえて額当てから離してもらいますが不安定になるので、私は自分の中指を被検者の額に当てて距離の安定を保つようにしています（**図3-41①**）。開瞼は親指で行います。そして撮影したい所見がファインダーの視野に入ってくるか誘導しながらワーキングディスタンスとアライメントなどの感覚をつかんでいきます（**図3-41②**）。

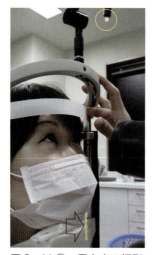

図3-41①　最上方の撮影
顎は突出し額を離し、指で支える。

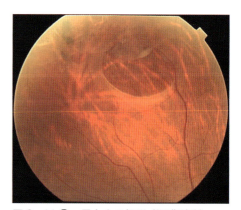

図3-41②　最上方の撮影（網膜裂孔）

この状況は被検者にとって、首や背中などに負担と苦痛を伴うものなので、決して長く持続してはいけません。休みを入れながら行います。撮影者もワーキングディスタンスとアライメントの確保、調整が非常に難しい状況なので、ついどうしても時間をかけ気味になってしまいますので、常に配慮が必要であることを忘れてはいけません。

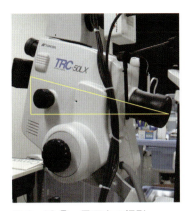

図3-42① 最下方の撮影
眼底カメラのチルト機能を使用。

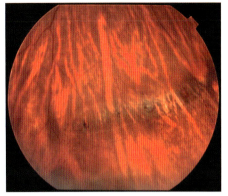

図3-42② 最下方の撮影（周辺部変性巣）

- 下方の最周辺部の撮影時はチルトを使用することが有効です（図3-42①、②）。
- 眼球はその名のとおり球体です。後極部から周辺部に向かうにつれフォーカスの微調整も当然必要になります。基本的にプラス側に微調整することになります。

8. 露出補正（フラッシュパワー）

- 眼底カメラの露出補正は感度設定を変更する方法もありますが、通常はフラッシュパワーで調整することになります（図3-43）。

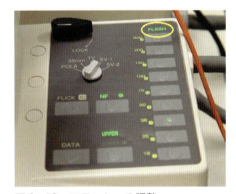

図3-43 フラッシュの調整

撮影された画像からどれだけの情報が読み取れるのか、いわゆる「良い写真」の基準と品質はここに求められます。画像が暗ければ、小さな出血などの微細な所見は読みづらくなります（図3-44～45）。逆に明るすぎれば、視神経乳頭の陥凹が大きく読み取られ正確な評価が得られなくなります。蛍光眼底造影に至っては、画像が暗いために、正常であるのか、低蛍光であるのか判断ができなかったり、また明るすぎれば透過性の亢進だけであるのに、新生血管と誤って判断されてしまうこともありえます。

- 眼底像は、前眼部写真より色の幅は少ないです。しかし、白い色、例えば視神経乳頭の陥凹の部分が露出オーバーにならないか、網膜の色調は適正であるか注意が必要です。後極部の撮影に比べて周辺部の撮影は基本的に暗い傾向があります。フラッシュパワーを上げることが多いと思いますが、必ず前後に撮影された画像を確認しながら進めたいです。また、画角を変えたとき、特に拡大（50°か

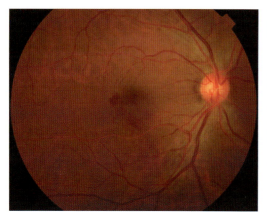
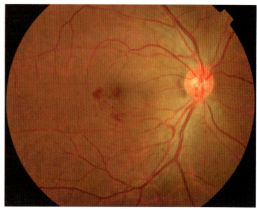

図3-44　露出不足の画像　　　　　　　　図3-45　適正露出の画像

　　ら35°などに）したときは暗くなる傾向があります。現行のカメラは自動露出補
　　正がされていますが、撮影条件によってはフラッシュパワーの調整が必要なとき
　　もあります。
● 視神経乳頭と眼底の露出については、眼底カメラに搭載されているデジタルカメ
　　ラの能力（ダイナミックレンジ）に規定されてしまう部分もあります。視神経乳
　　頭に適正な露出を求めたならば、眼底全体が暗くなってしまい、また眼底全体に
　　適正な露出を求めたならば、視神経乳頭が露出オーバーとなってしまうときに
　　は、それぞれに適正な露出の画像を2枚撮影するようにします。

Lecture 4

講師：西村 治子
　　　山﨑 伸吾

眼底写真撮影（上級編）

この章では、眼底写真撮影の上級編として、撮影の難易度が高い眼底周辺部撮影の注意点や眼底カメラの応用的な使い方として、単色光眼底撮影、眼底カメラを使った前眼部撮影、立体眼底撮影について説明します。

1 眼底周辺部撮影

1．周辺部撮影でのワーキングディスタンスとアライメント

- 眼底カメラは、対物レンズ、フォーカシングレンズ、リレーレンズ、変倍レンズ、プリズム、穴あきミラー、クイックリターンミラー、ハーフミラーなど複数の光学部品が組み込まれ、これらは精密に調整され、振動などが伝わっても光軸がずれたりしない構造になっています。
- 眼底撮影では、被検眼の角膜、水晶体といった屈折力の強い生体の光学レンズを通して眼底を撮影するため、角膜や水晶体も眼底カメラの光学系を構成する要素の一部になります。
- そのために、撮影者（検者）はカメラの光軸と眼球の光軸を一体化させるための、アライメントという操作が必要不可欠になるわけです。しかし、眼底周辺部の撮影では、眼底カメラの光軸に対して被検眼の角膜や水晶体は、斜めに配置されることになるので、光学性能が低下して、アライメントやワーキングディスタンス操作の難易度も上がります。
- 眼底カメラの基本操作として、眼底カメラを最も検者側に引き寄せ、ファインダー中央と被検眼の瞳孔中央とが一致するように調整してから、ゆっくりと被検眼に向かって押し進めていくと解説しました。このとき、眼底カメラを水平（チルティング機構を使用しない）状態にしておくことも大切です。眼底の中間周辺部（いわゆる、画角50°で眼底後極部を中心とした9方向撮影の範囲）までなら、チルティング機構を使わなくても、被検眼を固視誘導することで撮影できます。
- 最周辺部では、被検者に撮影方向を見てもらった後で、瞳孔がファインダー中央に位置するように調整して、眼底カメラを少しずつ押し進めていく操作は一緒

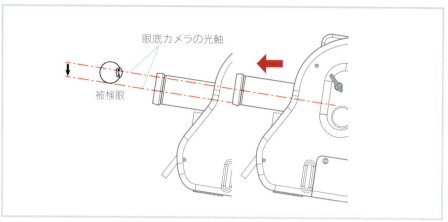

図 4-1　カメラの光軸のずれ
チルティング機構を使った場合には、カメラが被検眼に近づくにつれて瞳孔中心から光軸がずれてくることに注意する。(コーワVX-10i取扱説明書より引用)

です。しかし、チルトアップ（対物レンズが上を向いている状態）した状態では、被検眼に近づくに従って、瞳孔中心より下方に、チルトダウン（対物レンズが下を向いている状態）した状態では、上方にカメラの光軸がずれていくので、注意が必要です（図4-1）。

- 上級者は、ファインダーから目を離すことなく、カメラを被検眼に押し進める操作と同時に、上下方向のずれも修正しながらワーキングディスタンスとアライメント調整を行っていますが、慣れないうちは、目的の撮影部位を見失いがちです。そのような場合には、ファインダーから一度目を外して、カメラの横から角膜に映るリング照明の位置を確認しながら調整をするのが良いでしょう。
- ワーキングディスタンスが適切な状態のとき、リング照明が遮られることなく瞳孔を通過していれば、アライメントは、ほぼ適切な状態になっています。しかし、

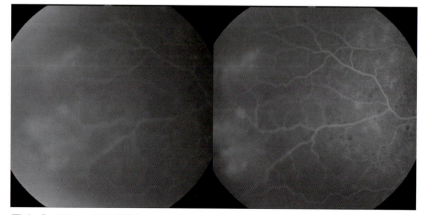

図 4-2　フォーカスの流れ
ジョイスティックをわずかに動かして、画像の流れが少なくなる位置で撮影する。

眼底周辺部を撮影する際には、瞳孔は見かけ上、楕円となるので、リング照明の一部が虹彩に遮られ、眼底を均一に照明することが困難になります。最周辺部の撮影では、カメラのチルティング機構も併用するため、さらに条件は悪くなります。周辺部撮影でも、基本的にリング照明は瞳孔中央部に置きます。ファインダーを覗きながら、ジョイスティックをわずかに動かし、フォーカスの流れ（非点収差の影響）が少なく、可能な限り均一な照明が得られるように微調整します（図4-2）。

2. 許容せざるをえないアーチファクト

● 眼底周辺部の撮影時に発生するフレアや反射は、ワーキングディスタンスやアライメントを微調整しても、完全に除去できないことがあります。これは、眼球の光学系と眼底カメラの光学系を一致させるというアライメントの原則が成立させられないことにより起きるので、許容せざるをえないアーチファクトといえます。最周辺部の撮影では、パノラマ合成したときに画像どうしの重なりが50％を超えることも多くなります。重なりの下に入る部分に写っているアーチファクトは無視できますから、表面に現れる部分のアーチファクトの除去、フォーカス、明るさを優先して撮影します。

3. 眼内レンズ挿入眼の撮影

● 眼内レンズ挿入眼の眼底撮影では、眼内レンズ表面の反射がアーチファクトとして写り込むことがあります（**図4-3**）。原因は、眼瞼縁が眼内レンズに写り込むことです。眼内レンズの傾きや偏心のある症例で起こりやすく、眼球の圧迫に注意して、しっかりと開瞼することで除去することができます（**図4-4**）。また、開瞼では除去しきれない場合には、被検者の視線やカメラの光軸をわずかにずら

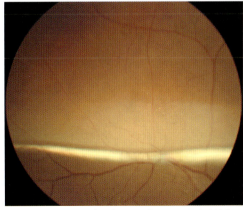

図4-3　眼瞼縁が眼内レンズに写り込んだ例

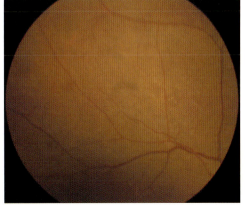

図4-4　開瞼をしっかり行い、眼瞼縁の写り込みを除去した例

すことで除去できることがあります。
- 眼内レンズ挿入眼のフルオレセイン蛍光眼底造影では、十分な散瞳が得られているにもかかわらず、撮影光量を最大にしても露出不足となることがあります。これは、眼内レンズが紫外線から青色光領域をカットするような設計となっているため、ブルーの励起光が眼内レンズで吸収されてしまうのが原因です。特に濾過フィルターと同系色の黄色に着色された眼内レンズでは、この影響を受けやすいようです（Lecture 7参照）。
- 対処法として、デジタル一眼レフカメラが装着されている眼底カメラでは、ISO感度を上げることで露出不足を補うことができます。設定されているISO感度を2倍にすると、撮影光量（フラッシュパワー）を2倍にしたのと同様の露光量となります。感度を上げるに従いノイズ（画像のざらつき）も増えるので注意が必要です。また、走査レーザー検眼鏡（SLO；scanning laser ophthalmoscope）で撮影するのも対処法のひとつです。

4. 小瞳孔の撮影

- 散瞳が悪いと、露出不足となって暗く写るので、撮影照明の光量を上げたり、小瞳孔モードが搭載されているカメラであれば、これを使用します。しかし、癒着により瞳孔が偏位していたり、著しく散瞳が悪い場合は、照明光の入射が制限されるので、照明ムラが起こり光量を上げても解決できないことがあります。このような場合には、光軸をわずかにずらすと、画面の一部に比較的良好に眼底が見えるところが現れます。
- 図4-5Aは、カメラの光軸をわずかに左側にずらして乳頭側を明るく撮影し、図4-5Bは光軸をわずかに右側にずらしして耳側を明るく撮影したもので、2枚で一組として捉えたものです。
- また、画角を狭くすることも効果的です（図4-6）。

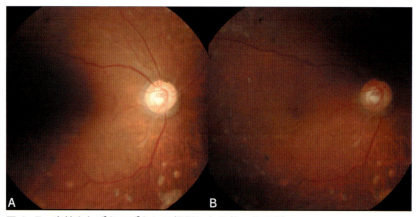

図4-5　光軸をわずかにずらして撮影した2枚一組の例

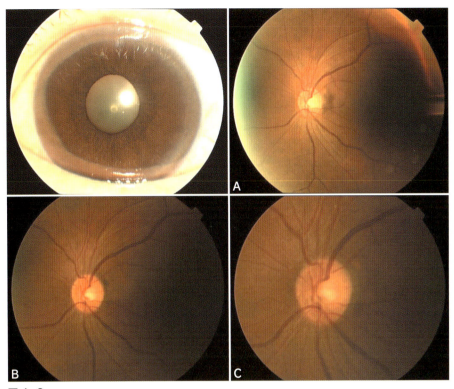

図4-6
A：画角50°、B：画角35°、C：画角20°。（画像提供：昭和大学江東豊洲病院・三方 修氏）

5. 中間透光体の混濁

- 角膜や水晶体など、中間透光体の混濁が影響して、眼底の透見が悪いことがあります。過熟白内障のように眼底が全く透見できない場合を除き、透見が悪いながらも、混濁の影響が少なくなるようにアライメントを微調整して撮影します。
- **図4-7A**は、白内障による透見不良例で、アライメントの原則を守り、眼球の光学系と眼底カメラの光学系を一致させた状態で撮影したもの、**図4-7B**はアライメントの原則を壊して、眼底が最もよく見えた状態で撮影したものです。
- 星状硝子体、硝子体出血などで、硝子体に混濁がある場合も光軸を少しずらして最もよく見える状態で撮影します。このように中間透光体に混濁がある場合は全体をきれいに撮影しようとせずに、画面の隅にフレアや反射が多少入ったとしても目的の部位が少しでもよく見えるようにアライメントを微調整して撮影します。

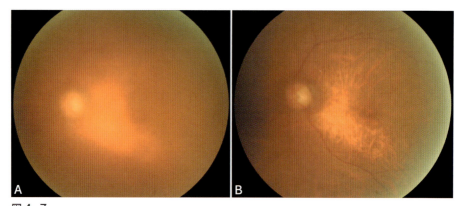

図 4-7
A：水晶体混濁の影響で画質が低下した例、B：混濁を回避して撮影した例。

6. 病変の捉え方

- 眼底写真撮影の目的のひとつは、"客観的な記録"です。病変部を撮影することはもちろんですが、原則としてどのような症例でも後極部は撮影しておきます。
- 後極部から離れている部位の撮影は、その部位のみを撮影するのではなく、後極部を撮影してから病変部まで繋がるように撮影していきます（図 4-8）。あとから見たときにどの部位を撮影したのか把握しやすいこと、視神経乳頭や黄斑部など、視機能に最も影響を及ぼす部位には異常がないという証拠にもなります。また、視神経乳頭疾患や黄斑疾患の撮影は、拡大写真も添えるのが良いでしょう。
- パノラマ撮影の場合には、一枚で撮影できる範囲は限られているので、いきなり撮影を開始するのではなく、全体が何枚で撮影できるかをイメージして、構成を考えてから撮影すると良いでしょう。また、被検者

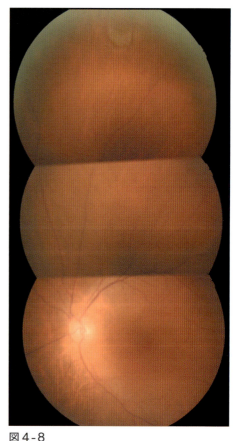

図 4-8
後極部から病変部まで繋がりをもつように撮影すると位置関係が把握しやすい。
（画像提供：北里大学・山口 純氏）

に無理な体勢を強いることもあるので、カルテを見たら被検者の顔の向き（額当てにスペーサー、顎台に敷くタオルが必要か否かなど）、視線の方向などをイメージして、なるべく短時間で撮影が終わるように配慮します。前述した完全に消去できないフレアが発生しやすいので、ワーキングディスタンスやアライメントの調整は、素早く行い、フォーカスを合わせたら、ジョイスティックをわずかに左右に動かし、最もシャープに見える位置で撮影します。

7. アーチファクトと病変の見分け方

- 正常な解剖学的構造または病変部を反映せず、通常体内には見られない人為的な画像の歪みや異物をアーチファクトと言います。
- 眼底写真のアーチファクトのほとんどは、対物レンズの汚れが原因しています。アーチファクトを拾わないようにするためには、撮影前にレンズに塵や涙液が付着していないかを確認して、拭き残りがないようきれいにレンズ清掃をすることが大切です。強い羞明を訴え開瞼困難で流涙の多い被検者は、飛散した涙液で対物レンズが汚れやすいので注意が必要です。また、後極部の撮影では、気にならなかった対物レンズのわずかな汚れも、周辺部撮影では、眼球の光学系と眼底カメラの光学系のずれが生じ、アーチファクトとして拾いやすくなります（図4-9）。対物レンズに付着した涙液や皮脂を長時間放置すると、汚れが落ちにくくなるので、撮影中でも被検者の休憩を兼ねてレンズを清掃するのが良いでしょう。
- アーチファクトと病変の見極めも大切で、撮影部位や被検眼が変わっても同一部位に写り込むのがアーチファクトで、撮影部位や被検眼が変わると写らなくなるのが病変です。

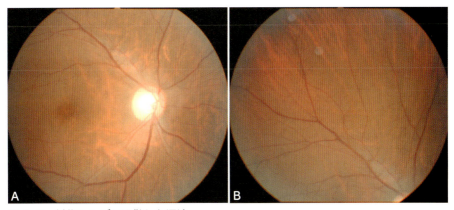

図4-9　対物レンズに飛散した涙液
後極部の撮影（A）では目立たないが、周辺部（B）では、アーチファクトとして写り込む。
（画像提供：北里大学・山口 純氏）

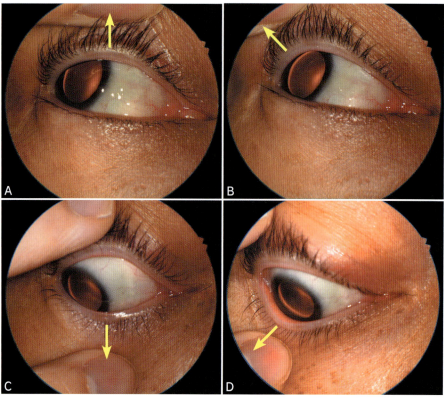

図4-10
A：上眼瞼を真上に拳上したもの。
B：上眼瞼を視線と同方向に拳上したもの。
C：上眼瞼の拳上とともに下眼瞼を真下に引いたもの。
D：上眼瞼の拳上とともに下眼瞼を視線と同方向に引いたもの。
周辺部撮影では、視線方向を意識して開瞼することがポイントになる。(画像提供：北里大学・山口 純氏)

- また、不十分な開瞼は睫毛や眼瞼が写り込むので、眼瞼の縁に沿ってしっかり拳上することが大切です。瞳孔ヘリング照明が入射しにくい周辺部撮影では、鼻側、耳側で瞼の開け方や瞼を開ける方向にも注意する必要があります（**図4-10**）。

2 眼底カメラの応用撮影

1. 単色光眼底撮影

- 単色光による眼底観察の歴史は1898年Neuschulerの色ガラスによる単色光の眼底観察に始まり、1913年Vogtの無赤色光による検眼鏡検査を経て、1934年になりKugelbergが単色光眼底写真を初めて発表しました。1973年にはHoytにより緑内障眼における網膜神経線維束欠損像が報告されています。
- フィルターの選択について、Deloriによれば波長450〜650nmの波長の中で、網膜表層は450〜540nm、網膜神経線維層は490〜530nm、網膜色素上皮層は600nm近くで撮影が可能です。また脈絡膜は人種、年齢により、570〜585nm、620〜650nmの波長で撮影が可能と報告されています。
- 単色光眼底撮影は、波長により眼底の組織への深達性が異なることを利用し、限定した波長領域を有するフィルターを使用し撮影するものです。480nm（青）の波長では網膜神経線維層レベルの観察に適しています（図4-11）。530nm（緑）の波長では網膜色素上皮層レベルにまで到達し、赤の成分を吸収（無赤色光）し網膜血管は黒く観察されコントラストの良い眼底像が得られます（図4-12）。600nm以上の波長（赤）ではコントラストは弱くなりますが、さらに深く脈絡膜血管の模様や網膜下の観察に適しています（図4-13）。
- 眼底カメラがデジタル化される前は、蛍光眼底造影用の白黒フィルムで撮影し現像処理を行っていました。現在では、眼底カメラがデジタル化しており、また、眼底カメラ本体にもフィルターが装備されていないものが多くなりました。その代わりに画像ファイリングシステムに付属されたソフトウェアを使って、カラー眼底撮影された画像を単色光眼底像様に画像処理する方法が主流になっています。

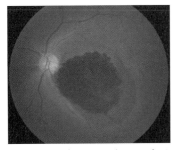

図4-11　青フィルターによる単色光眼底撮影

（画像提供：北里大学・永野幸一氏）

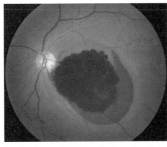

図4-12　緑フィルターによる単色光眼底撮影

（画像提供：北里大学・永野幸一氏）

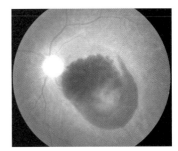

図4-13　赤フィルターによる単色光眼底撮影

（画像提供：北里大学・永野幸一氏）

- 一例として、㈱トプコンのIMAGE netシステムに内蔵されたQuick RedFreeというソフトウェアを使用して、オリジナルのカラー画像の色合いから画像の構成要素であるRGB（赤、緑、青）を自動調整しモノクロ画像を構築することができます（**図4-14A・B、図4-15A・B**）。
- 走査レーザー検眼鏡（SLO）のHRA（Heidelberg Retina Angiograph）では、特殊プログラムとして、ブルー反射画像と赤外反射画像が撮影できます。ブルー反射画像では、488nmの波長のレーザーを使用し網膜表層の観察に適しています（**図4-16**）。赤外反射画像では、820nmの波長を使用し網膜深層から脈絡膜レベルの観察に優れています（**図4-17**）。
- HRAでは共焦点光学系を採用しているため、眼底の焦点面からの反射光のみがディテクター（光検出器）に到達し計測されます。焦点の合っていない面からの光は遮閉板に遮られてディテクターには到達しないため、得られる画像は高コントラストのものとなります。また、眼底を高速に何回もスキャンし、それらを加算し、スキャンの回数で除す、という加算平均によりノイズの少ない画像が得られます（p.93参照）。

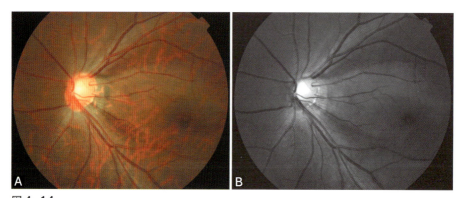

図4-14
A：カラー眼底、B：Quick RedFree 緑による画像（網膜神経線維層の観察）。

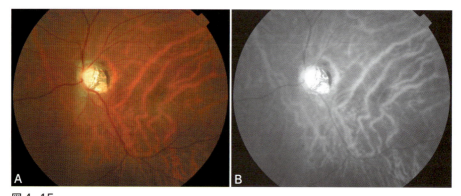

図4-15
A：カラー眼底、B：Quick RedFree 赤による画像（脈絡膜中大血管の観察）。

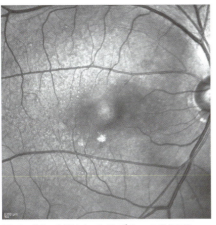
図4-16 HRAによるブルー反射画像

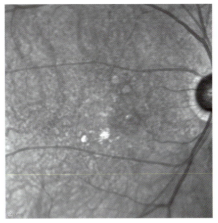
図4-17 HRAによる赤外反射画像

2. 眼底カメラを使った前眼部撮影

- 眼底カメラでも補助レンズを用いることで前眼部の撮影が可能です（**図4-18**）。フォトスリットランプのようなスリット光を用いた多彩な撮影はできませんが、全体像を把握するための記録としては便利な機能です。
- 撮影手順は、眼底カメラを最も検者側に引き寄せ、「被検眼視度補正（＋）レンズ」または、「前眼部観察用補助レンズ」を挿入します（**図4-19**）。次にフォーカスノブは手前（最もプラス側）に回し切った状態にします（**図4-20**）。これ以後、フォーカスノブには触れません。フォーカスノブを最もプラス側で固定することによって倍率を一定に保つことができます。ピント合わせは、スリットランプのピント合わせの要領でカメラをゆっくりと被検眼に近づけていき、ピントが合ったと思われる位置でジョイスティックをわずかに前後させ、最もシャープに見える位置で撮影します。このピント合わせは意外と難しく、前眼部全体を漠然と見

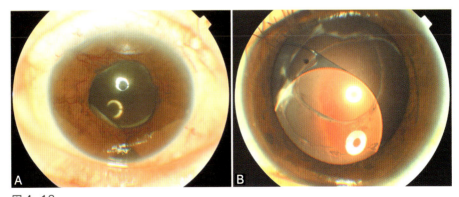
図4-18
A：眼底カメラによる前眼部撮影（虹彩ルベオーシス）、B：徹照法による画像（人工水晶体偏位）。

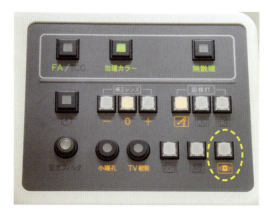

図4-19 コーワVX-10の前眼部観察用補助レンズの挿入スイッチ

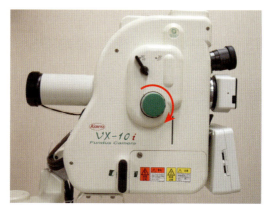

図4-20
撮影距離を最短にする。

るよりも、所見のあるひとつのところに注目してピント合わせを試みるのがコツです。このとき、眼底撮影と同様に、調節が介入しないようにファインダー内のクロスヘアーラインが鮮明に見えていることにも注意する必要があります。

- 撮影光量は、眼底撮影と同量でほぼ適正露出が得られますが、球結膜など白いものは露出オーバーになるので、必要に応じて補正を行います。拡大撮影したい場合には、眼底撮影と同様に変倍レンズを使用します。

- 以上が一般的な撮影方法ですが、ピント合わせのときにファインダー内の像が収差の影響を受けて、画像周辺部が流れて見えるので、ピントが合わせにくかったり、リング照明の反射が強く写り込み画質を低下させることがあります（**図4-21**）。これらの欠点を緩和する方法として、眼底カメラを最も検者側に引き寄せ、被検眼視度補正（＋）レンズまたは、前眼部観察用補助レンズを挿入し、この状態で眼底撮影のときと同様にフォーカスノブを回して、ピントを合わせてしまうという方法です。被検眼から離れる分、収差の影響は少なくなり、ジョイ

スティック操作でのピント合わせに比べ、ファインダー内の像がシャープに見えることを実感できます。一方、撮影距離が長くなる分、画像は小さく写りますが、同時にリング照明の反射も小さく写ります（**図4-22**）。また、露出不足になりやすいので撮影光量の＋（プラス）補正が必要になります。

● 虹彩ルベオーシスが存在する症例では、蛍光眼底造影のときに前眼部の撮影もしておくと、より情報量の多い検査になります（**図4-23**）。虹彩ルベオーシスの存在がカルテに記載されていない場合でも、網膜の虚血が広範囲のときは、最後

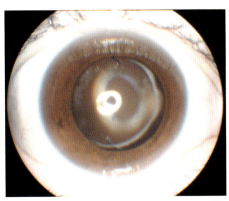

図4-21　リング照明の反射により画質が低下した例

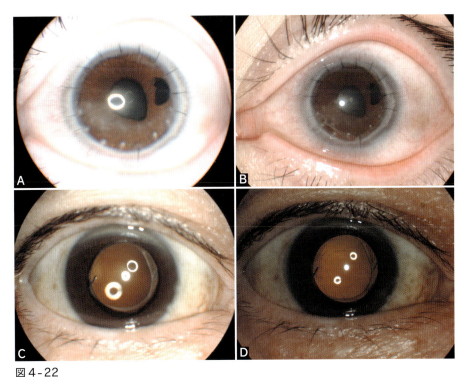

図4-22
A、C：ジョイスティック操作でピントを合わせる方法。B、D：フォーカスノブ操作でピントを合わせる方法。
（画像提供：北里大学・永野幸一氏）

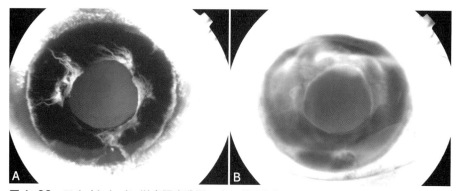

図4-23　フルオレセイン蛍光眼底造影による前眼部撮影
A：虹彩ルベオーシスの画像（早期）、B：虹彩ルベオーシスの画像（後期）。

に前眼部撮影をするようにします。虹彩ルベオーシスが存在していれば、程度にもよりますが、虹彩と前房水中にフルオレセインが漏出してくるので、蛍光眼底造影の撮影中に徐々に画像のコントラストが下がり、時間は経過するのに画像は徐々に明るく撮影されてくるという不自然な状態になります。

3. 立体眼底撮影（平行移動法）

- 欧米では眼底を立体で撮るということは、眼底撮影のルーチンワークとなっています。ETDRS分類（Early Treatment Diabetic Retinopathy Study Scale）を判定するためには、7方向の立体眼底撮影が必要とされます。残念ながら本邦では蛍光眼底撮影のように広く普及してはいません。しかし一度、立体眼底撮影の面白さを知っていただけたならば、この撮影法がいかに優れ、かつ興味深いものかを理解されることでしょう。
- 立体眼底撮影の最大の特徴は「情報量の多さ」にあります。通常の撮影では眼球は球体つまり三次元の対象を一つの画像として、つまり二次元にして見ているわけです。当然、所見の奥行きや高低差などは、実感できず経験的な想像で理解するわけです。特に硝子体と網膜との界面の所見などは、透明性もあるため明瞭に写らずわからないものです。しかし立体眼底撮影を行うことにより、そのよく見えなかった所見も浮き上がって、実感として理解できるようになります。

(1) 原理と手技

- われわれが日常、立体視を獲得できているのは、瞳孔間距離に基づく「視差」によるためです。写真においては、カメラと被写体との距離に対して2％程度の視差をつけることにより立体写真が可能となります。これを眼底撮影に当てはめると、眼軸長を24mmと設定すれば、0.5mmから1.0mmくらいの視差で立体写真が可能となるわけです。

* 通常の眼底撮影と同様に、アライメント、ワーキングディスタンスを合わせ、ファインダー内の眼底像が中央も周りもムラなく均等に照明される状態を作ります。その状態からジョイスティックをわずかに左（右）に移動し（第1のポジション）1回目の撮影を行い、次に反対方向へ中央のポジションからはじめと同量の移動を行い（第2のポジション）2回目の撮影を行います。左右への移動量は眼底像を見ながら行いますが、中央のポジションから移動を始めることにより、まずファインダー内の片側がやや暗くなりはじめ、それ以上移動すると虹彩に照明光が当たり黄色い反射が見えてしまいます。その反射の入る少し前くらいを目安にします。

(2) 撮影のコツ

* 眼底カメラを通常の撮影における理想の状態から左右に移動させてしまうわけですから、散瞳状態が良好であることが望まれます。
* 次に大切なことは、撮影された2つの画像に上下のずれを与えないことがあげられます。撮影された画像に上下のずれがあると、鑑賞のときに融像が困難になり見ていて非常に疲れる結果となります。そのためには、撮影に際し固視灯を確実に見てもらうことが大事な条件となります。撮影の前に被検者に丁寧に説明を行い、よく理解してもらうという準備が大切です。立体眼底撮影の成否の最大のポイントはここにあると考えます。2回目の撮影が終了するまで固視灯を見ていてほしいこと、1回目の撮影で瞬目が入ってもかまわないので、再び固視灯を見てほしい、ということを伝え協力を求めます。現在は眼底カメラがデジタル化され、画像データの転送速度の関係から1回撮影してから次の撮影が可能となるまでに数秒が必要とされます。転送速度は搭載されているデジタルカメラとの組み合わせやシステムによりさまざまです。正直なところ、この時間が長く感じます。1回目の撮影から2回目の撮影に入るまでの間に固視が不安定にならないか、ひとつには撮影に入る前に眼底をよく観察しておきます。たとえば、視神経乳頭などをランドマークとしてファインダー内での位置を覚えておきます。1回目の撮影が終わり、2回目に入るとき視神経乳頭の位置が変わっていないか、に注意します。通常の撮影でも行いますが、被検者に対し常に必要な「声かけ」を行い、検査を誘導することも撮影の成否に大きく関わります。

(3) 鑑賞方法

* パソコンモニター上に該当する2つの画像を並べて、明視の距離にて自分自身の眼を開散、あるいは輻輳させて立体画像を観察します。1回目に撮影された画像がジョイスティックを左に寄せて始めたものならば開散により、逆ならば輻輳によります。2つの画像が重なって3つに見えたとき、その中央の画像が立体画像

となっています。

- 図4-24〜30は開散法にて鑑賞できます。
- 最初にも述べましたが、立体眼底写真には多くの情報量が存在し、通常の撮影では得られない興味深さがあります。立体眼底撮影の試みをお勧めします。

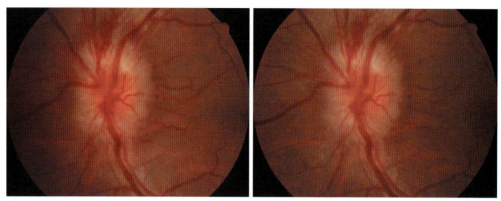

図4-24　視神経炎
視神経乳頭が隆起している所見。

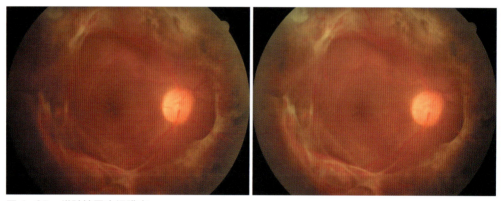

図4-25　増殖糖尿病網膜症
後部硝子体皮質と増殖膜が癒着し牽引性網膜剥離の状態。

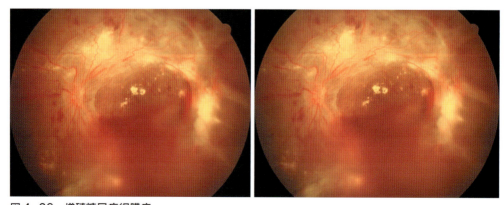

図4-26　増殖糖尿病網膜症
新生血管と増殖膜。新生血管は硝子体に向かう。

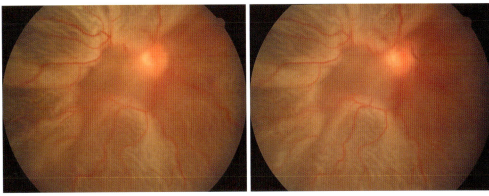

図4-27 増殖硝子体網膜症
高度な網膜剥離。

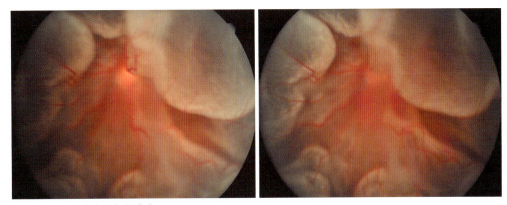

図4-28 増殖硝子体網膜症
網膜の表面、裏面に細胞増殖が及び網膜の可動性は失われる。

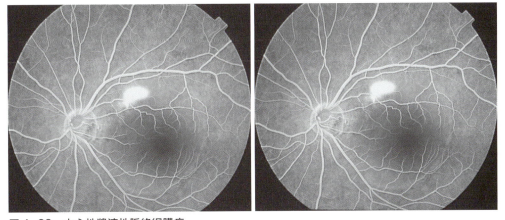

図4-29 中心性漿液性脈絡網膜症
網膜神経上皮層と網膜色素上皮層とのギャップが見える。

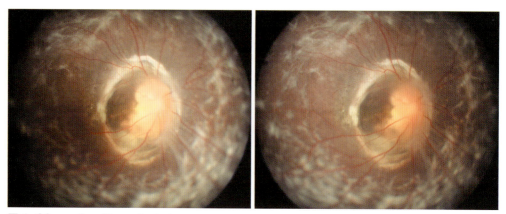

図4-30 peripapillary staphyloma
網膜剥離を呈している。

Lecture 5 その他の眼底写真

講師：**1** 永野 幸一
2 反保 宏信
3 福井 勝彦

前3章にわたり散瞳型眼底カメラについて詳しく解説しましたが、ここではその他の眼底カメラとして、無散瞳眼底カメラ、手持ち式眼底カメラ、走査レーザー検眼鏡について解説します。

1 無散瞳眼底カメラ

1. 無散瞳眼底カメラ

- 通常の眼底カメラ撮影では、散瞳が必要です。散瞳薬であるミドリンP（トロピカミド・フェニレフリン塩酸塩）を点眼すると20～30分後に散瞳が得られ、散瞳は5～8時間続くため眩しさを感じ、同時に調節麻痺作用のために近方視が困難となります。また、狭隅角・浅前房で眼圧上昇の素因のある被検者に散瞳薬を使用すると急性閉塞隅角緑内障発作を誘発することもありますので、点眼前に眼科医による前房・隅角の確認が必要です。
- それに対して無散瞳眼底カメラは、散瞳薬を使用せずに眼底撮影ができます。散瞳薬の副作用を気にすることなく検査を行うことができますので、集団検診や人間ドックなどで、眼底病変のスクリーニングに使用されることが多いのです。
- 無散瞳とはいっても、瞳孔が小さくても眼底撮影ができるということではなく、

表5-1 散瞳型眼底カメラと無散瞳型眼底カメラの主な仕様の違い

	無散瞳型	散瞳型
散瞳薬	× or ○	○
撮影可能最小瞳孔径	φ4mm	φ5.5mm
撮影範囲	基本的に後極部	眼底全周
観察光	近赤外線（不可視光）	可視光
撮影光	キセノン光（可視光）	キセノン光（可視光）
観察手段	ディスプレイ（白黒）	光学式ファインダー
スイング・チルト	×	○
固視灯	主に内部固視灯を使用	主に外部固視灯を使用

暗所で瞳孔が自然散瞳することを利用して撮影するので、「散瞳薬を必要としない」という意味で無散瞳という言葉が使われています。

2. 構造と特徴

- 無散瞳眼底カメラの特徴は、観察光に赤外線を使用し、アライメントやピント合わせなどの操作は、ディスプレイに映し出される眼底像と視標を見ながら行うという点です。被検者を暗室下で自然散瞳させて撮影しますが、観察光は赤外線（不可視光）であるため、被検者が眩しさを感じることはなく、縮瞳も起こりません（**表5-1、図5-1**）。
- 一方、検者も散瞳型眼底カメラのように光学式ファインダーを通して赤外線で照明された眼底を見ることができません。そこで無散瞳眼底カメラには、赤外線ビデオカメラが内蔵されていて、このカメラが捉えた眼底像をディスプレイで見な

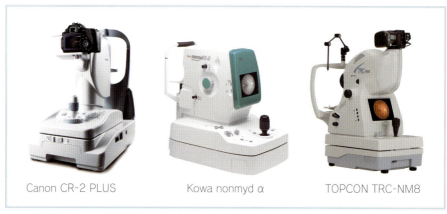

図5-1　代表的な国産無散瞳眼底カメラ

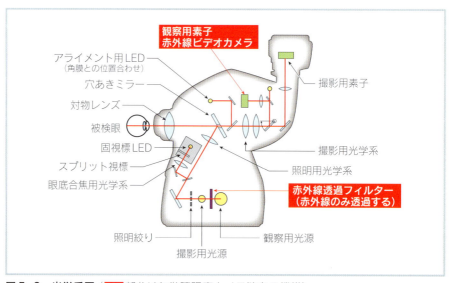

図5-2　光学系図（■部分は無散瞳眼底カメラ独自の機構）

がらカメラ操作を行います（**図5-2**）。ディスプレイには同時にワーキングディスタンスとピントを合わせる視標が現れますので、この視標を決められた位置とピントが合致したところで撮影します（**図5-3**）。

- 撮影光は散瞳型眼底カメラと同じキセノンランプの閃光（可視光）なので、被検眼は縮瞳してしまい連続撮影はできません。
- 基本的な光学系は、散瞳型眼底カメラと変わらないため、現在では散瞳・無散瞳兼用型の眼底カメラが主流となりつつあります。

3. 撮影の実際

(1) 始業点検

- 電源を入れた後、各部が正常に作動することを確認します。
- 対物レンズの汚れは、アーチファクトとして写り込むため、撮影前に必ず確認しておきます。無散瞳カメラは、対物レンズを直接覗いても赤外線の観察光下では汚れの確認は難しいので、赤外線透過フィルターを外して、点検・清掃を行います（**図5-4**）。なお、赤外線発光ダイオードが使われている機種では、観察光を

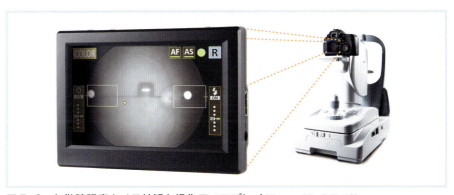

図5-3　無散瞳眼底カメラ外観と操作ディスプレイ (Canon CR-2 PLUS)

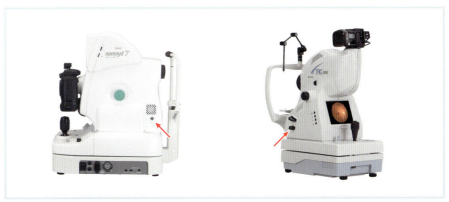

図5-4　赤外線透過フィルター切り換えノブ（赤矢印）
（左：Kowa nonmyd 7、右：TOPCON TRC-NM8）

可視光に切り替えることはできませんので、この場合にはペンライトなどで対物レンズを照らして汚れの確認を行います。
- また、ディスプレイが汚れていると、ワーキングディスタンスやピント合わせの視標が見にくくなるので注意が必要です。最近は液晶ディスプレイが主流となったので、静電気の発生による汚れの吸着はなくなりましたが、液晶ディスプレイは強い力で表面を拭くと致命的な傷をつけることがあるので、専用のクリーナーとクロスを使用して、汚れを軽く拭き取るように清掃します。

(2) 被検者の設定

- 被検者の身長や顔の大きさはまちまちなので、椅子の高さ、光学テーブル、顎台をそのつど最適な状態に調整します。苦痛がなく安定した姿勢で撮影することが大切であり、それが撮影時間の短縮にもつながります。被検者には大きく眼を開けて固視灯を見るように指示します。このとき被検者には、固視灯のほかにスプリット輝（点）線も見えるので、どれが固視灯なのか明確に伝えます（**図5-5**）。

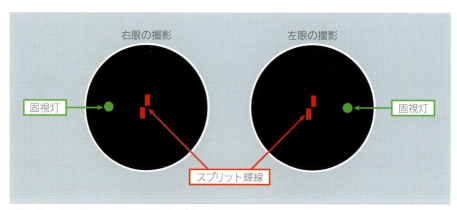

図5-5　被検者から見た対物レンズ内部 (TOPCON TRC-NM8)

- 無散瞳眼底カメラでは、通常、内部固視灯を使用しますが、被検眼で固視できない場合には、散瞳型眼底カメラと同様に外部固視灯を使用します。
- その他、撮影中は、額が額当てから離れていないか、顎が顎台から浮いていないか、などにも注意を払います。

(3) 瞳孔径の確認

- 無散瞳眼底カメラも散瞳型眼底カメラと同様に瞳孔が小さければ良い写真は撮影できません。画角45°の撮影でϕ4mm以上の瞳孔径が必要です。カメラ本体を最も手前（検者側）に引き寄せ、被検眼の瞳孔にスケールを合わせ、被検眼の瞳孔の大きさがスケールより大きいことを確認します（**図5-6**）。散瞳不足のときは、室内をさらに暗くするか、暗順応の時間を長くして自然散瞳を促します。

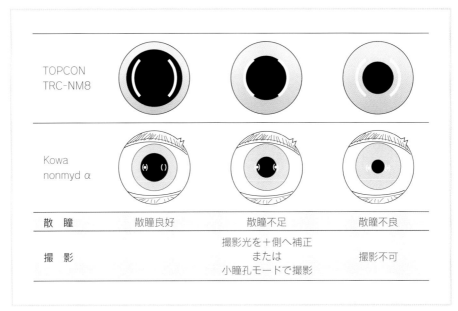

図 5-6　瞳孔スケール
(㈱トプコン TRC-NM8 および興和㈱ nonmyd α のカタログより引用)

それでも良好な散瞳が得られない場合には、撮影光量を＋（プラス）補正するか、小瞳孔モードに切り替えて撮影します。

(4) 眼瞼、睫毛の確認

- 被検者には、大きく眼を開けるように自発的な開瞼を促しますが、瞼裂が狭く睫毛や眼瞼が瞳孔にかかっている場合には、検者の指で開瞼する必要があります。
- カメラ操作中のディスプレイ映像は白黒であり、眼瞼や睫毛によるわずかな反射は確認しにくいので注意を要します。

(5) 観察光量

- 観察光に赤外線を使用するので、赤外線透過フィルターが確実に装着されていることを確認します。
- 無散瞳眼底カメラでは、被検者の羞明を気にすることなく、観察光量はディスプレイに映し出されるワーキングドットやスプリット輝（点）線、眼底像が見やすくなるように調整します。
- 通常、出荷時にディスプレイは、最良の状態に調整されていますが、観察光量の調整だけでは、ワーキングドットやスプリット輝（点）線などの視標が見やすくならない場合には、ディスプレイ自体の明るさやコントラストを調整します（**図 5-7**）。

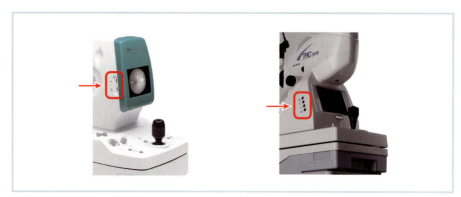

図5-7 モニター調整ダイヤル

(6) 撮影光量の選択

- 基本的に適正露出が得られるように初期設定されていますが、白斑や萎縮病巣など病変が白っぽく反射が強い場合や逆に出血や色素など低反射となって暗く見える病変の撮影や散瞳不良の場合は露出補正が必要となります。
- 撮影光量スイッチをプラス側にすると光量が増して画像は明るく写り、マイナス側にすると光量が減り画像は暗く写ります。この補正値は、一般的なカメラの露出補正値（＋1段階なら明るさが倍になり、−1段階なら明るさは1/2になる）とは異なり、±2段階の補正が可能な機種なら1目盛りで光量は1/2、±3段階の補正が可能な機種なら1目盛りで1/3の補正量となります。つまり、同じ数値の＋1段階を選択してもメーカーや機種の違いにより補正される光量は変わってきますので注意が必要です。

(7) ワーキングディスタンス、アライメントとフォーカス操作

- 瞳孔径を確認後、前眼部観察画面から眼底観察画面に切り替え（自動で切り替わる機種と手動のものがあります）、カメラ本体をゆっくりと前進させるとワーキングドット（以下、WD）が画面の左右に現れます。
- ジョイスティックを操作し、WDが指定された場所に位置するようにカメラ本体を微調整させ、WDが最もはっきり見える位置が正しくワーキングディスタンスとアライメントが取れた位置になります。WDが2点ともに見えなければ、正しくワーキングディスタンスが取れていません（カメラが被検眼から遠すぎる、または近すぎる）。1点だけしか見えないときは、アライメントが正しくないので、カメラを左右方向に微調整します。
- ディスプレイに映し出される（赤外線TVカメラ）画像と実際に撮影された画像は、光源の波長の違いにより見え方が異なるため、ディスプレイを目視して正確にピントを合わせることは困難です。そこで、無散瞳眼底カメラでは、ディスプ

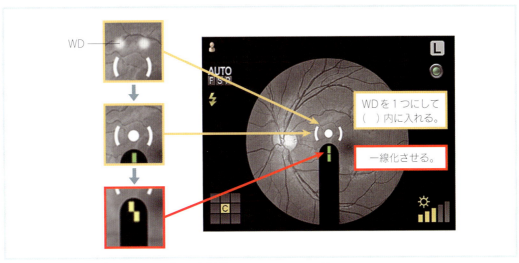

図5-8　ワーキングドットとスプリット輝線 (TOPCON TRC-NM8)

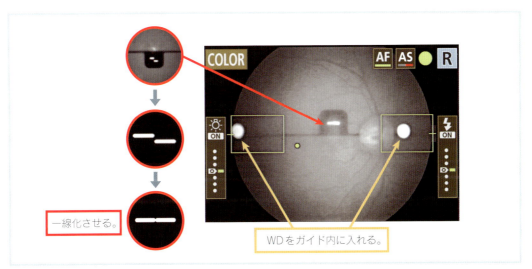

図5-9　ワーキングドットとスプリット輝線 (Canon CR-2 PLUS)

レイに表示される視標を使ってピント合わせを行います。機種により異なりますが、2本の輝線を1本にすることでピントが合うスプリット輝線合致式、2つの輝点を1つにすることでピントが合う2輝点合致式、およびオートフォーカスがあります（**図5-8～9**）。

現在市販されているほとんどの無散瞳眼底カメラには、オートフォーカス機構が備わっていますが、マニュアルでピント合わせをする際には、本体左右に位置するフォーカスノブを回して、輝線（点）を合致させます。キヤノン㈱製のCR-2シリーズは、フォーカスノブの代わりに、ジョイスティック下部のフォーカスリングを使用します（**図5-10**）。昇降リングと間違えやすいので注意してください。

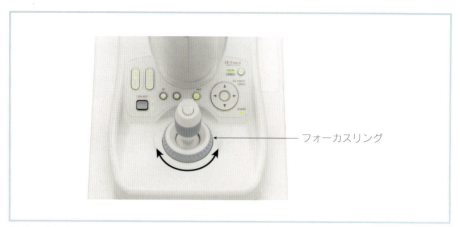

図5-10　Canon CR-2 PLUSのフォーカスリング

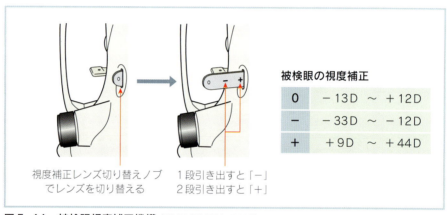

図5-11　被検眼視度補正機構 (TOPCON TRC-NM8)

- 無散瞳眼底カメラでは、ディスプレイを見ながらピント合わせを行いますので、検者の視度調整は必要としませんが、被検者が強度近視または強度遠視の場合には、被検眼の視度補正レンズを挿入します (**図5-11**)。

4. 撮影の限界

- 通常、撮影する部位は画角45°の後極部に限られます。したがって、眼底周辺部に位置する病変は捉えることができず、見落とされる可能性がありますので、このことを認識しておく必要があります (**図5-12**)。
- 最近では、あらかじめ9方向に配置された固視灯を順次固視させながら撮影し、専用ソフトウェアで画像合成することにより、黄斑部を中心とした85°相当のパノラマ写真が得られる機種もあります。しかし、元来、無散瞳眼底カメラは眼底周辺部の撮影を想定した設計をしていないので、チルティング機構やスイング機構はなく、撮影範囲は被検者の固視誘導範囲内に限られます。また、無散瞳下

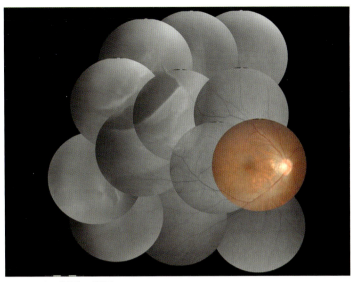

図5-12　撮影の限界
通常、撮影は後極部に限られるため、周辺部の病変は見落とされる可能性がある。

では1枚撮影するごとに縮瞳してしまい、時間を要するパノラマ撮影は、一般的なスクリーニングには適しません。

2 手持ち眼底カメラ

1. 手持ち眼底カメラ

- 手持ち眼底カメラは本体自体を持ち運びすることができ、乳幼児や移動が困難な患者に対して有用な検査機器です。しかし、操作方法が通常の眼底カメラとは異なり撮影には一定以上の技術と経験が必要とされるため、一般的に広く使われていないのが現状です。画像がない状態では患者や家族に病状の説明を行うことが難しく、インフォームドコンセントの点からも、この検査機器は重要な役割を果たすものとなっています。

2. 撮影機器

- 現在、手持ち眼底カメラとして主に使われているものは興和㈱のGENESIS-DとClarity Medical Systems社のRetCam 3があります。この2つの機器は撮影方法が大きく異なっており、前者は非接触型眼底カメラ、後者は接触型の眼底カメラとなっています。さらに、2013年に発売された赤外線観察下で撮影ができる㈱ニデックのVersaCam αがあります（**図5-13**）。ここでそれぞれのカメラについて紹介していきます。

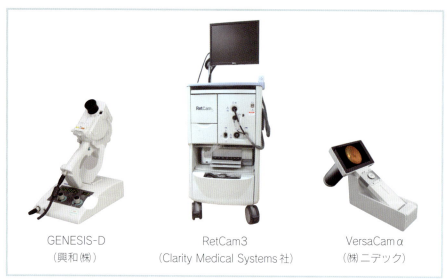

図 5-13　主な手持ち眼底カメラ

(1) RetCam 3

- RetCamは主に眼科や小児科において世界中で広く使用されており、小児の眼底撮影において第一選択となっている撮影機器です。高品質なCCDカメラによる高解像度画像で、さらにレンズを変えることにより写真撮影や前眼部撮影も可能です。動画撮影機能も備えており、動画で保存して後に必要な静止画像をキャプチャーすることもできます。画角が最も広いもので130°の広角撮影が可能となります。
- フィルターをセットすることでフルオレセイン蛍光眼底撮影も可能になり、無血管領域や新生血管の有無の判別が可能になります。未熟児や小児などの症例に対して撮影を行うときは小児科医の協力が必要となります。持ち運びが可能なため、離れた病棟やNICUなどでの撮影も可能です。

【撮影手順】

- 撮影手順として、検査前の散瞳は必須で撮影可能最小瞳孔径は6mmです。散瞳後は点眼麻酔下で必要であれば開瞼器をかけ、角膜保護剤を乗せた後、角膜に接触させて眼底撮影をします。特に未熟児の場合は接触部が開瞼した瞼裂よりも広い場合があるので、角膜保護剤※を多めにつけると撮影がしやすくなります（※角膜保護剤〈もしくは透明な粘弾性物質〉を多く滴下することにより角膜とレンズの間に介入する気泡を防ぎ、レンズと角膜が一体となった光学系が形成され異常反射をなくし鮮明な眼底像が得られます）。
- 眼球の向きを固定するために斜視鈎を用いますが、眼球を圧迫すると、画像に圧迫が写り込むことがあるので注意が必要です（**図 5-14**）。撮影後は感染などを防ぐため、抗菌薬の点眼をして終了となります。

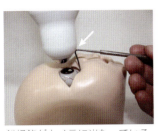
斜視鉤がカメラに当たっている。

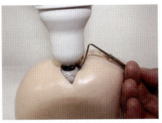
斜視鉤がカメラに当たらないように避けている。圧迫に注意。

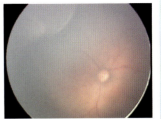
圧迫が写り込んだ眼底写真。

図5-14　斜視鉤による眼球の向きの固定、およびその注意点

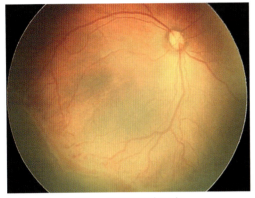

図5-15　RetCam 3での眼底写真
未熟児網膜症。

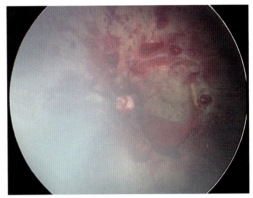

図5-16　RetCam 3での眼底写真
揺さぶられっ子症候群。

- 実質の撮影時間は片眼につき数十秒ですが、撮影条件が良くない場合はもう少し時間がかかることもあります。従来の眼底検査に比べて一度に広い領域の撮影が可能であり、さらにモニターによりリアルタイムで眼底を観察できるため、撮影者以外でも眼底の状態を確認することができます。また、記録として画像が残るので、患者家族への説明がしやすく、他科との情報の共有も可能となり後の経過観察での比較にも有用となります。最近では未熟児網膜症（**図5-15**）や揺さぶられっ子症候群（**図5-16**）などの写真が重要視されています。
- 実際の撮影で画像の取り込み方法は2種類あり、ひとつは本体に付属されたボタンがあります（**図5-17②**）。こちらは主に撮影者以外が操作するときに使うもので光量調整、ピント調整、保存のボタンがあります。もうひとつはフットスイッチで主に撮影者が操作するときに用います（**図5-17③**）。こちらも同様に光量調整、ピント調整、保存のボタンがあります。
- 接触型の撮影装置となるので、撮影前後には必ず接眼部の洗浄・消毒（下記①、②）をしてください。

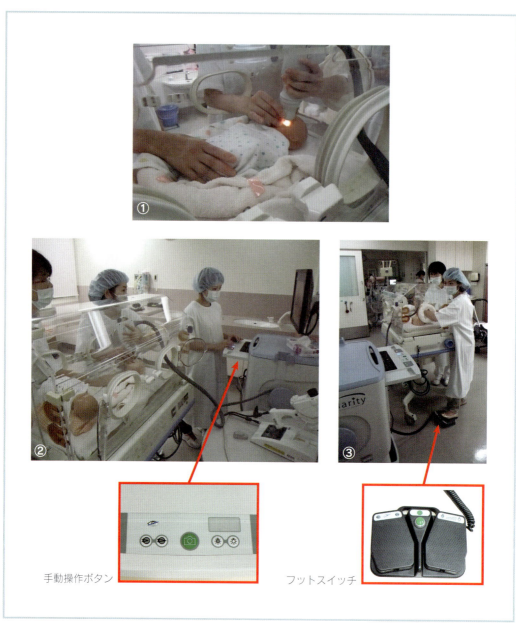

図5-17　RetCam 3による撮影
①RetCam 3での撮影の様子、②RetCam 3で撮影者以外が手動ボタンで保存している様子、③RetCam 3で撮影者本人がフットスイッチを使った撮影の様子。

① **洗浄方法**：70％イソプロピルアルコールでレンズに傷がつかないように優しく拭く。
② **消毒方法**：10％に希釈した漂白剤で5分間消毒する。

- 模擬眼撮影例とパノラマ合成の写真を示します（**図5-18**。パノラマを作成する場合は頭位が固定されていないため、画像の回旋機能が必要となります）。

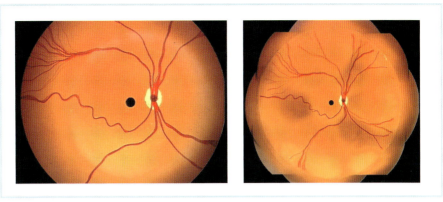

図5-18　RetCam3で撮影した模擬眼での写真
（左：後極130°、右：9方向パノラマ）

(2) GENESIS-D

GENESIS-Dは興和㈱の手持ち眼底カメラの最新の機種で、以前の同社の機種であるRCやGENESISと違い、初の電子画像専用の手持ち眼底カメラとして開発されました。眼科においては、乳幼児や起き上がることの困難な患者などさまざまな状況に対応でき、ほかにも動物病院や研究用など幅広く使用されています。200万画素のCCDカメラを内蔵しており、液晶画面を搭載しているので、撮影した画像をすぐに確認することができます。フルオレセイン蛍光眼底撮影機能も搭載されています。CF（CompactFlash）カードに画像が保存され、オプションのキャプチャーソフトにより同社の画像ファイリングシステムVK2に簡単にファイリングすることができます。通常の据え置き型眼底カメラは照明系と撮影

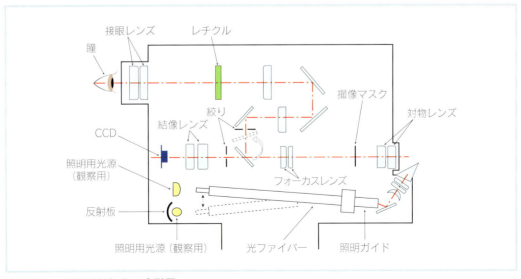

図5-19　GENESIS-Dの光学図

系が同軸なのに対し、手持ち眼底カメラは照明系と撮影系が同軸ではないことが特徴です。GENESIS-Dにおいては照明分離方式という光学系をとっており、リングスリット、黒点ガラスなどを省略でき、小型軽量化に最も効率的で有効です（図5-19）。

【撮影手順】

- 一般的な撮影手順は、通常の眼底カメラ同様に光学ファインダーの視度調整が必要です。散瞳が必須となるため、患者の瞳孔径を確認します。カラーかFAの撮影モードの設定を行い、観察光とフラッシュ光量の調整[※]を行った後に撮影をします（図5-20）（[※]人眼の眼底撮影の標準は6、倒像撮影の標準は7になります）。
- データはCFカードに保存されるため、CFカードに十分な容量があるか確認しておくことが大切です。画像一枚あたりの容量は保存画質により異なりますが、高画質の場合は一枚当たり500〜600KB程度になります。またデータはID管理が可能なため撮影前にIDを入力しておくと便利です。
- 撮影の方法は、乳幼児である場合や、意識レベルなどによって異なります。乳幼児の場合は抑制下で撮影を行うのが望ましいのですが、抑制が難しい場合は体動や啼泣により撮影が難しくなります。体を固定するときに毛布やネットなどを使うと検査がしやすくなります（図5-21）。
- 開瞼器を使用しながら撮影する場合は角膜の乾燥に注意して撮影を行います。角膜が乾燥すると良好な写真が得られないので、生理食塩水などの点眼を行います。斜視鈎が必要な場合もあるので、撮影するときはなるべく介助者がいる環境で撮影をするのが理想的です。撮影自体は片手で行うことができるので、撮影時

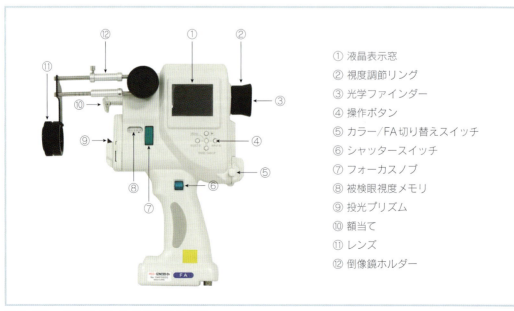

図5-20　GENESIS-Dの各部位の名称

- にぶれを軽減するために空いている方の手でカメラを固定すると良いです。撮影しやすい体勢をとれるように、上下できる電動ベッドなどで行うと撮影が容易になります。
- 意識が清明な患者を撮影する場合は、固視方向を指示することにより周辺の撮影を行うことができます。

【倒像撮影】

- GENESIS-Dにはオプションとして60Dと90Dの倒像鏡ホルダーがあります。このホルダーをつけることによって広い範囲の撮影が可能となります。主に瞳孔径によってレンズを選択し、3〜5mm程度では60D、2〜4mmでは90Dが推奨となっています。レンズの前後位置によって倍率を変更することができ、レンズをカメラから離すと画像が小さくなり広い範囲を撮影することができるようになります。画像は小さくなりますが、アライメントやピント合わせが容易になります。逆にレンズを近づけると倍率が大きくなります。倍率が大きくなりますが光学系の特性上アライメントやピント合わせが難しくなります（**図5-22**）。

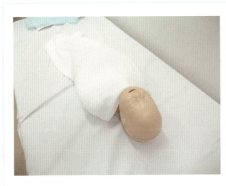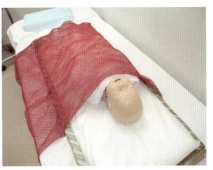

図5-21　患児固定の様子
左：毛布のみ、右：毛布と網。いずれも腕が出ないように注意する。

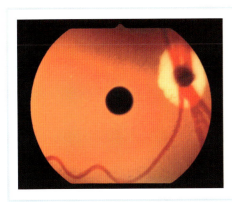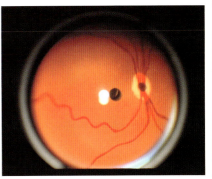

図5-22　GENESIS-Dで模擬眼を撮影したもの
左：何もつけずに撮った写真、右：倒像レンズをつけて撮影した写真。

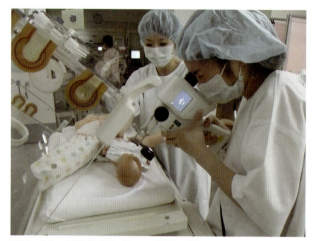
図5-23　GENESIS-Dでの撮影の様子

- 倒像鏡ホルダーを使用した場合、レンズにより画像が上下反転して見えるようになります。本体の動かし方も上下左右が反対になるため、良好な画像を得るためにはやや修練が必要となってきます。コツとしては、ファインダーを覗いて中心に被検眼の瞳孔がくるように保ちながら、ゆっくりと眼底カメラを近づけていき、ピントとアライメントを調整して撮影すると良いです。

  場所がわからなくなったら、一度眼底カメラを離して、再度被検眼の瞳孔からの網膜反射を確認して近づけていくと、アライメントが合わせやすくなります。ホルダーの有無や種類によってワーキングディスタンスが変わってくるため、距離感はアライメントで得ると良いです。

  撮影時はファインダーを覗く目とは反対の目で患者の瞳孔への観察光の入射状態を確認しながら撮影すると距離感や位置がわかりやすくなります。

- また仰向けになっている被検者を撮影する場合は、被検者の頭側から眼底を覗いて撮影をすると、実像と同じように眼底が見えるようになります。倒像レンズを取り付けての撮影では、撮影がうまくいっても多少なりアーチファクトが入ります。病変がアーチファクトに隠れないように撮影することが大切です。

- また、倒像レンズのわずかな汚れでも写真に写り込みますので、撮影前にはレンズクリーナーやエアダストスプレーなどでレンズの汚れを除去してから撮影します。

(3) VersaCam α

- VersaCam α は2013年に発売された新しいタイプの手持ち無散瞳眼底カメラです。赤外光観察下で、最小瞳孔径4mmで画角40°の眼底を撮影することができます。また、眼底鏡との組み合わせで400gと軽量なため持ち運びもしやすく、片手で撮影が可能なため空いた手で頭部を押さえたり、開瞼を行うなど撮影のサポートをすることができます。付属のレンズやアダプタを付け替えることに

より、眼科においては眼底鏡や前眼部鏡、他科では耳鏡や内視鏡、皮膚鏡や外観や咽頭部など汎用鏡としてさまざまな役割を果たします（図5-24）。

【撮影方法】

- VersaCamαでの撮影は非常に単純で、眼底鏡レンズを装着して電源を入れたらすぐに撮影が可能となり、ピント合わせから撮影まですべて片手で行うことができます（図5-25）。
- 撮影時に注意すべき点は、無散瞳眼底カメラと違いワーキングディスタンスとフォーカスのガイドがないことと固視灯がないことです。したがって、自分でワーキングディスタンスとピント合わせと、固視誘導をしなければなりません。ワーキングディスタンスを合わせるときは赤外光モニター上で眼底からの反射光を利用しアライメントをとることでワーキングディスタンスを合わせます。ピントを合わせるときはモニターに映る視神経にピントを合わせることでおおよそき

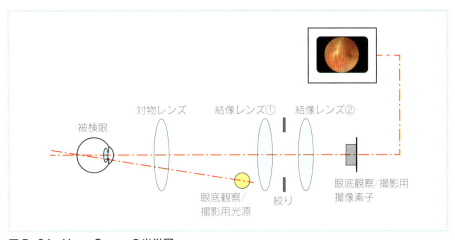

図5-24　VersaCamαの光学図

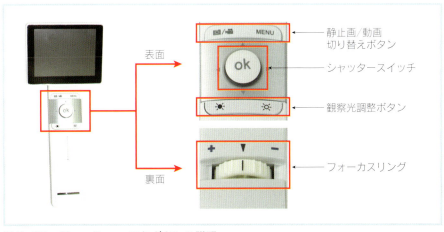

図5-25　VersaCamαの各ボタンの説明

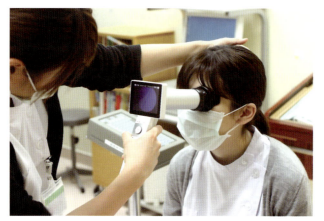

図5-26　VersaCamαでアイカップを付けて撮影している様子

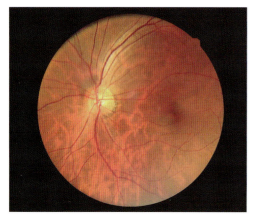

図5-27　VersaCamαでの眼底写真

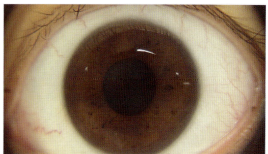

図5-28　VersaCamαでの前眼部写真

れいな写真が撮れます。
- 操作が非常に簡単なため固視が可能な被検者であれば誰でもすぐに慣れることができます。また付属のアイカップを付けることにより、撮影角度やワーキングディスタンスなどを合わせやすくなります（**図5-26**）。

❖　　❖　　❖

- 手持ち眼底カメラで撮影をする対象となる被検者は、未熟児や小児であったり、全身状態が悪い患者であることが多いです。手持ち眼底カメラの中には撮影光がかなり強いものもありますので、苦痛が少なくなるように素早く撮影を行います。撮影の方法や患者の固定の仕方など撮影を少しでも簡単にできるよう工夫して、スムーズな撮影を心がけることが大切です。

3 共焦点走査レーザー検眼鏡

1. 共焦点走査レーザー検眼鏡

- 眼底カメラはGullstrand瞳分離の原理を応用し、リング状の照明光を瞳孔領から眼内に入射させ眼底からの反射光をリング状照明光の中央部を通過させることにより撮影しています。
- 角膜や水晶体からの反射光や散乱光が撮影光に混入しないように照明光と撮影光を完全に分離した同軸照明方式や多層膜コーティングを施された非球面対物レンズを採用するなどさまざまな工夫や改良がされました。しかし、眼底からの反射光（眼底の平均反射率；R＝0.05）は眼底を照明する光量に比べて極端に少なく、高感度のCCD（charge-coupled device）を搭載した眼底カメラでも輝度の高い照明光が必要となります。さらに蛍光眼底造影撮影では、励起および濾過用の2枚の蛍光撮影フィルターを挿入し、血液中のフルオレセイン-Naから発生した蛍光を選択的に撮影するため、より強いフラッシュ光源（撮影光量）が必要となり、被検者の羞明感が強くなる欠点があります。
- レーザー光学の進歩により、網膜へ達する光量を低減でき、μW単位の照射で眼底の観察が可能な走査レーザー検眼鏡が開発されました。レーザー光学と共焦点光学システムを応用したこの装置は、従来の光学系を用いた眼底カメラでは得られなかった多くの情報を得ることができます。

2. レーザー光の特性と組織深達性

- レーザーとは、"Light Amplification by Stimulated Emission of Radiation"の頭文字からの造語で、光の位相をそろえ、誘導放出により増幅した光あるいは、そのための装置と解釈されます。
- 従来のキセノンランプなどの光源では位相の異なる、さまざまな波長の光が方向性なく放射されます。一方、レーザー光は、個体、液体、気体などのレーザー媒体を高電圧で励起して光子を発生させ、その光子が2枚の鏡の間を反射し増幅させていくことで、位相性、指向性、可干渉性、単色性に優れ、かつ高輝度の光源へと変化します。そのため、従来の光源と比べ、低出力で波長特性の優れた光源となるので安全基準以下で、波長の異なるレーザー光を用い、組織深達性（図5-29）の違いによる眼底の三次元的な観察（layer by layer）やフルオレセイン-Na（F-Na；fluorescein Na）とインドシアニングリーン（ICG；indocyanine green）を用いた蛍光眼底造影検査（FA／IA；fluorescein angiography／indocyanine green angiography）での蛍光色素の励起光源に使用されます。

3. 走査方式と正視補正

- 走査レーザー検眼鏡は、低輝度のレーザー光を眼底に入射させて高速でX-Y方向へ走査し、反射光だけを高感度の光検出器で捉え画像に再構築する装置です。網膜上で集光される部分にレーザーが照射される時間は約100n秒（n＝nano；10^{-9}倍）と非常に短いのが特徴です。
- 眼底カメラでは眼底全体を一度に照射しますが、走査レーザー検眼鏡では、光源で照射されている部位は一点のみであり、この照射点を水平方向（X方向）と垂直方向（Y方向）へ一定間隔で高速で移動させることで、一つの画面を走査しています（図5-30）。よって、総照射光量が少なく、安定した条件で眼底の観察

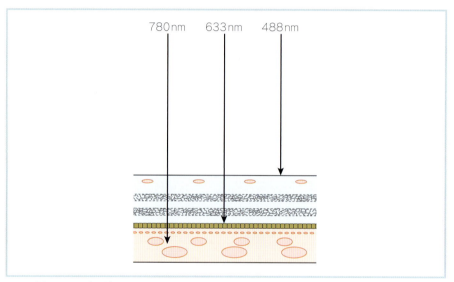

図5-29　レーザー波長による組織深達性

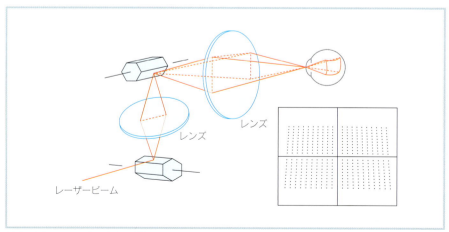

図5-30　レーザー走査型装置の原理
眼底の一点にレーザー光を照射し、X-Y方向へ走査する。

が可能になります。また、被検者の屈折度（diopter）を入力すると網膜面に焦点を一致させる正視補正が採用されています。

4. 共焦点方式

- 走査レーザー検眼鏡は、瞳孔中心部をレーザーの入り口とし、反射光の出口として残りの瞳孔領を使う逆 Gullstrand 瞳分離を採用しています。
- 開発当初は、羞明感を軽減するため眼内に入射するレーザースポットを極力小さくして、眼底からの反射光を瞳孔全体で受光したため散乱光（間接的反射光）の影響が大きく解像力に問題がありました。その後、検知器に入る前に網膜に対して共役な位置にピンホール型（開口型）の絞りを設置する共焦点方式が採用され散乱光を制限し、コントラストの高い画像を得ることが可能となりました（図5-31）。

5. 撮影装置（HRA2）

- HEIDERBERG ENGINEERING 社製の HRA2（Heidelberg Retina Angiograph 2、図5-32）は、FA／IA 蛍光同時撮影のために共焦点走査レーザーシステムが用いられ、tight confocal imaging mode として 400μm の共焦点（開口型）絞りが設置されています。
- レーザー光源にはアルゴン（ブルー；488nm）とダイオード（795nm、

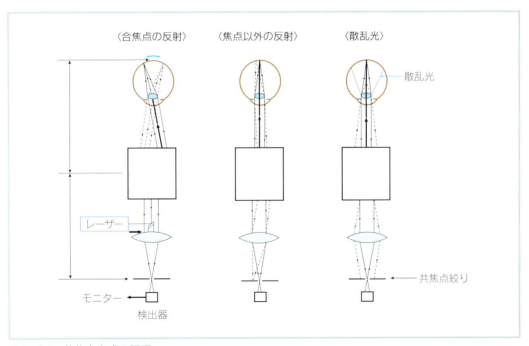

図5-31　共焦点方式の原理
網膜と共役な位置の共焦点絞り（開口絞り）で散乱光を制限する。

820nm）の3種類が設置されています。眼底の観察は、近赤外領域の820nmダイオードを使用します。FA/IA蛍光同時撮影は、488nmアルゴンブルーで走査し、15μ秒後に795nmダイオードで走査してF-NaおよびICGを500nmと810nmの濾過フィルター（barrier filter）で励起光と蛍光を分離することにより、各々の蛍光反射を画像に変換しています。

- 共焦点画像の取り込み時間は、1画像につき最速48m秒で単独画像と同時撮影画像では、解像度（画素数/inch）が異なります。眼底自発蛍光（FAF；fundus autofluorescence）は、FA撮像時と同様の、488nmアルゴンブルーを使用しています。

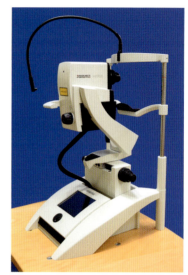

図5-32　HRA2

6. 画像解析

- 画像のデジタル化とともに画像解析が容易になり解像度の低いIAの後期画像や眼底自発蛍光（FAF）も画像処理による明瞭化が可能となりました。
- HRA2では、Brightness/Contrast（明るさ/明暗比）、Sharpen（輪郭強調）、Computing Mean Images（画像の加算平均化処理）、Computing Mosaic Images（広角パノラマ画像作成）の画像編集プログラムが使用できます。

7. 眼底自発蛍光

- 眼底自発蛍光（FAF）は、眼底に存在する蛍光物質を示します。眼底自発蛍光撮影は、造影剤を使わないで眼底の蛍光を撮影する検査法で細胞の老化や病的反応が観察できる画期的な方法として近年、注目されています。
- FAFは、網膜色素上皮細胞内のリポフスチンに由来します。網膜色素上皮が視細胞外節を貪食した際、リポフスチン内に蛍光物質として副産物のA2-E（*N*-retinylidene-*N*-retinylethanolamine）が含まれ、網膜色素上皮細胞内に蓄積し、加齢とともに増加します。また、FAFは網膜色素上皮の視細胞外節の代謝機能を反映していると考えられています。
- リポフスチンの蛍光波長は500～750nmで630nm付近にピークが存在します。網膜色素上皮に機能低下が起こるとリポフスチンが蓄積し過蛍光（輝度の増加）を呈しますが、リポフスチンが蓄積した網膜色素上皮では、酸化ストレスを受けることで網膜色素上皮が萎縮し低蛍光（減弱）を示します。

8. 臨床例

(1) 萎縮型加齢黄斑変性

- 黄斑部に網膜色素上皮（RPE；retinal pigment epithelium）の色ムラや萎縮がみられる萎縮型加齢黄斑変性の例を示します（図5-33）。FAFでは、萎縮領域は低蛍光（自発蛍光の欠損）を示し、その周囲はびまん性の過蛍光を呈し、点状過蛍光も認められます（図5-34）。

(2) 中心性漿液性脈絡網膜症

- 黄斑部に円形の剝離がみられる中心性漿液性脈絡網膜症の例を示します（図

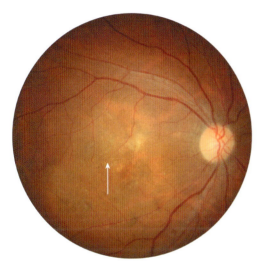

図5-33 萎縮型加齢黄斑変性
黄斑部に網膜色素上皮の萎縮がみられる。

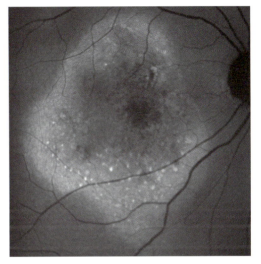

図5-34 萎縮型加齢黄斑変性（FAF）
萎縮領域は低蛍光を示し、その周囲にびまん性の過蛍光がみられる。

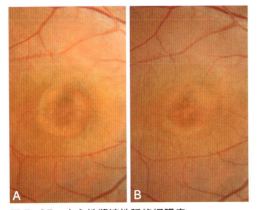

図5-35 中心性漿液性脈絡網膜症
（A：初診時、B：2年後）
約1乳頭径の漿液性網膜剝離がみられる。

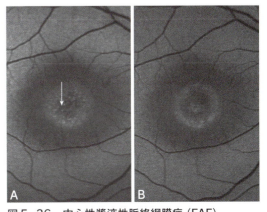

図5-36 中心性漿液性脈絡網膜症（FAF）
（A：初診時、B：2年後）
剝離内の点状過蛍光斑（↑）は、2年後に低蛍光を示した。

5-35)。

- FAFでは、網膜下液が存在する部位はびまん性の過蛍光（自発蛍光）として観察でき網膜下液内に蛍光物質（リポフスチン様物質）の存在が示唆されます（**図5-36A**）。網膜剥離内の点状過蛍光斑は、漿液性網膜剥離が持続しているにもかかわらず低蛍光（自発蛍光の欠損）を示しました（**図5-36B**）。

(3) Stargardt病-黄色斑眼底Ⅲ群

- 黄斑部に灰黄色の萎縮病巣と後極部にびまん性に散在する黄色斑がみられたStargardt病-黄色斑眼底Ⅲ群の症例を示します（**図5-37**）。蛍光造影所見では、FAの早期からStargardt病に特徴的なdark choroid（RPEにリポフスチンの貯留による脈絡膜背景蛍光の隠蔽現象）がみられ黄色斑および黄斑部の萎縮病巣は、蛍光透見（window defect）による過蛍光を示しています（**図5-38A**）。FA

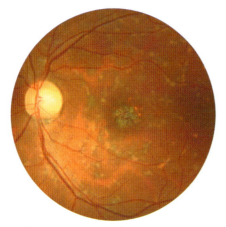

図5-37 Stargardt病-黄色斑眼底Ⅲ群
黄斑部に萎縮病巣と広範囲に散在する黄色斑がみられた。

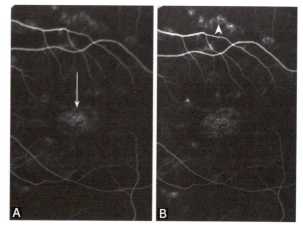

図5-38 Stargardt病-黄色斑眼底Ⅲ群
黄斑部萎縮病巣（↑）と萎縮の強い黄色斑（矢頭）はwindow defectによる過蛍光を呈していた。

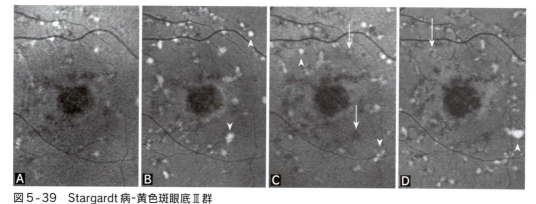

図5-39 Stargardt病-黄色斑眼底Ⅲ群
（A：初診時、B：1年後、C：3年後、D：5年後）
黄色斑に低蛍光（↑）を示すものがみられ、新たに発生した黄色斑では強い過蛍光（矢頭）が認められた。

後期では、陳旧性の黄色斑は組織染（staining）による過蛍光がみられます（図5-38B）。

- 同症例のFAFによる経年変化では、黄斑部病巣および黄白色の黄色斑は萎縮が進行し、さらに新たな黄色斑の発生がみられます。黄斑部萎縮病巣を縁取る過蛍光（自発蛍光）は、低蛍光（自発蛍光の欠損）に進行していました。自発蛍光の強かった黄色斑に低蛍光を示すものがみられ、一方、新たに発生した黄色斑では強い自発蛍光が認められます（図5-39）。

9. おわりに

- 眼底自発蛍光で撮影する波長に合致していれば、リポフスチン以外の蛍光物質も可視化され、解釈には未解明なことも多くさらなる研究が期待されています。また、眼底自発蛍光の撮影方法には、眼底カメラに580nmに最大吸収波長を有するバンドパス型（500〜610nm）の励起光フィルターを使用し、695nmの濾過フィルター（675〜715nm）を透過させ、キサントフィル（黄斑色素）の影響を減少させて撮影する手段もあります。同一症例でも共焦点走査レーザー検眼鏡とは撮影結果が異なることに留意すべきです。さらに走査レーザー検眼鏡のIA（ICG蛍光眼底造影）で使用する近赤外光で795nmのダイオードレーザーを用いたFAFとして、メラニン由来の自発蛍光が報告されています。メラニンは光の遮蔽効果やフリーラジカルを吸収し光酸化から細胞を保護する作用があります。加齢とともに網膜色素上皮のメラニンが減少するのは光酸化を受けているためと考えられており、今後メラニン由来の自発蛍光の臨床的意義が解明されることに期待します。

Lecture 6

光干渉断層計（OCT）

講師：**1 3 4** 水澤　剛
　　　2 菅野 順二

1 光干渉断層計の原理

1. はじめに

- 光干渉断層計（OCT；optical coherence tomography）とは、赤外線での干渉現象を利用することにより、生体の断層画像や三次元画像を得ることができる機器です。非接触で検査が行えるため、感染のリスクを回避することができます。
- 前眼部用のOCTと後眼部用のOCTに分類され、現在、眼科診療の補助として必須アイテムの一つとなっています。

2. 基本概念

- 光が生体内に入射すると組織内ではさまざまな方向に散乱光が生じます（**図6-1**）。OCTではこの散乱光を検出しますが、すべての光を捉えるわけではなく入射光と同軸に反射する光（反射直進光）を検出しています。この光には組織の深さ情報と反射強度の情報が含まれますが、信号がとても微弱であるため、参照光と干渉させ増幅することで高感度な信号を検出できるようになっています。

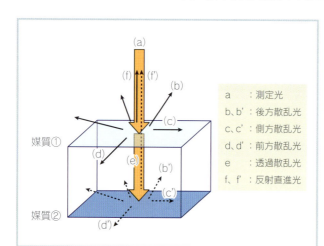

図6-1 生体内での散乱光の模式図

透明な媒質①に測定光（a）が入射すると後方散乱光（b）や側方散乱光（c）、前方散乱光（d）が生じる。透過散乱光（e）により媒質②でも同様の散乱光（b'）、（c'）、（d'）が発生し、反射直進光（f）、（f'）のみが検知器で捉えられる。

- 検出された信号は、生体組織からの反射光の強度分布として表され、さらに入射光は屈折率の異なる媒質の境界面で反射されるため、生体組織を層構造として捉えることができます。

3. 測定原理によるOCTの分類

- 光の干渉を実空間で行うタイムドメイン（TD；time-domain）方式とフーリエ空間で行うフーリエドメイン（FD；Fourier-domain）方式に分類され、FD方式は、さらにスペクトラルドメイン（SD；spectral-domain）方式とスウェプトソース（SS；swept-source）方式に分けることができます（図6-2）。

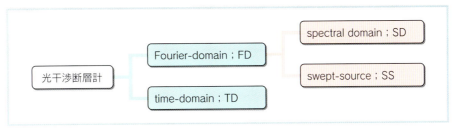

図6-2 測定原理によるOCTの分類

4. 測定光源

- 光源はlaserとlight emitting diode（LED）の中間の特徴を持つ、スーパールミネッセンスダイオード（SLD；super luminescent diode）が主に用いられています（SS方式は後述）。この光源は広帯域な発光スペクトルを持ち、空間指向性が強く、laserに比べ低干渉なのが特徴となっています。簡単に言ってしまえば、単色光ではなく波長幅を持った光源でlaserのように直進するのだと考えればわかりやすいかもしれません。
- そのSLDの中心波長はOCTの機器により異なり、おおよそ850nm、1,000nm、1,300nmの3種類が用いられ、それぞれの特徴により使い分けられています。また、SS方式では、時間とともに波長が変化する波長走査光源が用いられています。

5. 測定原理

- Michelson干渉計の原理が用いられています。Michelson干渉計（図6-3）は、光源から発せられた観察光①が、45°の半透明な反射板②（ビームスプリッターという）に入射する干渉計で、この反射板による反射光③と透過光④は、他の反射鏡⑤と⑥（OCTの場合は眼球に相当する）によってそれぞれ反射されて、ビームスプリッター②に戻り、ここで再結合されます。この反射板②と離れた2つの反射鏡⑤と⑥の距離の差によって、光が強め合ったり、打ち消し合った

- りする干渉⑦を起こし、その干渉縞を検出器で観測します。
- 実際OCTで用いられているTD方式（**図6-4**）では、参照光①と観察光②の光路長差を変化させることで干渉信号を得ています。そのため、A-scan画像を得るためには、機械的にミラー③を移動させる必要があり、測定速度は約2,000 scan/秒となっています。
- これに対してFD方式では、光波を解析することにより距離の情報が得られるため、参照光ミラーを機械的に移動させる必要がなく、TD方式より高速に撮影することが可能で、現在、測定速度は25,000〜100,000 scan/秒となっています。そのうちSD方式（**図6-5**）では、SLDの特徴を利用し、広帯域の光源を分光器（回折格子）①で各波長成分に分解して検出器（電化結合素子、CCD；charge-coupled device）で受け取っています。その情報をフーリエ変換することで深さ方向の干渉信号を取得しています。また、SS方式（**図6-6**）では、SD方式とは異なり、光源①自体の周波数を時間的に変化させ、その波長変化を時間的に計測することで干渉信号を取得しています。

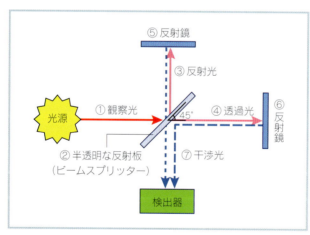

図6-3 Michelson干渉計の模式図

光源から発せられた観察光①が45°の半透明な反射板②に入射する干渉計。この反射板②による反射光③と透過光④は反射鏡⑤と⑥で反射され②に戻る。この干渉光⑦を検出器で受ける。

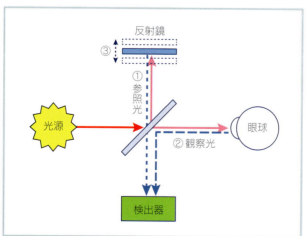

図6-4 TD方式の模式図

参照光①と観察光②の光路長差を変化させ干渉信号を得る。そのためA-scan画像の取得には機械的に反射鏡③を移動させる必要がある。

6. 加算平均処理

- レーザーポインターを壁に照射すると斑点模様が映し出されるのを見たことがあるでしょうか。その斑点模様のことをスペックルノイズといいます（図6-7）。これは、拡散面から反射した散乱光が干渉して生じるランダムなノイズで、OCTの画像にもそれが生じてしまいます。通常、組織から反射された情報は静止しているのに対し、スペックルノイズはランダムに動くためノイズということが判別できます。このノイズを除去する方法を加算平均処理（multiple B-scan averaging）といいます。
- 具体的にどのような処理が行われるかというと、まず、組織の同一部位を複数枚スキャンします。その情報をOCTのソフトウェアで1枚の画像にし、加算した枚数で除することでノイズが除去されます。加算した数の逆数だけノイズが希釈されるため、枚数が多ければ多いほどたくさんのノイズが除去されることになりま

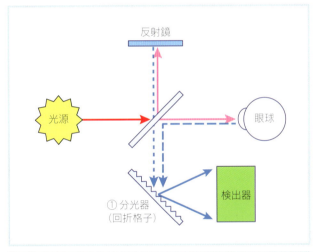

図6-5　SD方式の模式図
SLDの広帯域光源を分光器①で分解し、検出器で得られた信号をフーリエ変換し干渉信号を得ている。

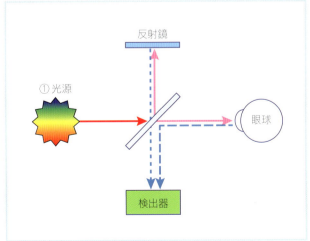

図6-6　SS方式の模式図
光源①自体の周波数を時間的に変化させ、その波長変化を時間的に計測することでスペクトル干渉信号を得ている。

す（**図6-8**）。

- さて、OCTの第1世代であるTD方式ではスキャン速度が遅いため同一部位を複数枚スキャンすることは至難の業でした。その後FD方式が導入され、スキャンスピードが著しく向上したことで同部位の複数枚画像を取得できるようになり加算平均処理が現実のものとなりました。
- 最後にOCTのスペック（一部のみ）を示します（**表6-1**）。

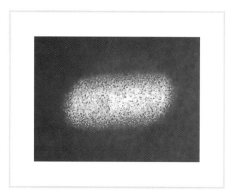

図6-7 レーザーポインターにおけるスペックルノイズ
散乱光による干渉で白と黒の斑点模様が観察される。

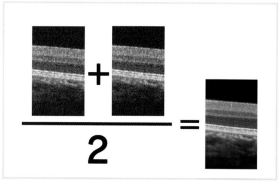

図6-8 加算平均処理
実際この画像では120枚を加算平均処理している。硝子体部分に注目すると、白点のノイズが処理前に比べほぼ除去されているのがわかる。情報量も格段に向上している。

表6-1 現行OCTのスペック（2016年5月現在）

	機種名 (製造元)	原理	発売年	波長 (nm)	OCT解像度 横×縦(μm)	最大スキャン長 横×深さ(mm)	スキャン速度 (A-Scan/sec)	加算平均画像
後眼部OCT	シラスHD-OCT plus Carl Zeiss Meditec	SD	2013	840	15×5	6×2.0	27,000～68,000	最大100枚
	RTVue XR Avanti Optovue	SD	2014	840	15×5	12×3	70,000	最大250枚
	スペクトラリスHRA + OCT HEIDELBERG ENGINEERING	SD	2013	870	14×7	16×1.9	40,000	最大100枚
	RS-3000 Advance ㈱ニデック	SD	2012	880	20×7	12×2.1	53,000	最大120枚
	DRI OCT-1 Tricon ㈱トプコン	SS	2015	1,050	20×8	12×2.6	100,000	最大128枚
	OCT-HS100 キヤノン㈱	SD	2012	855	20×3	10×2.0	70,000	最大50枚
前眼部OCT	SS-1000 CASIA ㈱トーメーコーポレーション	SS	2008	1,310	30×10	16×6.0	30,000	最大11枚 (シフトアベレージ)
	CASIA2 ㈱トーメーコーポレーション	SS	2015	1,310	30×10	16×13.0	50,000	最大16枚

2 眼底用OCTの基本的測定法

- 本項では、OCT測定の基礎である眼底断層像計測の基本的考え方を説明します。

1. 測定の前に

(1) SD-OCTの特徴

- 眼底用OCTには、spectral-domain OCT (SD-OCT) と swept-source OCT (SS-OCT) があります。どちらもフーリエ変換処理を用いるためFourier-domain OCTに分類されますが、この両者は検出技術ならびに光源波長も異なります。光源波長をみるとSD-OCTが850nm前後、SS-OCTでは1,050nmいわゆる1μ帯の光が用いられるためSD-OCTより組織の深達性が高く、より深層の描出が可能です。SD-OCTで用いられる850nm前後の光は網膜色素上皮で吸収されやすく、これに後述する深さ方向の感度減衰が影響しSD-OCTの通常測定では、脈絡膜以下の深層が低輝度に描出されます(図6-9)。また、SD-OCTで深層の情報を得る場合は後述するenhanced depth imaging (EDI) という手法が用いられます。

(2) 操作方法

- 市販されているOCT装置は複数あるので操作方法は各マニュアルを参考にしてください。
- 簡単に測定の流れを説明すると、まず、はじめに顎台・額当ての設定を行います。次に、装置を手前に引きモニターに外眼部を映した状態から、瞳孔の中央に向かって装置を押し込むと眼底および断層像が表示されます。続いて、被検者に内部固視灯を注視してもらい眼底の目的の部位にピントを合わせた後、断層像の反

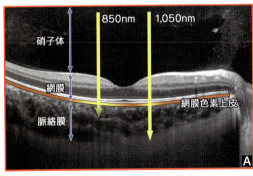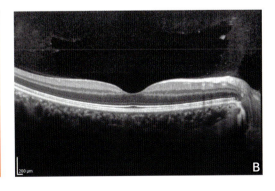

図6-9 SD-OCTの断層像描出の特徴
A：光の組織深達性のイメージ画像(断層像は通常のOCT像とEDI-OCT像の合成画像)。1,050nmの光は深達性が高く、より深層まで到達する。850nm前後の光は網膜色素上皮で吸収されやすく、その下層では減衰する。
B：SD-OCTの眼底断層像。光源の波長特性および深さ方向の感度減衰のため、脈絡膜以下の深層が低輝度に描出される。

射強度を確認（調整）しながら良いところで測定を行います。操作方法の詳細は各装置により異なるかと思いますが、OCT測定はこのような手順で行われます。

(3) Scan（測定プログラム）と描出（解析プログラム）

- OCTは、眼底1点の情報を得るA-scanをもとにいくつかのスキャンパターン（測定プログラム）により測定が行われます。例えば、A-scanを連続して直線的な情報を得るものをB-scan、複数のB-scanを用いて一定範囲の情報を得るものをvolume scanと呼びます。そして、これらのスキャンで得た情報は各解析プログラムにより画像化されます（図6-10）。

(4) 加算平均処理

- 撮像時に生じるスペックルノイズを除去する方法です。同じ部位の画像を複数枚重ね合わせ、その平均を表すことでランダムに出現するノイズを取り除きます（図6-11）。この処理では明瞭な像が得られますが、全く同じ部位の画像の加算が必要なため、加算に失敗（違う部位の画像が重なる）すると画像がぶれて画質

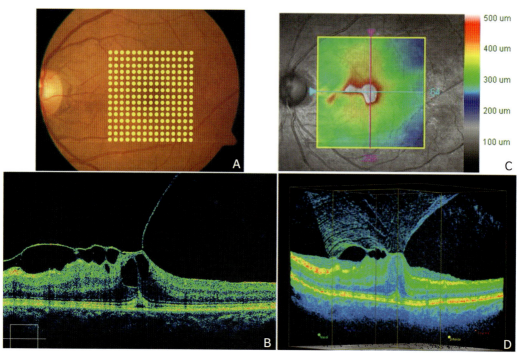

図6-10 Scanと描出（症例：硝子体黄斑牽引症候群）
A：Volume scanのイメージ画像（黄色丸1つがA-scan）。Volume scanは連続したB-scanにより一定範囲の情報を得る。つまり、無数のA-scanが行われる。
B：眼底断層像。B-scanで得た情報で作成される。Scan line上の奥行情報が断層像として描出される。
C：網膜厚Map。Volume scanで得た情報で作成される。網膜の厚みがカラーマップで表示される。
D：眼底3D構築画像。Volume scanで得た情報で作成される。眼底が立体的に描出される。

が低下します。

(5) 眼底断層像の描出

- 眼底断層像は、眼内組織の反射強度を表したものなので反射が強い組織は高輝度、弱い組織は低輝度に描出されます（図6-12）。また、カラー表示の場合は高輝度が暖色（赤や橙）、低輝度は寒色（青や黒）で表されます。

2. 眼底断層像計測の基本的考え方

- 測定で重要なのは「最良の反射を得る」ことと「有用な結果を得る」ことの2点です。順に説明します。

(1) 基本的考え方1「最良の反射を得る」

- 上述したように眼底断層像は眼内からの反射光で構成されるため、その強度が弱いと画質が低下し観察が困難になります。また、反射強度はさまざまな要因で変化するため、すべての例で良好な反射が得られるとは限りません。大切なのは

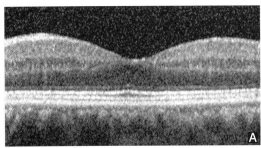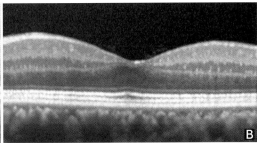

図6-11　加算平均処理
A：加算なし。画像全体にスペックルノイズがみられる。
B：画像100枚の加算平均処理後。スペックルノイズを除去すると層構造が鮮明化する。
　この処理では、ランダムに出現するノイズが除去され位置の不変な組織の反射だけが描出される。

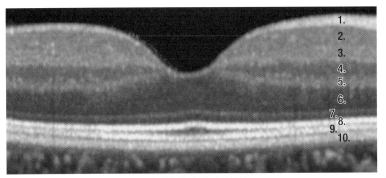

1. 神経線維層
2. 神経節細胞層
3. 内網状層
4. 内顆粒層
5. 外網状層
6. 外顆粒層
7. 外境界膜
8. 視細胞内節・外節接合部（ellipsoid zoneまたはellipsoid line；旧IS/OSライン）
9. interdigitation zoneまたはinterdigitation line（旧COSTライン）
10. 網膜色素上皮

図6-12　正常例の眼底断層像（中心窩拡大画像）
神経線維成分が多い組織では反射量が多く高輝度。細胞体で構成される組織は反射量が少なく低輝度に描出される。

症例ごとに、最良な反射が得られるよう最善の操作を行うということです。以下に、その要因と操作方法を説明します。

① 操作方法の習得
- まずは、スタッフ間で練習し円滑な操作が行えるようにします。そして、測定光の入れ方による断層像の動き（測定光の入射位置をずらすと断層像の傾きが変わる）やピントずれ、または、断層像の表示位置の違いによる反射強度の変化など、いろいろと操作して良好な反射を得る方法を理解します。

② 顎台・額当ての設定
- これが不十分だと測定中、不安定な状態が続き良好な反射を得ることができません。この設定は、被検者を無理のない姿勢に合わせますが、どうしても「顔が浮く。額が離れる」という場合は、介助者に軽く頭を押さえてもらいます。

③ 深さ方向の感度減衰
- SD-OCTでは深さ方向の感度減衰があるため、通常の設定では、モニター上方が最も高感度で下方に行くほど画像の輝度が低下します（図6-13A）。したがって通常測定では、最も見たい所見をモニター上方に設定します（装置を押し込み、断層像を上方に移動します）（図6-13B～14）。

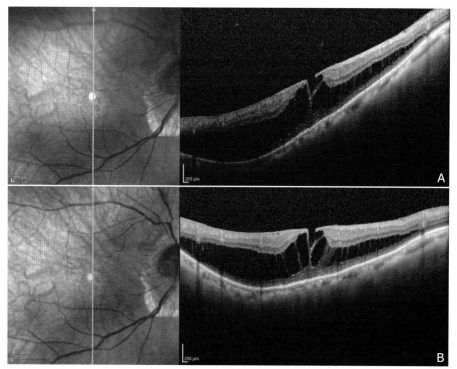

図6-13 深さ方向の感度減衰
A：モニター下方ほど画像の輝度が低下する。
B：眼底が斜めに描出される例では、測定光の入射位置を瞳孔中央からずらして、眼底の傾きを水平に保ちながらモニター上方に設定する。この例の場合、入射位置を下方にずらすと眼底の傾きを修正できる。

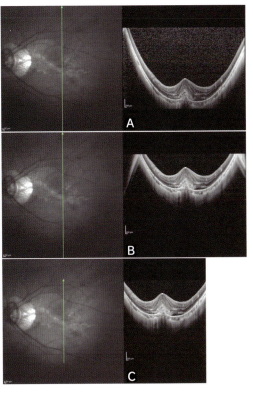

図6-14 強度近視の中心窩所見の測定（症例：血管新生黄斑症）

A：眼底の形状が鋭角なため全体を入れると中心窩が下方に位置し低輝度になる。

B：装置を押し込み、中心窩を上方に移動すると良好な反射が得られる。このとき、モニターから外れた断層像の両端が反転して写り込む。

C：Bの写り込みが気になるときは測定範囲を狭めてカットする。

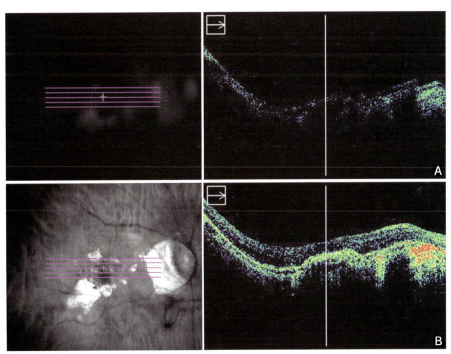

図6-15 屈折値設定による反射強度の変化（症例：−10Dの強度近視眼）
A：装置の屈折値設定を0Dで観察した画像。
B：正しい屈折値を設定した画像。

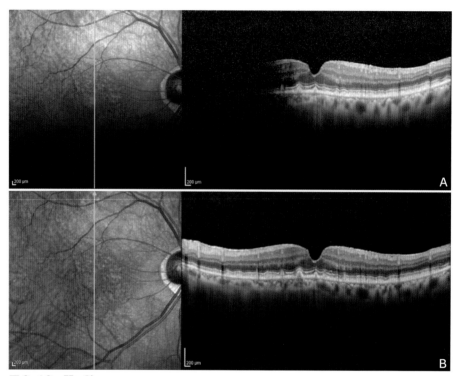

図6-16 開瞼
A：開瞼不良。B：開瞼良好。

④ 屈折値設定
- 被検眼の屈折値と装置側の屈折値設定に極端な差があると、眼底および断層像が暗く表示され観察が困難になります（図6-15）。慣れないうちは、このような例で戸惑うこともあるので、あらかじめカルテで確認し、初めに屈折値の設定を行います。

⑤ 開瞼
- 観察・測定光路に眼瞼がかかると、その部位の反射強度が低下または消失します（特に垂直方向測定時）。このような例では、開瞼を指示するか眼瞼を軽く挙上します（図6-16）。また、被検者によっては、片眼を瞑る人もいるので基本的に両眼を開けてもらいます。

⑥ 前眼部・中間透光体の混濁
- SD-OCTでは、前眼部・中間透光体の混濁により反射強度が低下します。このような例では、その混濁を避けるように測定光の入射位置を変えて、最も良い反射が得られる位置で測定を行います（図6-17）。

⑦ 散瞳
- SD-OCTでは、測定可能最小瞳孔径 φ2.5mmから φ3.5mmと、ほぼ無散瞳に近い状態で測定が行えます。しかし、上述⑥の要因から考えると、散瞳を用い

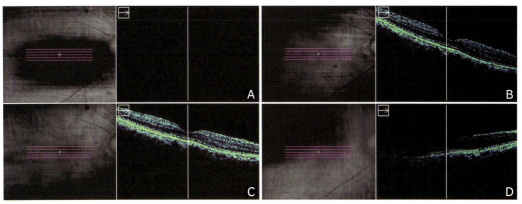

図6-17　前眼部・中間透光体混濁例の測定（症例：白内障。中央に強い混濁を認める例）
A：瞳孔中央に測定光を入れた状態。混濁により眼底および断層像が観察できない。
B、C、D：測定光の入射位置をずらした状態。混濁を避けるように入射位置をずらすと、断層像の反射強度が変化する。このような例では、細かく入射位置を移動して最良の反射が得られる位置を探す。

た方が入射位置の移動範囲が広がり、より良好な反射が得られやすくなります。

(2) 基本的考え方2「有用な結果を得る」

● 有用な結果とは情報量の多い画像です。以下に、その測定方法と注意点を説明します。

① 中心窩の所見を得る

● 中心窩の断層所見をみることは、被検者の主訴や病状を把握するうえで非常に重要です。通常の設定では、内部固視灯とscan lineの位置が一致しているので、ほとんどの視力良好例では内部固視灯注視で中心窩の測定が行えます。しかし、視力不良例では、固視灯を注視できず測定が困難になる場合もあります。そのような例では、外部固視灯を使用するか口頭指示で固視を安定させた後、scan lineを中心窩付近に移動して、その断層所見から中心窩の判断を行います。また、視力良好例でも固視位置がずれる場合もあるので測定時には必ずOCTモニターを観察し、その所見から中心窩か否かを判断します。つまり、測定者には、断層所見上で中心窩を見分ける能力が求められます。以下に中心窩の見分け方を説明します。

(a) 正常中心窩の測定

● 中心窩は網膜内層の構造を欠くため、断層所見では、緩やかに陥凹し外顆粒層の反射がメインに描出されます（**図6-18A**）。また、中心窩以外の部位では、陥凹が浅くなり外顆粒層の上に網膜内層の反射が描出されます（**図6-18B**）。このように中心窩は特有の形態を持つので、その所見を目印に中心窩の見分けを行います。

そして、視機能評価で重要なのは中心窩の外境界膜、ellipsoid zoneまたは

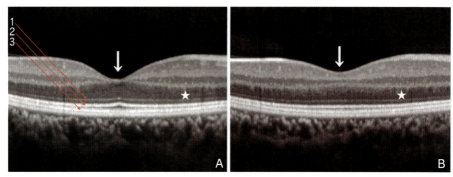

図6-18　正常中心窩所見
A：中心窩。緩やかな陥凹と外顆粒層の低反射（☆印）がメインに描出される。
1. 外境界膜、2. ellipsoid zone、中心窩では隆起がみられる。3. interdigitation zone。
B：中心窩以外。陥凹が浅くなり※外顆粒層の上に網膜内層が描出される（※黄斑から外れると陥凹は消失する）。

interdigitation zoneの状態なので中心窩を捉えた後は、これら所見の明瞭な像が得られるよう注意して測定を行います（**図6-18A**）。

(b) **異常中心窩の測定**

- 中心窩に病変がある場合も正常中心窩の形態（陥凹と外顆粒層）を参考に、その見分けを行います。上記2点の所見が確認できる例では、その部位を中心窩と考えます（**図6-19A、B**）。陥凹所見が消失した例では外顆粒層の形態を参考にします（**図6-19C**）。また、特発性黄斑前膜でも陥凹が消失しますが中心窩に特有の変化（外顆粒層の反射が三角形に変形する）が生じるので、その所見を目印に測定を行います。黄斑前膜では、中心窩でも内層の反射がみられる例がありますが、これは、前膜の収縮により中心窩が窄んだ状態になり、周囲の内層が繋がるようにみえるためと考えられています（**図6-19E**）。さらに、外顆粒層の確認が困難な例では陥凹所見を目印にします（**図6-20A、B**）。そして、上記2点の所見が確認できない例、例えば囊胞様黄斑浮腫（CME；cystoid macular edema）では、浮腫の丈が最も高い部位を中心に測定を行います（**図6-20D**）。最後に、変性や萎縮により2点の所見が消失した例では、眼底モニター上で中心窩の大まかな位置に合わせるしかありません（**図6-20E**）。

② **病変と中心窩を測定する**

- 眼底断層像計測ではscan line上のみの所見しか得られないため、より多くの情報を取得するにはscan lineの位置（測定位置）設定が重要です。例えば、中心窩以外の部位に病変があり、それが中心窩に及ぶ場合、中心窩だけの測定では変化の全容がわからず情報不足ということになります（**図6-21A、C**）。つまり、このような例では必ず、病変と中心窩を含む位置に設定し両者の関係を表します（**図6-21B、D、図6-22A、B**）。また、中心窩をscan lineの端に設定すると、

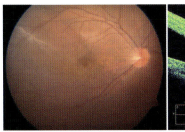
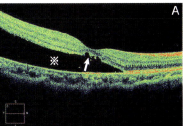

図6-19　異常中心窩所見1

A：裂孔原性網膜剥離。視力0.15。
- カラー眼底画像：下耳側から黄斑に及ぶ網膜剥離がある（OCT像※印）。
- OCT像（中心窩水平方向所見）：中心窩の形態は比較的保たれ陥凹と外顆粒層を確認できる。また、中心窩の視細胞層が欠落したような所見（矢印）がある。

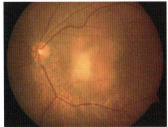
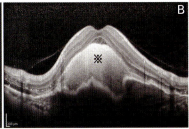

B：滲出型加齢黄斑変性。視力0.2。
- カラー眼底画像：黄斑に灰白色病変がある。
- OCT像（中心窩垂直方向所見）：網膜色素上皮（RPE；retinal pig-ment epithelium）は不整に隆起し、その上の漿液性網膜剥離（SRD；serous retinal detachment）内に高輝度な反射塊（※印）がある。中心窩網膜は極端に肥厚しているが陥凹と外顆粒層を確認できる。

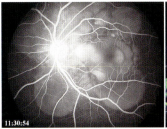
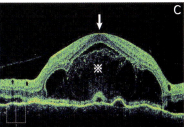

C：原田病急性期。視力0.06。
- FA（フルオレセイン蛍光眼底造影 fluorescein angiography）画像：多発する滲出性網膜剥離を表す蛍光貯留がある。
- OCT像（中心窩垂直方向所見）：丈の高い滲出性網膜剥離（※印）により陥凹がわかりづらい（矢印）が外顆粒層の形態から、この部位が中心窩とわかる。中心窩以外の部位（D）では外顆粒層の上に網膜内層が描出され、その形態が明らかに異なる。内顆粒層が描出される。

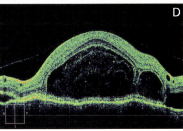

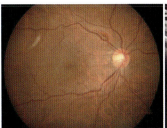
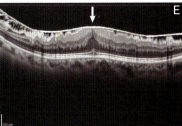

E：特発性黄斑前膜。視力0.9。
- カラー眼底画像：黄斑部に膜様の反射があり中心窩周囲の血管が蛇行している。
- OCT像（中心窩垂直方向所見）：網膜表面に前膜の反射が描出され中心窩（矢印）の陥凹が消失している。外顆粒層は三角形に変形し、その上に内顆粒層が描出される。

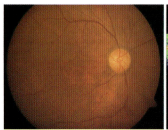 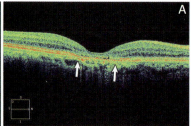

A 図6-20 異常中心窩所見2

A：萎縮型加齢黄斑変性。視力0.4。
- カラー眼底画像：黄斑に網膜萎縮がある。
- OCT像（中心窩水平方向所見）：網膜外層の反射が消失（矢印間）し外顆粒層の観察ができないが陥凹所見は確認できる。

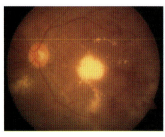 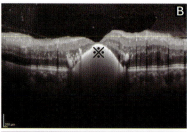

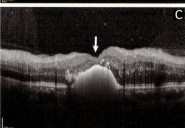

B：糖尿病網膜症。視力0.15。
- カラー眼底画像：黄斑に硬性白斑がある。
- OCT像（中心窩垂直方向所見）：黄斑下の網膜内にRPEから立ち上がる高輝度な反射塊（※印）がある。外顆粒層は消失しているが陥凹は保たれている。中心窩以外の部位（C）では、陥凹が浅くなり網膜内層の反射が描出される（矢印）。

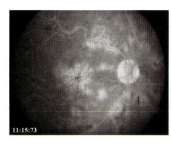 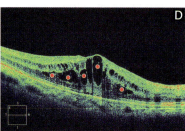

D：囊胞様黄斑浮腫（CME）。視力0.3。
- FA（フルオレセイン蛍光眼底造影）画像：黄斑に花弁状の蛍光貯留がある。
- OCT像（中心窩水平方向所見）：大小多数の囊胞様変化（赤点印）のため中心窩の形態を確認できない。

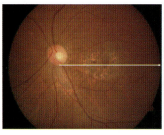 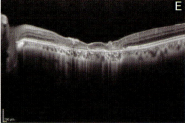

E：萎縮型加齢黄斑変性。視力0.3。
- カラー眼底画像：中心窩周囲に網膜萎縮がある。
- OCT像（中心窩水平方向所見）：中心窩にも萎縮が及び、その形態の確認ができない。

さらに広範囲な測定が行えます（図6-22C、D）。

③ 病変のみを測定する

* 上述したように中心窩以外の部位に病変がある例では、まず、病変と中心窩を含む位置で測定を行い両者の関係を表します。そして、必要であれば病変のみの測定を行います（図6-23）。

④ 経過観察

* 治療効果の判定など経過観察が必要な例では、経過観察用の測定プログラムを使用します（図6-24）。このプログラムがない装置では、毎回の測定で中心窩を中心に置きscan lineの角度設定を統一すると、ほぼ同部位の測定が行えます。

⑤ 複数のscan line (volume scan) で測定する

* 複数のscan lineを用いて、その間隔を調整しながら測定すると計測部のより詳細な情報を得ることができます（図6-25）。また、この方法は、固視微動の影

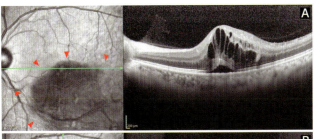
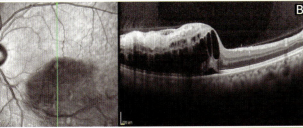
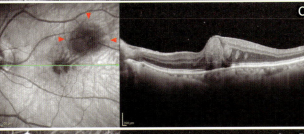
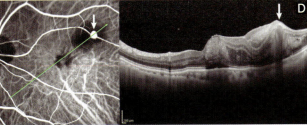

図6-21　病変と中心窩の測定1

A：網膜静脈分枝閉塞症（BRVO；branch retinal vein occlusion）。
* SLO（走査レーザー検眼鏡 scanning laser ophthalmoscope）画像：中心窩を含む下方にBRVO（赤矢頭）がある。
* OCT像：中心窩にCME（嚢胞様黄斑浮腫）様の変化があるがBRVOとの関係が不明。

B：Aと同一症例。
* OCT像：BRVOから連続して中心窩に浮腫がみられる。

C：網膜細動脈瘤（MA；retinal arteriolar macroaneurysm）破裂。
* SLO画像：中心窩および上耳側に病変がある（赤矢頭）。
* OCT像：中心窩に浮腫がみられるが病変との関係が不明。

D：Cと同一症例。
* IA（インドシアニングリーン蛍光眼底造影 indocyanine green angiography）画像：中心窩上耳側にMAを表す過蛍光（矢印）があり、その周囲および黄斑に出血による低蛍光領域がある。
* OCT像：MA（矢印）から連続して中心窩に浮腫がみられる。

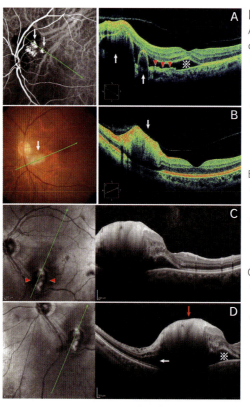

図6-22 病変と中心窩の測定2

A：ポリープ状脈絡膜血管症（PCV；polypoidal choroidal vasculopathy）。
- IA画像：視神経乳頭上耳側にポリープ状病巣を表す過蛍光（矢印）があり、その周囲に出血による低蛍光領域がある。
- OCT像：ポリープ状病巣（矢印）から中心窩に及ぶSRD（※印）があり、その下方に病巣から連続する異常血管網（double-layer sign、赤矢頭）がみられる。

B：軟性白斑。
- カラー眼底画像：視神経乳頭下耳側に軟性白斑（矢印）がある。
- OCT像：軟性白斑（矢印）の部位は、網膜が極端に肥厚しているが中心窩に直接的な影響はみられない。

C、D：網膜静脈分枝閉塞症（BRVO）。
- SLO画像：中心窩の下鼻側領域に軟性白斑（赤矢頭）を伴うBRVOがある。
- OCT像：Dの位置に設定すると病変の横断面を測定できる。この例では中心窩にSRD（※印）、病変下鼻側には網膜浮腫（白矢印）がみられるが、出血・白斑の影響（測定光が減衰するため）で病変中央（赤矢印）の深層の所見が得られないため、その詳細は不明である。

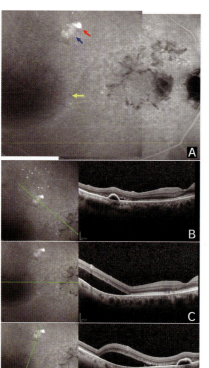

図6-23 病変のみの測定（症例：中心窩耳側に網膜色素上皮剥離〈PED〉と漿液性網膜剥離〈SRD〉がある例）

A：IA画像。
黄斑部に変性を表す低蛍光領域があり、黄斑上耳側にPED（pigment epithelial detachment）の過蛍光（青矢印）と蛍光漏出（赤矢印）および、その下方にSRD（serous retinal detachment）による低蛍光領域（黄矢印）がある。

B、C：OCT像。
黄斑部に変性があるが、中心窩と耳側両病変（PEDとSRD）に直接的な関係はみられない。

D：OCT像。
PEDとSRDを含めた位置の測定では、PEDから下方に連続する薄いSRDが観察される。

響で捉えづらい小さな所見や中心窩の検出にも有効です（図6-26）。

⑥ 病変部の把握と測定位置の決定

通常の測定では、カルテ記載の所見から病変部を把握して測定位置を決定します。例えば、蛍光眼底造影検査を実施した例では、異常蛍光部（過蛍光や低蛍光）と中心窩を含む位置にscan lineを設定します（図6-27）。しかし、そのような参考所見がなく医師の指示も得られない場合は、測定者自らが病変を検索する必要があります。その場合scan lineをランダムに移動して、その断層所見から異

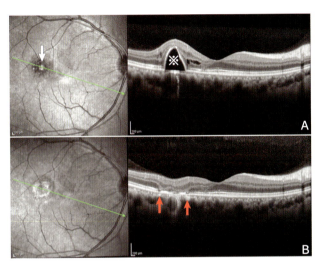

図6-24　経過観察用プログラムでの測定（症例：PCV〈ポリープ状脈絡膜血管症（polypoidal choroidal vasculopathy〉の光凝固治療例）

A：治療前のOCT像。
中心窩上耳側にポリープ状病巣を表すPED（網膜色素上皮剥離）（※印、矢印）がある*。
＊IAでPED内にポリープ状病巣が確認され光凝固治療の適応となる。

B：治療後9日目のOCT像。
PEDは消失し網膜外層が障害されている（赤矢印間）。

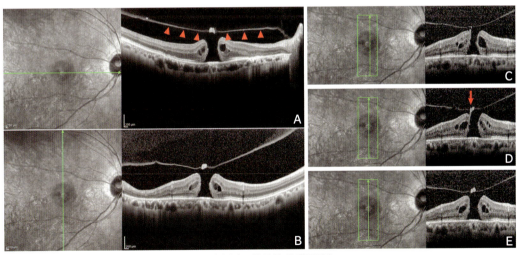

図6-25　複数のscan lineで測定する1（症例：特発性黄斑円孔）

A、B：OCT像（single lineで測定）。
網膜上方に後部硝子体皮質の反射（赤矢頭）が描出され黄斑も後部硝子体剥離（PVD；posterior vitreous detachment）が完成しているため、OCT所見上ではstage 3の診断がつく。

C、D、E：OCT像（複数lineで測定）。
円孔中央からやや鼻側（D）に硝子体と網膜の接着（赤矢印）が描出され黄斑のPVDが未完成であるため、この例はstage 2から3への移行期と理解できる。

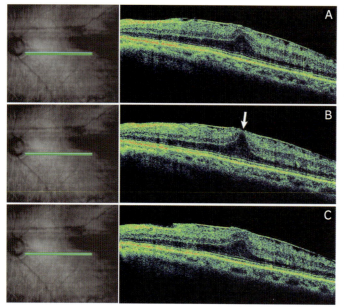

図6-26 複数のscan lineで測定する2（症例：固視不良例の中心窩検出。黄斑前膜）

A、B、C：OCT像（5 lineで測定。A：上から1本目。B：2本目。C：3本目）。

観察時には5 lineの中央 line（C）で中心窩を捉えるが、測定中、固視微動によりずれが生じて上から2本目のline（B）で中心窩（矢印）が検出される。

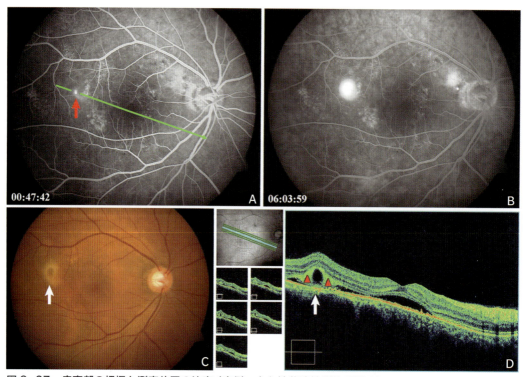

図6-27 病変部の把握と測定位置の決定（症例：中心性漿液性脈絡網膜症）

A（FA初期画像）：中心窩上耳側に蛍光色素の漏出点（赤矢印）がある※。
B（FA後期画像）：Aの漏出点から強い蛍光漏出がみられる。
C（カラー眼底画像）：Aの漏出点周囲に灰白色病変（矢印）がある。
D（OCT像）：Aのscan line、漏出点と中心窩を含む位置で測定。漏出点（矢印）の上方周囲に高輝度な反射塊（赤三角印）があり、漏出点から中心窩に及ぶ薄い漿液性網膜剥離（SRD）がみられる。

※ 蛍光眼底造影検査を実施した例で漏出点がみられる例では、漏出点を含む位置にscan lineを設定する。

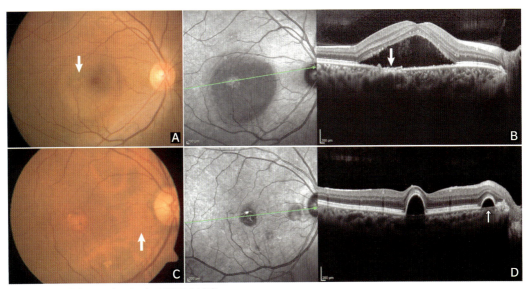

図6-28 眼底モニターによる病変の検出
（症例A、B：中心性漿液性脈絡網膜症。症例C、D：網膜色素上皮剥離〈PED〉）

A：カラー眼底画像。黄斑部にSRD（漿液性網膜剥離）があり中心窩耳側に色調異常（矢印）がみられる。
B：眼底モニター（SLO）画像とOCT像。SLO画像では、SRDが低輝度に描出されAの色調異常部は高輝度に表示される。OCT像では、その部位にRPE（網膜色素上皮）のわずかな隆起（矢印）がみられる。
C：カラー眼底画像。中心窩にPEDによる色調異常がある。
D：眼底モニター（SLO）画像とOCT像。SLO画像では、中心窩のPEDが低輝度に描出され視神経乳頭耳側にも同様の所見がみられる。OCT像では、その部位にPED（矢印）が描出されるがカラー眼底画像では、この所見（矢印）はわかりづらい。

常部位を見つけるか眼底モニター上で病変を検索します。眼底モニターは各装置により撮影方式が異なりますが、例えば走査レーザー検眼鏡（SLO；scanning laser ophthalmoscope）を採用した装置では、共焦点方式を用いるため病変が強調表示される例もあります（図6-28）。そして、少しでも疑わしい部位があれば、その断層所見を確認したうえで測定位置を決定します。

3. その他の測定法と解析プログラム

(1) 網膜厚Map

- これは測定法ではなく、網膜の厚みをカラーマップで表示する解析プログラムです。
- 網膜厚Mapでは、網膜の厚みが的確に描出され（図6-29）、簡単にその評価が行えるため病態の把握や治療効果の判定に活用されます。また、眼底画像検査では、比較的わかりづらい網膜の菲薄化も描出されるため、各疾患において必須の解析法ということができます（図6-30）。

(2) EDI-OCT

- これは、SD-OCTで眼底深部（主に脈絡膜）の所見を測定する方法です。上述したようにSD-OCTでは、脈絡膜以下の深層が低輝度に描出されます（図

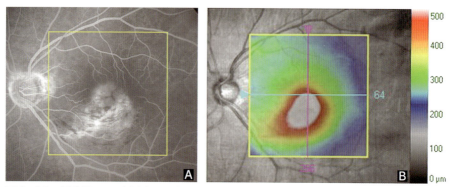

図6-29 網膜厚Map（症例：網膜静脈分枝閉塞症〈BRVO〉）
A：FA後期画像。網膜浮腫を表す過蛍光領域がある。
B：網膜厚Map。Aの過蛍光（網膜浮腫）領域に一致して網膜厚の増加が描出される。

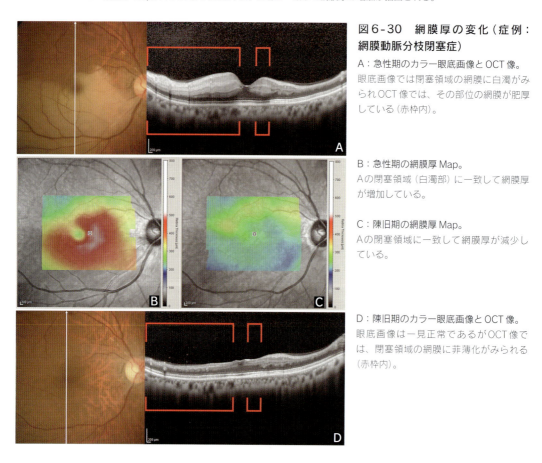

図6-30 網膜厚の変化（症例：網膜動脈分枝閉塞症）

A：急性期のカラー眼底画像とOCT像。眼底画像では閉塞領域の網膜に白濁がみられOCT像では、その部位の網膜が肥厚している（赤枠内）。

B：急性期の網膜厚Map。Aの閉塞領域（白濁部）に一致して網膜厚が増加している。

C：陳旧期の網膜厚Map。Aの閉塞領域に一致して網膜厚が減少している。

D：陳旧期のカラー眼底画像とOCT像。眼底画像は一見正常であるがOCT像では、閉塞領域の網膜に菲薄化がみられる（赤枠内）。

6-31A）。しかし、通常より装置を押し込み、断層像を反転させると脈絡膜の明瞭な像を得ることができます。SD-OCTには、モニターに表示される断層像のほかに反転したミラーイメージがあり（装置を押し込むと表示できます）、この画像の場合、高感度面が眼底後方になるため脈絡膜側が高輝度に描出されます（図6-31B）。EDI-OCTでは、このイメージを利用して眼底深部の高輝度な所

見を撮像します（加算平均処理を用います）。現在では、多くの装置にEDI測定プログラムが用意されていますが、以前は、反転したミラーイメージでの測定が行われていました（**図6-31B、C**）。EDI-OCTは、主に脈絡膜厚の観察に使用され、Vogt-小柳-原田病や中心性漿液性脈絡網膜症など脈絡膜厚が増減する疾患に活用されます（**図6-31～32**）。また、眼底深部が高輝度に描出されるため脈絡膜の病変を強調表示することも可能です（**図6-33**）。

(3) montaged image of optical coherence tomography（montage OCT）

これは、眼底パノラマ撮影のようにOCTでパノラマ的な測定を行い、広範囲の断層所見を記録する方法です。測定方法は基準となるscan lineを設定した後、

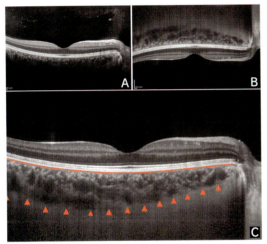

図6-31　EDI-OCT（症例：正常例）

A：通常のOCT像。
モニター上方が最も高感度なため硝子体側が高輝度で脈絡膜側は低輝度に描出される。

B：EDI-OCT像（反転ミラーイメージ）。
高感度面が眼底後方になるため、通常とは逆に脈絡膜側が高輝度で硝子体側が低輝度に描出される。

C：EDIプログラムで測定したEDI-OCT像。
このプログラムでは高感度面がモニター下方に逆転するため通常と同じ位置関係での測定が可能。高感度面が下方になるため測定時にはモニター下方に断層像を設定する。脈絡膜の厚みはRPEの下（赤線）から脈絡膜-強膜境界（矢頭）までと判断される。

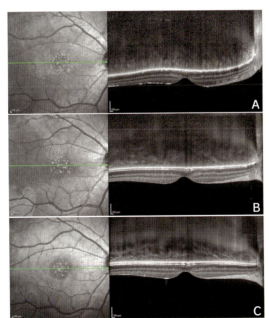

図6-32　治療による脈絡膜厚の変化（反転ミラーイメージを用いたEDI-OCT像。症例：原田病）

A：治療開始から18日目のOCT像。
脈絡膜の肥厚が強く脈絡膜-強膜境界がわかりづらい。

B：治療開始から45日目のOCT像。
不鮮明ではあるが脈絡膜-強膜境界が描出される。

C：治療開始から94日目のOCT像。
脈絡膜-強膜境界が鮮明に描出され明らかな肥厚の改善がみられる。

その延長線上にあたる部位を固視位置を移動しながら順に測定するというものです。測定時の注意点は、各部位でscan lineの位置がずれないようにすることです。そして、一連の測定が終了した後、各画像をパノラマ的に合成し広角なOCT所見（広角光干渉断層像）を記録します（図6-34）。

❖　❖　❖

- OCT測定で有用な結果を得るには眼底疾患を学ぶことが重要です。この知識が増えると断層像を読むことができ診断に必要な所見も理解できます。そして、実際の測定においては各症例に対し何が必要かを考えると、より質の高い検査が行えると思います。

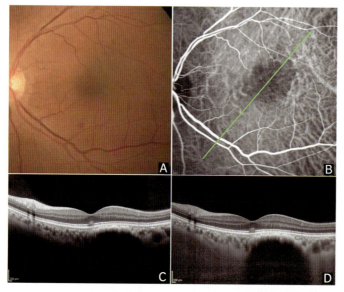

図6-33　脈絡膜所見の強調表示（症例：脈絡膜母斑）

A：カラー眼底画像。
中心窩を含む上耳側に脈絡膜母斑による色調異常がある。

B：IA画像。
脈絡膜母斑に一致して淡い低蛍光領域がある。

C：Bのscan line（中心窩と低蛍光領域を含む位置）で測定した通常のOCT像。
脈絡膜母斑は低輝度に描出される。

D：Cと同部位のEDI-OCT像。
眼底深部が高輝度なため母斑の陰影が強調される。

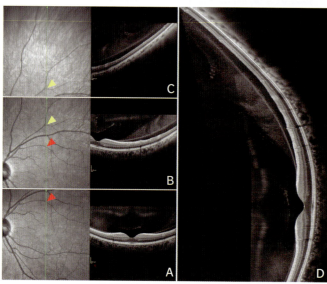

図6-34　Montage OCTの測定法と広角光干渉断層像（症例：正常例）

A：基準となるscan lineの測定。
目的の角度にscan lineを設定する。

B、C：Aのscan lineの延長線上部位の測定。
各測定部位で網膜血管などの眼底所見を目印（各矢頭）にしてscan lineの位置がずれないようにする。

D：中心窩を含む垂直上方の広角光干渉断層像。
A、B、CのOCT像をパノラマ合成したもの。黄斑近傍から上方広範囲にわたりPVD（後部硝子体剥離）が描出される。

3 前眼部OCT

1. はじめに

- 前眼部OCTは、一回のスキャンで涙液層から水晶体前面まで広範囲の測定ができ（図6-35）、そのデータをもとに、形状解析や3D表示など多彩な情報を得ることができます。後眼部OCTにおいても、アタッチメントを使用することで前眼部の断層画像を取得可能です（図6-36）。
- ここでは、筆者が使用している㈱トーメーコーポレーション「SS-1000 CASIA」（図6-37）について述べたいと思います。

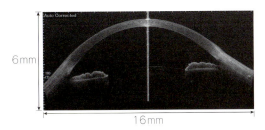

図6-35　前眼部OCTによる生体断層画像
後眼部OCTでは、測定深度が約2mmなのに対し、前眼部OCTでは6mmである。測定幅は16mmまで設定でき、涙液層から水晶体前面までの画像が一回の測定で取得できる。

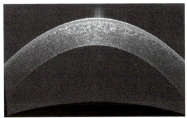

図6-36　後眼部OCTによる角膜断層画像
SD方式の㈱ニデックRS-3000 Advanceに前眼部用アタッチメントを付けて撮影した画像。測定範囲は狭いが部分の詳細を観察するには優れている。

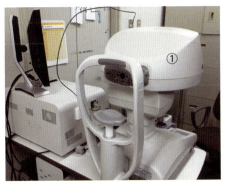
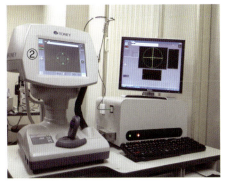

図6-37　SS-1000 CASIA
機器の全体像。①は測定ユニット、②は測定ユニットのタッチパネルで、スキャンタイプなどの操作はここで行う。

2. 測定光源と測定原理

- 測定光源は、従来用いられている角膜形状解析装置や前眼部解析装置のプラチドリングやスリットスキャン、シャインプルークの可視光とは異なり、組織深達度が高い1,310 nm（中心波長）の不可視光が用いられています。測定原理はSS方式となっています。

3. 測定部位

- 眼球のうち、鋸状縁より前方の部分を前眼部といいます。そのうち前眼部OCTでは、涙液・角膜・虹彩・水晶体前面に加え、強膜・毛様体扁平部の観察が可能で、細隙灯顕微鏡で前置レンズを用いなければ観察不可能な隅角の画像も取得可能です。ただし、毛様体突起部・水晶体後面・眼瞼の画像は取得することができません。また、組織深達度が高いため、細隙灯顕微鏡では捉えられない強度な角膜混濁下の形態も捉えることができます（図6-38）。

4. スキャンタイプ

- 角膜をきれいに撮影するAnterior Segmentモード、隅角や水晶体・眼内レンズをきれいに撮影するAngle Analysisモード、周辺を固視させ隅角などある部分のみを撮影するAngle HDモード、濾過胞を撮影するBlebモード、角膜形状解析に用いるCorneal Mapモードの5種類が三次元で画像取得でき（図6-39）、さらに、二次元断層画像を高解像度で取得する2Dモード、二次元断層像の動画を取得するためのMovieモードが選択できます。

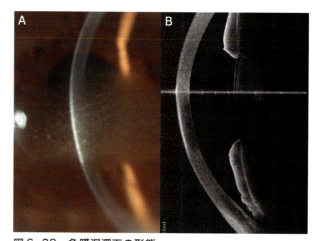

図6-38 角膜混濁下の形態
帯状角膜変性の症例。カルシウムの沈着によりAの細隙灯顕微鏡写真では混濁下の形態を観察できないが、Bの前眼部OCTでは角膜後面や虹彩の観察ができる。

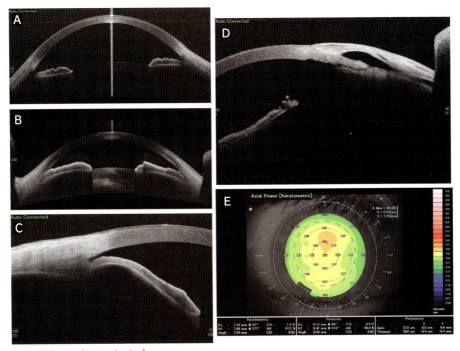

図6-39 スキャンタイプ
各スキャンタイプの測定画像を示す。
Aは角膜をきれいに撮影するAnterior Segmentモード、Bは隅角や水晶体・眼内レンズをきれいに撮影するAngle Analysisモード、Cは周辺を固視させ隅角などある部分のみを撮影するAngle HDモード、Dは濾過胞を撮影するBlebモード、Eは角膜形状解析に用いるCorneal Mapモード。

5. 測定方法

①電源を入れ、すべての機器動作が正常であるか確認します。

②氏名など患者データを入力します。

③顔が動かないよう顎台や光学台の高さを調整します。

④測定ユニットのタッチパネルより、測定眼とスキャンタイプを選択します。測定眼を選択すると、おおよその位置に測定ユニットが移動します。

⑤測定眼の角膜反射がモニター中心にくるようジョイスティックかタッチパネルを用い測定ユニットを移動させます。

⑥被検者には、内部固視灯を見てもらいます。オートアライメント機能により常に角膜反射が測定中心になるよう、測定ユニットが自動追従します。

⑦測定はオートショットとマニュアルショットが選択でき、どちらかを選択して測定を行います。

⑧測定画像を確認して、画像に乱れなどがないようであればsaveして解析に進みます。

6. 測定の注意点

①測定中はオートアライメント機能が停止するため、被検者には瞬目や顔・体を動かさないように指示しながら検査を進めていきます。対象が大きく動いた場合は必ず再測定します。

②オートアライメント機能は点である角膜反射を追従するため、回旋や顔の傾きには対応していません。撮影時には顔の傾きに注意が必要です。

③涙液層の乱れは測定結果に影響するため、測定間際に瞬目を数回入れてもらう必要があります。

④屈折値や角膜厚など定量解析を行う場合、開瞼時の眼球圧迫に注意が必要です（図6-40）。開瞼は、眼窩骨上部より眼球を圧迫しないようにアプローチする必要があります。

⑤Corneal Mapを利用し診断を行う場合、角膜形状が正確にトレースされているか確認したうえ、測定は一回で終わらせず複数回測定し、データの安定性を確認する必要があります。

⑥データの信頼性を保つには定期的にキャリブレーションを行う必要があります。

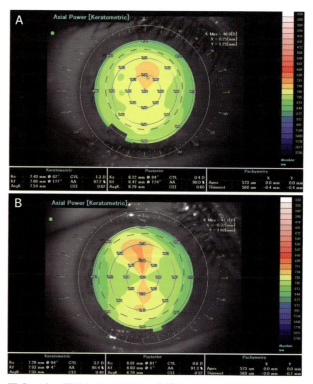

図6-40 開瞼による角膜トポグラフィーの比較
Aは努力開瞼時の解析結果。Bは開瞼時の測定結果。開瞼による眼球圧迫で解析結果が異なってしまう。開瞼する場合、細心の注意を払い眼窩骨上部からアプローチする。

7. 解析の種類

- 大きく分類すると、取得した画像より任意の値を求める定量解析と取得した画像のみを表示する画像解析の2種類があります。

(1) 定量解析

- 2D解析、Bleb解析、角膜形状解析、ITC解析、体積解析があります。
  ① **2D解析**では、角膜の厚み・前房深度をはじめ、隅角、フラップの厚み、前房の面積、マニュアル計測が選択できます（図6-41）。
  ② **Bleb解析**では、緑内障手術のひとつである線維柱帯切除術で形成されたbleb（濾過胞）の体積を計測します（図6-42）。

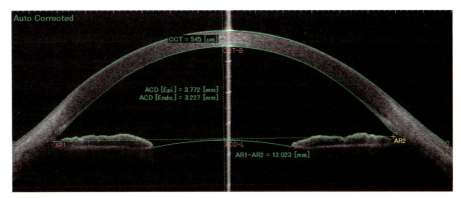

図6-41　2D解析
角膜の厚み・前房深度の解析結果。角膜の厚みが545μm、角膜後面からの前房深度が3.227mmと解析された。

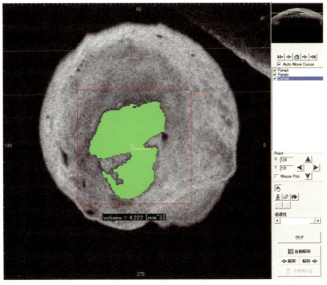

図6-42　Bleb解析
線維柱帯切除術を行った濾過胞の解析結果。体積は4.222mm^{3}と解析された。

③**角膜形状解析**では、角膜前面・後面の解析を行います。Axial Power（曲率中心を測定軸上に定義した曲率半径）、Refractive Power（スネルの法則から焦点距離を求めた角膜屈折力）、Instantaneous Power（角膜形状の局所的変化を表現した曲率半径）、Elevation（角膜の高さから基準球の高さを引いて求められる球表面からの偏差）、Pachymetry（角膜前面に垂直な方向の角膜厚み）が選択でき、さらにFourier Map、Toric IOL、Ectasia Screeningなどのアプリケーション解析が行えます（図6-43）。

④**ITC解析**では、虹彩と線維柱帯もしくは角膜後面との接触の度合いを解析します。

⑤**体積解析**では、角膜体積、前房容積、虹彩体積の算出と表示を行います。

(2) 画像解析

- 生体断層画像のほか、3D表示が選択でき、検眼鏡的には見ることができない虹彩裏面や隅角画像など見たい部分を自由に動かし観察することが可能となっています（図6-44）。

8. 解析の注意点

①内部固視灯を固視してもらうため、測定中心は視軸となります。

②各解析データは、解析エラーが生じることを念頭に置き、他の検査方法も含め

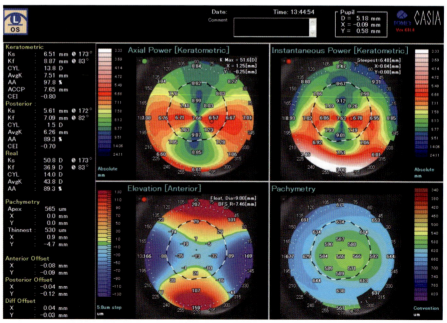

図6-43　角膜形状解析
ペルーシド角膜変性の症例。蟹の爪様所見が観察される。

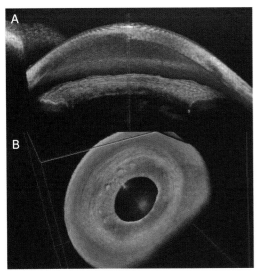

図6-44 3D表示
Aは隅角の3D表示。360°の隅角が確認できる。
Bは虹彩裏面の3D表示。囊胞のようなものが観察される。

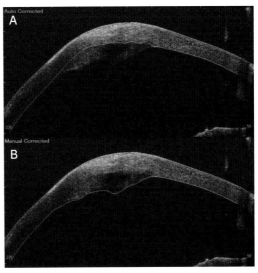

図6-45 トレースラインの修正
Aは角膜の前面・後面を検出した自動解析の結果。角膜後面の緑のトレースラインが角膜内に引かれている。
BはAのトレースラインをマニュアルで修正した画像。解析結果に誤りがないよう必ずトレースラインを確認する。

総合的に判断することが大切です。
③定量解析を行う前に必ず角膜前面・後面のトレースラインを確認します。正しくトレースされていない場合は、トレース修正画面でトレースラインを修正します(**図6-45**)。
④測定画像が不鮮明な場合は他の画像を再度選択するか、再測定を行ってください。
⑤固視不良、眼瞼下垂、睫毛乱生、角膜疾患などの影響で解析結果に誤りが出ることがあるので注意が必要です。

❖ ❖ ❖

前眼部OCTは、前眼部の多くの部分を観察・測定できる有意義な機器です。しかし、これら機器全般に言えることですが、必ず解析結果にエラーが生じることも知っておく必要があります。機器を過信せず、必ず目視でデータを確認することが必要です。機械の性能がいかに良くなったとしても、検者の知識が誤っていたり、使い方を誤ってしまうと、測定結果に大きく反映されてしまいます。ここにあげた測定方法や注意点はほんの一部にすぎません。各自使用方法を確実に身につけることがとても大切です。

4 最近のトピックス－ OCT angiography －

- 2015年、OCT angiography（OCTA）の搭載されたOCTが数社より発売されました。
- OCTAとは、造影剤を用いることなく非侵襲的に眼底血流を可視化できる技術で、蛍光眼底造影のように血流のある血管は白く、遅いもしくは無いところは黒く表示されます。
- 一番の特徴としては、妊婦や高齢者・若年者、造影剤にアレルギーのある方な

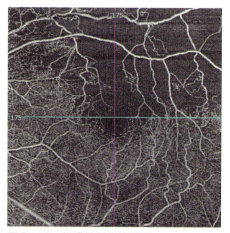

図6-46 網膜静脈分枝閉塞
6×6mmの網膜血管表層画像。無灌流領域が鮮明に描写されている。

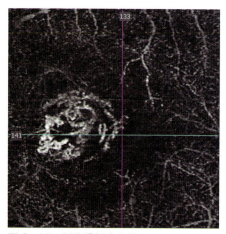

図6-47 脈絡膜新生血管
3×3mmの網膜血管深層画像。網膜内に新生血管が侵入している様子が捉えられている。

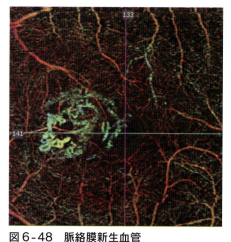

図6-48 脈絡膜新生血管
3×3mmの網膜全層のカラーマッピング画像。各層が色分けされ、どこの層に異常血管があるのか一目瞭然である（図6-47と同一症例）。

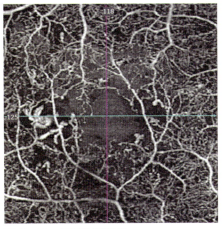

図6-49　糖尿病網膜症
3×3mmの網膜全層画像。毛細血管瘤や網膜内細小血管異常が観察される。毛細血管瘤は写らないものもある。

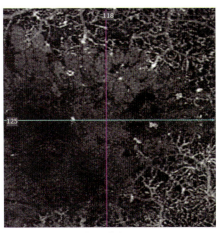

図6-50　糖尿病網膜症
3×3mmの網膜血管深層画像。図6-49と同一症例であるが、深層血管の方が障害程度の強いことがわかる。

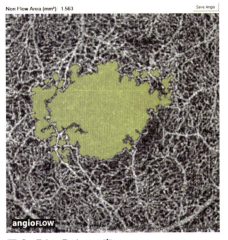

図6-51　Behçet病
3×3mmの黄斑部網膜血管表層画像。無灌流領域の範囲を定量解析したもの。黄斑の無血管および無灌流領域の面積は1.563mm^{2}である。

ど被検者を選ぶことなく検査が可能になったことです。また、検査にはOCTを用いるため、従来の蛍光眼底造影では把握しにくかった、血管の深さ情報を容易に捉えることができます（図6-46〜51）。しかし、OCTが苦手とする中間透光体混濁症例などでは可視化が困難であり、さらに、造影剤を使用していないため腕-網膜循環時間や蛍光漏出などの経時的変化、バリア機能障害の程度判定には向いていません。

- まだまだ開発途上な技術であるため今後さらなる発展を期待される機器であることは疑う余地のないところです。

Lecture 7

講師：出口 達也
竹内 勝子

蛍光眼底造影① 基本原理と検査の進め方

1 はじめに

- 蛍光眼底造影法は1961年にフルオレセインナトリウム（F-Na）を用いた蛍光眼底造影（FA；fluorescein angiography）が、1971年にインドシアニングリーン（ICG）蛍光眼底造影（IA；indocyanine green angiography）が発表され、それから半世紀が経った現在も眼底疾患には必要不可欠な検査法です。それは両造影検査が検眼鏡や他の検査で得られない情報をもたらしてくれるからです。すなわち、FAでは網膜血管の循環動態や関門機能、網膜色素上皮の異常などの検索に、IAでは脈絡膜循環動態や脈絡膜新生血管の検出など「脈絡膜」の検索ができます。FAは橙色のF-Na（分子量376）を、IAは緑色のICG（分子量775）を造影剤として用います。

2 蛍光眼底造影法の原理

- 前述のとおり蛍光眼底造影法には2種類ありますが、FAで解説しますとF-Naという蛍光を発する色素を使用し、眼底カメラや走査レーザー検眼鏡（SLO；scanning laser opthalmoscope）を用いて眼底を観察します。
- 眼底カメラ型で説明しますと、眼底カメラの光源はキセノン光（スピードライト）の白色光源を使用、励起フィルターを通すと青色光に変わり、この励起光によりF-Naの色素が蛍光を発します。濾過フィルターは、励起された蛍光のみを透過させ、眼底からの励起光（青色光）の反射をカットします（図7-1）。
- 使用するF-Naは、分子量が376kDで水によく溶けます。F-Na水溶液の色調は赤緑色で励起光により513～520nmの青緑色の蛍光を発します（図7-2）。励起光の波長は、493nmにピークを持ち（図7-3）、励起光により蛍光波長のピークは513nmにあります。血液中に投与されたF-Naの大部分は血漿蛋白、主にアルブミンと結合し、励起光と蛍光はともにわずかに長波長側にシフトします。
- 励起スペクトルと濾過スペクトルが重なり合う波長領域が偽蛍光として問題にな

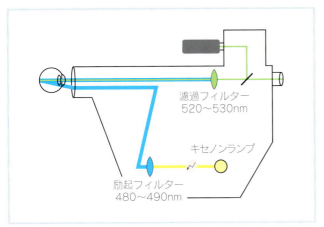

図7-1　眼底カメラの光路と励起・濾過フィルターの関係

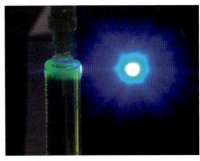

図7-2
励起光源488nmレーザーで蛍光水溶液を励起すると青緑の蛍光が発する。

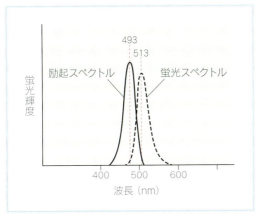

図7-3　励起スペクトルと蛍光スペクトルの実際

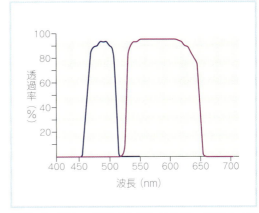

図7-4　現在、使用されている励起・濾過フィルターの組み合わせ

りますが、現在使用されている濾過フィルターは、多層膜干渉フィルターといい、透過波長の境界線をシャープに作ることができるため、90％以上の透過率があります（**図7-4**）。このフィルターの出現で偽蛍光の少ないコントラストの良い写真撮影が可能となりました。

- 近年、使われるようになったSLO型カメラはFA用の励起に488nmの固体ブルーレーザーが使用され、効率良く励起し、画像処理技術によりコントラストに優れた画像が得られます（**図7-5**）（p.158参照）。IAでは、使用される蛍光色素がICG（インドシアニングリーン）で励起光は780nmで820nmの蛍光を発しますが、血漿蛋白と結合して810nmの蛍光を放ち、それを濾

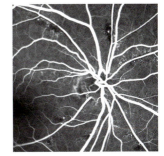

図7-5　SLO型カメラで撮影した蛍光造影写真

過フィルターを使用して赤外線カメラで撮影します。

3 FAとIAの基礎

1. 蛍光色素の物理特性

- ICGは分子量が775で励起波長780nm、蛍光波長810nm、血漿蛋白との結合比、組織の親和性、蛍光輝度などはF-Naとは異なります。これらの理由でF-NaとICGを同じように解釈することはできないのです。F-Naの分子量が376でICGは775、血中に投与されると、F-NAは40〜80％がアルブミン（分子量69,000）と結合し、ICGはリポ蛋白（分子量数十万）と98％結合します（**表7-1**）。

表7-1 IA所見を理解するための基礎

	F-Na	ICG
分子量	376.27	775
血漿蛋白との結合比（分子量）	40〜80％（69,000）	99％（数十万）
蛍光波長	510nm	810nm
蛍光輝度	強	弱

- ICGの最大光学濃度（OD値；optical density）は約1.0程度と低く、静注されたICGは急速に血中から消失（約20分で投与量の90％が消失）します。一方、F-Naは非結合型F-Naの血中濃度は静注後約1〜2分で最大となり蛍光輝度はICGの約50倍です。さらに、血中濃度変化もICGに比べて急速に低下せず穏やかな希釈排出曲線（dilution excretion curve）を示し蛍光は持続します。F-Naは血漿蛋白との結合比がICGに比べ低いため、血液網膜柵（関門機能）の破綻が描出されます。ICGは血漿蛋白との結合比が高く、血管から漏出しにくくなります。また、フリーの色素が血管外に漏れても蛍光濃度が低いので、色素がある一定の濃度に達しないと撮影装置では描出できません。線維化されていない網膜新生血管は、FAでは造影初期から色素漏出が観察されますが（**図7-6A**）、IAでは後期まで新生血管からの色素漏出は観察されません。これは、蛍光漏出があっても蛍光輝度が低く硝子体に拡散する色素の検出ができないからだと言われています（**図7-6B**）。

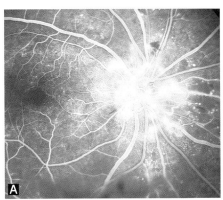
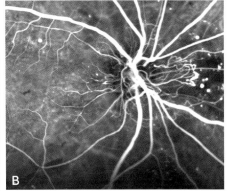

図7-6　糖尿病網膜症の網膜硝子体新生血管の症例（A：FA、B：IA）

4 FAとIAに必要な解剖と読影の基礎

1. 網　膜

- 蛍光造影撮影における重要事項の一つとして循環動態を観察し撮影することがあげられます。そのためには網膜を栄養する循環系を理解することが重要です。
- 網膜への血液供給は内層と外層とでは違い、網膜色素上皮細胞から外顆粒層までは、脈絡膜毛細血管板より浸透拡散により栄養され、外顆粒層から神経線維層までは網膜中心動脈の分枝によって栄養されています。
- 網膜中心動脈は眼球後方6〜12mmのところで下側から中心に達し、視神経乳頭部で4本の細動脈に分岐し、その後、神経線維層で2分岐を繰り返し網膜組織内に広がり網膜毛細血管となります。網膜の流出血管は網膜静脈で動脈と平行して走り、4本の細静脈となって視神経乳頭に集まり網膜中心静脈となります。
- 網膜毛細血管は表層に分布し、表層毛細血管は神経線維層から神経節細胞層、深層毛細血管は内顆粒層を走行しています。網膜の薄い黄斑部では内顆粒層に毛細血管が分布します。黄斑部にはキサントフィルと呼ばれる黄色の色素があり、色素上皮の背が高く、メラニンやリポフスチンなどの色素が多く、そのためにFAでは黄斑部が暗黒調に観察されます。中心窩は網膜が薄く、中心の直径500μm前後の範囲は無血管領域で（図7-7）、その周囲に毛細血管網（parafoveal capillary）が観察されます。また、中心窩では、Henle層が内境界膜の下を斜めに、放射状に走行しています。
- また視神経乳頭では網膜最表層の神経線維層を耳側に4〜5乳頭径に伸びる放射状乳頭周囲毛細血管（RPC；radial peripapillary capillaries）が分布しています（図7-8）。この層は、静脈相以降、他の網膜部位より明るく観察されます。

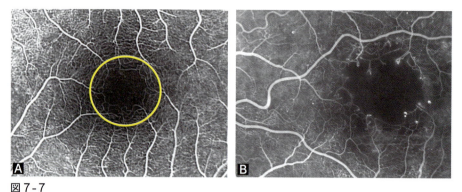

図7-7
A：黄斑毛細血管ネットワーク。B：黄斑毛細血管ネットワークの毛細血管の間引き、拡張、毛細血管瘤。

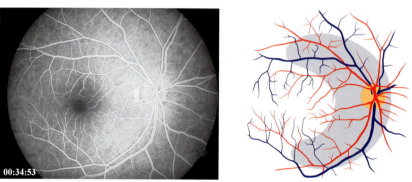

図7-8　放射状乳頭周囲毛細血管の分布領域の蛍光造影写真と模式図

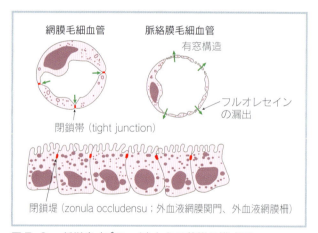

図7-9　低蛍光（ブロック）となる状態の模式図

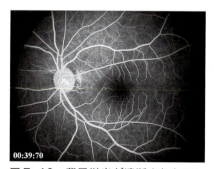

図7-10　背景蛍光が遮断されたコントラストの良い蛍光造影写真

- 網膜血管および脈絡膜の中大血管には血管内皮細胞により血管外に血中成分が漏れ出ない閉鎖帯（tight junction；内血液網膜関門、内血液網膜柵）が存在します。また、網膜色素上皮細胞間に存在する閉鎖堤（zonula occludensu；外血液網膜関門、外血液網膜柵）により脈絡膜から網膜側に血漿成分の漏出を防いでいます（図7-9）。FAでは、網膜色素上皮のメラニン色素により脈絡膜の蛍光がかなり遮断（block）されるので網膜血管がコントラスト良く観察されます（図7-10）。

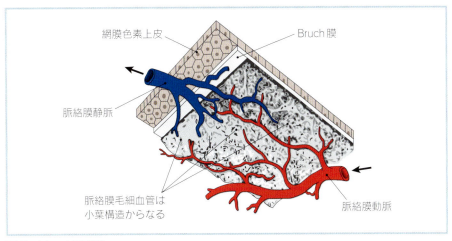

図7-11 小葉構造
(米谷 新，森 圭介(編)：脈絡膜循環と眼底疾患，第1章 脈絡膜の解剖と生理．医学書院，東京，p.5，2004年より引用)

2. 脈絡膜

- 脈絡膜は大きく分けて上脈絡膜、血管層および脈絡膜毛細血管板(choriocapillaries)、Bruch膜の4層からなり、脈絡膜毛細血管板の血管は約50μmと毛細血管としては太く、小葉構造(**図7-11**)からなり有窓血管で蛍光色素は出入りが自由です。血漿蛋白に結合したICG蛍光色素も自由に窓構造を通過できるのです。
- Bruch膜は厚さ2μmで、加齢に伴い厚さは増します。Bruch膜は5層構造で脈絡膜側から脈絡膜毛細血管板の基底膜、膠原線維層、弾性線維層、色素上皮細胞の基底膜の順に配列しています。
- 脈絡膜毛細血管板はBruch膜と網膜色素上皮細胞の栄養分配、代謝、排泄が行われていて、網膜視細胞を支える重要な役割を持っています。
- 実質にある血管は脈絡膜毛細血管板より太く、窓構造を持たないためF-NaやICGなどの蛍光造影剤は漏出しません。

5 蛍光眼底造影検査の進め方

- 蛍光眼底造影は、いったん造影を開始してしまうと、中断したりやり直したりすることができない検査です。準備不足や過度の緊張を防ぎ、万全の態勢で臨めるようにしたいものです。

1. 検査前

- 検査に入る前に、患者に対して十分な説明が必要です。

- 静脈に点滴をすること
- 暗室での検査になること
- 造影剤を点滴しながら連続的に写真撮影をすること
- 撮影中は顎と額を顎台と額当てに固定した状態になること

などを説明します。

- 造影検査が始まると会話以外での意思の疎通が難しいことを考慮し、聞こえが悪い場合や、理解度が低い場合など検査が可能かどうかスタッフ間で確認し合います。本人が理解し協力できることがなにより重要となります。造影剤による副作用についても十分な説明をし、嘔吐や体調の変化に対して、迅速に対応できるよう態勢を整えておきます。また不適切な室温はそれだけで気分不快を招く可能性がありますので、適温に調節しましょう。
- 散瞳状態は撮影に大きく影響します。良好な散瞳が期待できない場合であっても、複数回の点眼を試みることをお薦めします。
- 検査は時間がかかるので椅子の高さ、顎台の高さは適切に調整します。少しでも無理があると、不必要な力が入ったり、体がふらついたりして進行に影響します。検査室に誘導したら眼底の写真を撮影すること、光が眩しいことなどを説明しながらカラー眼底写真を撮影していきます。このとき、固視灯を使用しながら固視の位置を確認します。固視灯が使用できないようであれば、固視する位置を十分に説明して、協力をお願いします。眼瞼は撮影者が上げることをお薦めします。瞼を触ることによって緊張の度合いが伝わってくるため、声かけのヒントとなります。
- この過程で、こちらの声かけを理解しているか、眩しがりの程度はどうか、固視・眼球運動はできそうかを探っていきます。また、頭部が動いてしまったり、開瞼ができそうにない場合は迷わず周囲のスタッフに介助を求めます。
- 造影検査の撮影は光の色が変わるだけであることを説明し、安心するよう伝えます。

2. 静注スタート

- 準備が整ったことを確認し造影を開始します。機械ばかりの暗い部屋で点滴をつながれ、患者の緊張はピークになっています。緊迫した雰囲気を少しでも和らげるように、ソフトな声かけを心がけます。
- 腕-網膜循環時間の評価や鮮明な脈絡膜相の撮影をするためには、フルオレセイン全量を急速に静脈内に投与する必要があります。点滴のラインの太さや長さによってはその管内に造影剤が貯留してしまうことがありますので、必要に応じてバックフラッシュを行います。
- 眼内流入開始時間は点滴の繋がっている位置、静注速度、年齢、疾患によっても

大きく影響され、個人差も大きいです。フィルターを入れファインダーを覗いて、真っ暗な状態から始まりわずかに明るくなりだした瞬間から撮影を始めます。ここから静脈相後期まで、できるだけ多くの枚数を撮影します。

- この後必要に応じて周辺の撮影などを行います。ここからは急速な変化はないので、同じ箇所を何枚も撮る必要はありません。一枚ずつ確認しながら撮影を進めます。
- 撮影部位は病変によって異なります。また、黄斑部のみの撮影でよい場合、周辺

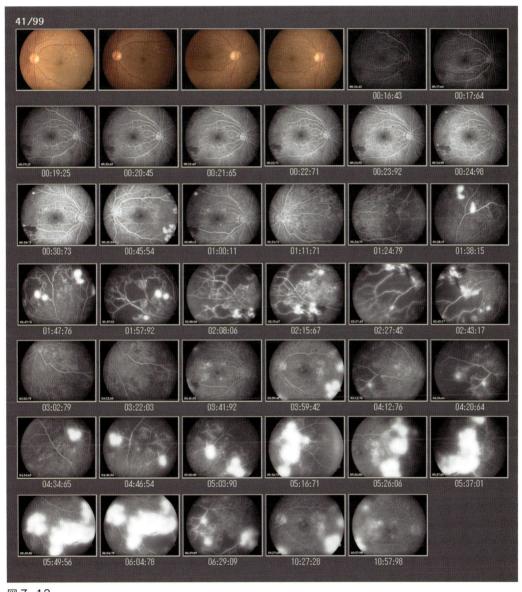

図7-12
筆者らの施設では、糖尿病網膜症などの周辺の撮影をする場合には、鼻側、上方、耳側、下方の順で撮影をするようにしている。

までのパノラマ撮影を必要とする場合などあらかじめ撮影部位を確認しておく必要があります。また、糖尿病網膜症のように両眼のパノラマ撮影を必要とする疾患では、どのようなパターンで撮影していくのかあらかじめ決めておくと読影もしやすいです（**図7-12**）。

- 撮影中は必要以上に瞬きを我慢させないようにします。また必要以上に瞼を上げないなど流涙を防ぐ工夫をした方が良いです。涙液層が乱れるとピントが合いにくいのと、眩しくて涙が溜まり、瞬きにより対物レンズに涙が飛ぶとアーチファクトとなりそれ以降の写真に写り込みます。カメラを少し引き、瞬きを促し素早くカメラを近づけてシャッターを切ります。撮影の途中でレンズを拭かなければならない事態は極力避けたいものです。瞬きとピントの合うタイミングを的確につかみ、求められる一瞬を捉えられるように撮影しましょう。

Lecture 8

講師：佐藤　武雄

蛍光眼底造影② 読影の基本と撮影の実際

- ここでは主にFA（フルオレセイン蛍光眼底造影）の読影の基礎と日常の臨床で撮影されている疾患について注意点を述べます。撮影に際しては、限局した部位を経時的に観察する方法、眼底全体を撮影する方法がありますが、疾患ごとに違うので各疾患を理解したうえで撮影することが大切になってきます。また、検査目的や副作用など、インフォームドコンセントをしっかり行うとともに、副作用が生じたときの準備を行ったうえで実施するようにします。

1 読影の基本

- 蛍光眼底造影所見を読影する際にまず正常所見を知っておくことが基本となります。腕から注射された造影剤は腕静脈 → 心臓 → 内頸動脈 → 眼動脈 → 眼底へと循環されます。眼底に到達した造影剤は励起されることにより蛍光を発します。造影剤が到達したところは明るく見え、造影剤が到達していないところは暗く見えます。それを白黒画像として記録します。
- FAでは、眼底に蛍光色素が到達すると暗い背景が明るくなります。これを脈絡膜フラッシュ（choroidal flush）といい、すぐに網膜中心動脈が白く造影されます（動脈相）。その後、網膜毛細血管を経て網膜静脈が造影されてきます（毛細血管相〜静脈相）。静脈相は後極部の主幹静脈から始まりますが、まず静脈壁に沿った部が造影され（層流）、その後、静脈の蛍光は均一になります。最初暗かった背景は、時間の経過とともに毛細血管が造影されて淡く白っぽくなります。黄斑部は血管が乏しいのと、キリントフィルという黄色色素があるためずっと暗いままです。大事なのは正常の網膜血管からは蛍光色素は漏れ出ないということです。これは網膜循環では網膜血管内皮細胞間に強固な内血液網膜柵があるため正常では造影剤の網膜内への移動（血管外漏出）は行われないためです。視神経乳頭からも蛍光色素の漏出はみられません。FAでは網膜色素上皮のメラニンなどの色素を透過しないので脈絡膜は描出されません（図8-1）。
- FAでは循環動態を時間で把握することができます。造影剤が腕静脈に注射され

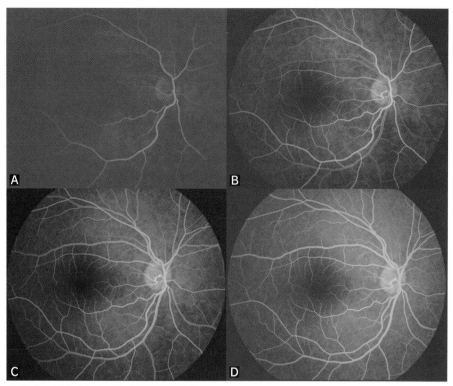

図8-1　フルオレセイン蛍光眼底造影
A（10秒）：約10秒で網膜中心動脈に色素が流入する（動脈相）。
B（14秒）：静脈に層流がみられる（毛細血管相）。
C（16秒）：静脈へ色素の流入が完了する（静脈相）。この時期が眼内での造影剤の血中濃度が最も高く、蛍光輝度も強い。均一な背景蛍光がみられる。
D（20秒）：静脈相以降は時間の経過とともに蛍光が減弱していく。

て視神経乳頭面上に現れるまでの時間（腕-網膜循環時間）は通常10秒前後です。造影剤が視神経乳頭面上の動脈に現れてから網膜内を循環し、乳頭面の静脈の層流が消え均一になったときまでの時間を網膜内循環時間としていますが、これは約8秒（6〜10秒）とされています。

- IAでは長波長のためメラニン色素の影響を受けず脈絡膜血管を描出します。造影像としては初期からうねるように走行する脈絡膜中大血管が造影されます。脈絡膜血管が数分間続いて見られ、やがてベール状に淡い蛍光となります（**図8-2**）。

- 正常所見と比較したときの、より明るいか暗いかという蛍光の強弱が異常所見となります。異常所見は正常よりも明るい蛍光を示す「過蛍光」と正常よりも暗い蛍光を示す「低蛍光」があります。この異常所見を見極め、生理および組織学的変化と関連づけることが蛍光眼底造影の読影となります。

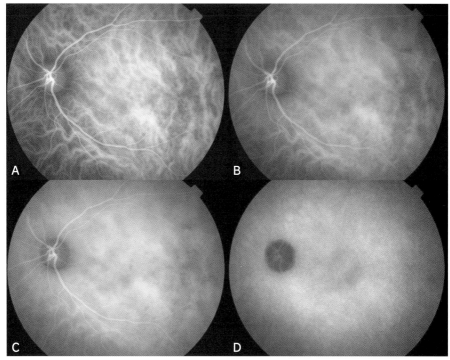

図 8-2　インドシアニン蛍光造影
A（40秒後）：ICG 静注後から数分間は脈絡膜血管が明瞭に描写される。
B（5分後）：約 5 分過ぎたあたりから脈絡膜血管は不明瞭となる。
C（10分後）：約 10 分以降は背景蛍光がベール状となる。
D（20分後）：約 20 分後の後期相では脈絡膜層に ICG の組織染がみられる。

1. 過蛍光

- 過蛍光（hyperfluorescence）を示すものは、色素漏出（leakage）、色素貯留（pooling）、組織染（staining）、窓陰影（window defect）によるものがあります。
- 色素漏出は造影剤が網膜色素上皮や血管内皮の関門破綻部を通過したものです。網膜色素上皮の関門が障害されると脈絡膜から網膜下に蛍光色素が移動します（図 8-3）。網膜血管内皮が障害され内血液網膜柵が破綻すると血管外に蛍光色素漏出をきたします。このことは血漿成分の漏出を意味します。これらは時間の経過とともに過蛍光の範囲が拡大していきますので経時的な観察が必要です。また、眼内に発生した新生血管は未熟な血管であり、関門機能が未発達なので旺盛な蛍光色素漏出をきたします。そのため検眼鏡ではわかりにくい小さな新生血管が過蛍光となり描出できます（図 8-4）。
- 漏出した蛍光色素が腔内に溜まったものが色素貯留になります。色素貯留は造影剤が網膜の囊胞内や網膜下腔、色素上皮下腔に貯留したものです。造影剤が溜まるスペースが限られているため時間の経過とともに腔が明瞭になるのが特徴で

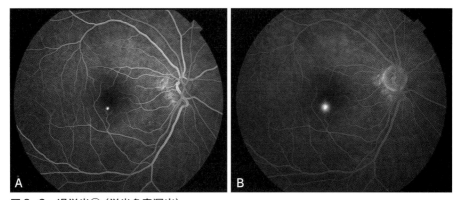

図8-3 過蛍光①(蛍光色素漏出)
A:造影早期に点状の過蛍光がみられる。
B:時間の経過とともに拡大する。

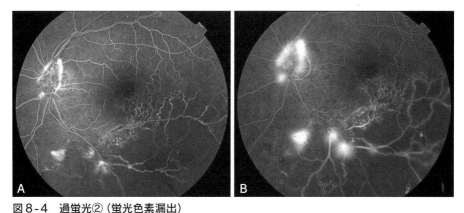

図8-4 過蛍光②(蛍光色素漏出)
A:造影早期に乳頭面上および網膜血管に過蛍光がみられる。
B:時間の経過とともに過蛍光が拡大する。網膜新生血管からの色素漏出を示している。

す。網膜色素上皮剝離では脈絡膜毛細血管板から脈絡膜に拡散した造影剤が色素上皮下に貯留します。造影像は造影早期に淡い過蛍光を示し、時間の経過とともに蛍光は増強しますが大きさや形は変化しません(**図8-5**)。網膜色素上皮や網膜血管内皮の関門破綻によって網膜下腔および網膜内囊胞へ溜まった蛍光色素は造影後期になって明瞭になります(**図8-6〜7**)。

- 組織染は組織が蛍光色素に染色された状態です。網膜血管壁や結合組織増殖膜などでみられ早期から後期まで過蛍光を呈します。正常でも強膜や脈絡膜の膠原線維やBruch膜にもみられますが、血管壁に色素が取り込まれた場合や瘢痕組織の膠原線維に色素が取り込まれた場合、ドルーゼン、色素上皮細胞などに色素が取り込まれた場合には異常所見とみなします。組織染の特徴は、境界は鮮明で後期になればなるほど過蛍光が明瞭になります(**図8-8〜10**)。
- 窓陰影による過蛍光は、網膜色素上皮層の萎縮や変性があると、周囲と比べ明るい蛍光になります。これは網膜色素上皮細胞に存在するメラニンなどの色素含有

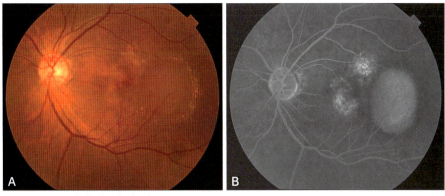

図8-5 過蛍光①（色素貯留）
A：カラー写真。黄斑部耳側に1.5×2乳頭径大の網膜色素上皮剥離が認められる。
B：FA 290秒。網膜色素上皮剥離部位に一致して造影早期から過蛍光を示し、時間の経過とともに増強するが大きさや形は変わらない。中心窩上方および下方の過蛍光は窓陰影による過蛍光である。

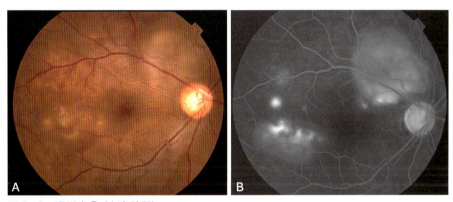

図8-6 過蛍光②（色素貯留）
A：カラー写真。黄斑部に漿液性網膜剥離が認められる。
B：造影早期には網膜剥離内部に点状の過蛍光がみられ、時間の経過とともに拡大し、剥離網膜下に蛍光色素が貯留してくる。そのため造影後期になると網膜剥離の辺縁が明瞭となる。

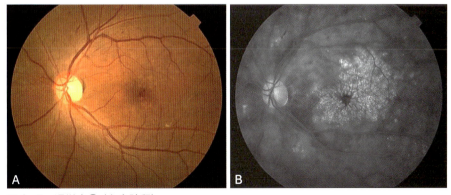

図8-7 過蛍光③（色素貯留）
A：糖尿病黄斑症のカラー写真。黄斑部に浮腫がみられる。
B：FA 340秒後。黄斑部に蜂巣状に過蛍光がみられる。網膜内嚢胞に蛍光色素が貯留した。

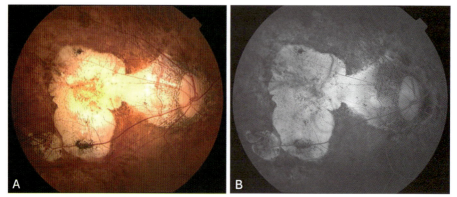

図8-8 過蛍光①(組織染)
A：近視性網脈絡膜萎縮のカラー写真。視神経乳頭から黄斑部にかけて網脈絡膜の変性萎縮がみられ強膜は白く透見される。
B：FA約10分後では強膜が染色され過蛍光となっている(病的意義はない)。

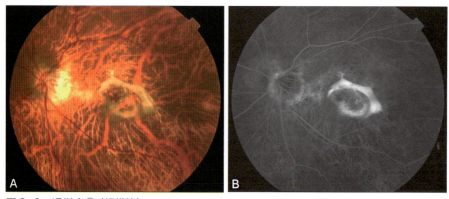

図8-9 過蛍光②(組織染)
A：カラー写真。黄斑部に黄白色の線維血管膜がみられる。
B：FA 340秒後。線維血管膜は造影早期から過蛍光を示し、時間の経過とともに染色されるが、蛍光色素漏出はなく造影後期になるにつれ境界が明瞭となる。

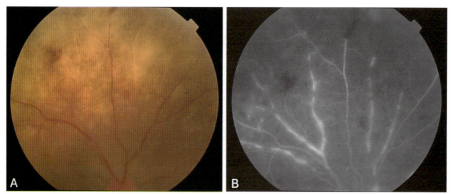

図8-10 過蛍光③(組織染)
A：急性網膜壊死症例。眼底全体に境界不鮮明な黄白色病巣がみられる。
B：血管壁の組織染がみられる。

量が低下するため脈絡膜由来の背景蛍光が透見されるためです。窓陰影の過蛍光部の境界は不鮮明なことが多く早期から顆粒状の過蛍光としてみられます。蛍光輝度は網膜色素上皮の障害の程度によって強弱がみられます。窓陰影による過蛍光は背景蛍光の減弱とともに弱まっていくので後期に蛍光の増強や蛍光色素の漏出は認められないのが特徴です。網膜色素上皮の変化はフルオレセイン蛍光造影によって鋭敏に検出されます（図8-11〜12）。

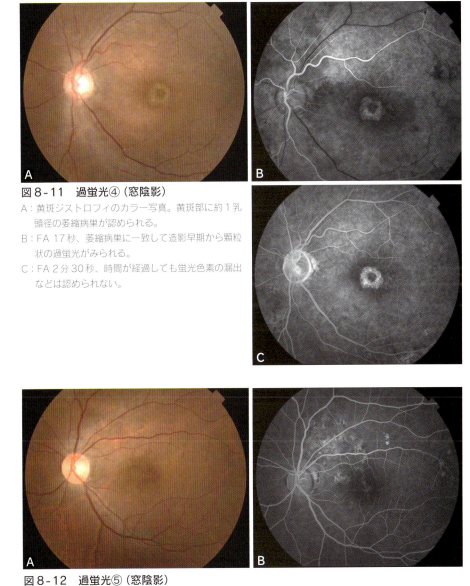

図8-11　過蛍光④（窓陰影）
A：黄斑ジストロフィのカラー写真。黄斑部に約1乳頭径の萎縮病巣が認められる。
B：FA 17秒、萎縮病巣に一致して造影早期から顆粒状の過蛍光がみられる。
C：FA 2分30秒、時間が経過しても蛍光色素の漏出などは認められない。

図8-12　過蛍光⑤（窓陰影）
A：カラー写真。検眼鏡的に明らかな異常所見は認めないが、黄斑上方にわずかに色素のムラがみられる。
B：FAでは黄斑上方に造影早期から顆粒状の過蛍光がみられる。時間が経過しても蛍光の増強や拡大はみられない。

2. 低蛍光

- 低蛍光（hypofluorescence）は通常よりも暗い蛍光を示すもので、充盈遅延（filling delay）、充盈欠損（filling defect）、蛍光遮断（blocked fluorescence）があります。
- 充盈遅延は造影剤の流入が通常よりも遅れる状態です。網膜血管の充盈遅延は周囲の血管の造影により判断します。脈絡膜充盈遅延の目安は、網膜の静脈相まで脈絡膜背景蛍光が低蛍光であれば脈絡膜毛細血管板の充盈遅延とみなして良いでしょう（図8-13〜14）。
- 充盈欠損は血管が完全に閉塞しているため造影剤が流入せず造影早期から後期まで低蛍光が持続した状態です。網膜血管では赤血球によりブロックされるため低蛍光となります。網膜血管が閉塞した場合は濃い低蛍光に、毛細血管が閉塞し無灌流領域となった場合は淡い低蛍光になります。脈絡膜の充盈遅延や欠損を捉え

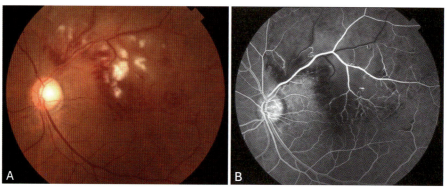

図8-13　低蛍光①（充盈遅延・欠損）
A：カラー写真。静脈分枝閉塞症。
B：FA色素静注20秒。外上方の静脈に造影剤の流入がみられず低蛍光となっている。その周囲も淡い低蛍光となっており無灌流領域を示している。

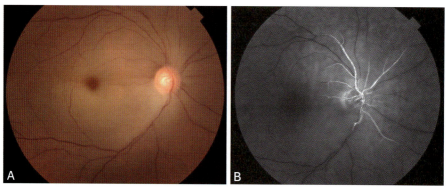

図8-14　低蛍光②（充盈遅延・欠損）
A：カラー写真。網膜中心動脈閉塞症。
B：FA色素静注87秒。乳頭面上まで造影剤がみられるが、網膜血管への流入がみられず低蛍光となっている。

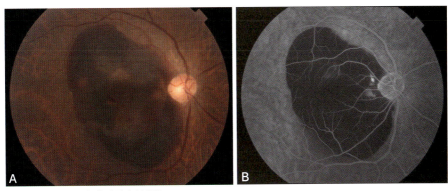

図8-15 低蛍光①（蛍光遮断）
A：網膜下出血症例。
B：出血の部位に一致して脈絡膜蛍光が遮蔽され低蛍光となっている。網膜の血管は出血の前にあるため遮蔽されず造影されている。

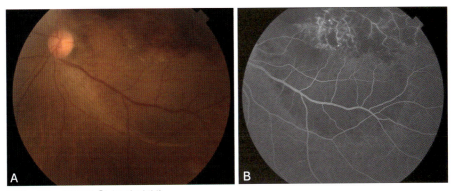

図8-16 低蛍光②（蛍光遮断）
A：網膜静脈分枝閉塞症症例。黄斑部下方に網膜剥離を認める。
B：網膜下液による蛍光遮断のため、網膜剥離の部位に一致して低蛍光となっている。

るのはIAの方が有用です。
- 蛍光遮断は脈絡膜由来の背景蛍光がその前方に存在する出血、色素沈着、硬性白斑などによって遮断されるため低蛍光になるものです。まれに網膜下液により低蛍光になるときもあります（図8-15～16）。そこで読影に際しては、低蛍光がみられる部位に背景蛍光を遮断するものがあるかどうか眼底所見との対比が大切になってきます。

2 各　論

- 糖尿病網膜症や網膜静脈閉塞症などのいわゆる眼底出血（網膜出血）や網膜動脈閉塞症などの網膜に病変の主座がある疾患にはFAがより有用です。加齢黄斑変性や脈絡膜腫瘍など脈絡膜に病変の主座がある疾患にはIAが有用です。また、中心性漿液性脈絡網膜症やぶどう膜炎など網膜と脈絡膜の両方にまたがるような疾患にはFAとIAがともに有用です。

1. 糖尿病網膜症

- 糖尿病網膜症（diabetic retinopathy）は糖の代謝異常による網膜の血管症です。糖尿病網膜症でみられる眼底所見は毛細血管瘤、点状出血、斑状出血、硬性白斑、軟性白斑、網膜内細小血管異常、静脈異常（数珠状拡張、ループ形成、重複化）、新生血管、黄斑浮腫などです。重症度によって非増殖網膜症（単純網膜症）と新生血管など増殖性の変化を伴った増殖網膜症に分けられます。
- 糖尿病網膜症における蛍光眼底造影の目的は、的確な病態把握を行うためです。FAでは毛細血管瘤や毛細血管拡張、新生血管や網膜血管透過性亢進があると過蛍光となります。点状出血や斑状出血はブロックによる低蛍光、毛細血管閉塞部

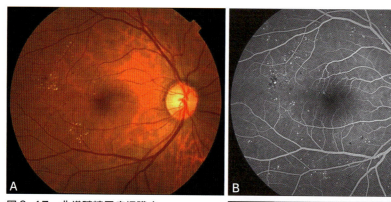

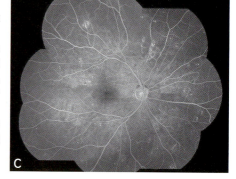

図8-17　非増殖糖尿病網膜症

A：カラー写真。眼底には赤色点や硬性白斑が散在してみられる。

B：FAを行うと多数の過蛍光点や低蛍光点が認められる。毛細血管瘤は過蛍光点としてみられ、出血は蛍光遮蔽により低蛍光点としてみられる。FAを行うことで異常所見を捉えることができる。

C：同症例のFA組写真。パノラマ写真にすることで眼底全体像が把握できる。明らかな低蛍光領域（無灌流領域）は認められない。

位は淡い低蛍光を示します（図8-17）。これらは検眼鏡所見だけでは捉えられません。

- 毛細血管閉塞や新生血管が認められればレーザー光凝固の適応となるのでFAによる検査は重要です。レーザー光凝固後においてはレーザー光凝固が適切に施行されているか、新生血管の消退、透過性亢進の減弱などを評価します。
- IAによる脈絡膜変化は脈絡膜血管の減少・狭細化、蛍光色素流入減少などが認められることがありますが、糖尿病網膜症の主な変化である毛細血管瘤や網膜血管の透過性亢進、網膜毛細血管床の閉塞、新生血管はIAでは捉えにくいという欠点があります。これはICGの発する蛍光が弱いのと高分子化によるものです。したがって糖尿病網膜症においてはFAの方が優れており、通常IAはあまり行われません。
- 撮影に際しては、静脈相までは左右の後極部を撮影し、その後血管アーケード〜赤道部〜周辺部までなるべく眼底全体を撮影します。そして最後に、左右の黄斑部を撮影することで腕-網膜循環時間、網膜内循環時間、毛細血管閉塞領域、異常血管や新生血管の有無、黄斑浮腫の病態がわかります。毛細血管閉塞領域の検索ではできるだけ周辺まで撮影することが重要です（図8-18〜20）。
- 黄斑浮腫は血液網膜柵の破綻によるものです。毛細血管瘤や毛細血管からの色素漏出がみられるので撮影の際は毛細血管が明瞭に捉えられる静脈相が大切になります。黄斑浮腫を伴うとFAでは造影中期から後期にかけて過蛍光になります。これは血液網膜柵の破綻により蛍光色素が囊胞内へ貯留するもので花弁状や蜂巣状といわれる特徴的な形になります（図8-7B）。囊胞様黄斑浮腫の病理組織では囊胞様変化は主に外網状層と内顆粒層にあることが知られています。OCTでの検索と合わせると花弁状の過蛍光は外網状層、蜂巣状の過蛍光は内顆粒層に貯留した蛍光色素を反映していることがわかりました。黄斑浮腫の評価はFAよりもOCTの方が非侵襲的に繰り返し検査ができ客観的に評価できるので便利です。

2. 網膜中心動脈閉塞症

- 網膜動脈閉塞症は網膜中心動脈あるいはその分枝が閉塞して網膜への血行が途絶し急激で重篤な視機能障害をきたす疾患です。網膜中心動脈本幹が視神経乳頭内の篩状板付近で閉塞した場合、病変は眼底全体に及び網膜中心動脈閉塞症（central retinal artery occlusion）と呼ばれる病態になります。検眼鏡的には途絶した網膜血管が栄養している網膜内層が虚血壊死に陥るため眼底全体が乳白色に混濁します。中心窩は網膜外層だけで構成されているため虚血にならず色調の変化は起こりません。周囲の網膜の乳白色混濁の中に赤みがかって見えるため桜実紅斑（cherry-red spot）と呼ばれます。動脈閉塞の原因となる血栓、塞栓、動脈攣縮を生じる基礎疾患を精査することが重要です。

図8-18　非増殖糖尿病網膜症
FA組写真。アーケードから周辺には毛細血管床閉塞を示す淡い低蛍光領域が広範囲に認められる。網膜血管から蛍光色素の漏出がみられる。

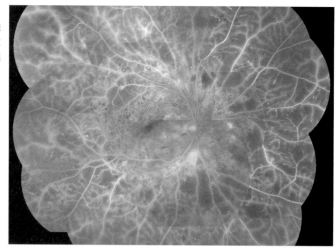

図8-19　増殖糖尿病網膜症
FA組写真。広汎な低蛍光領域（無灌流領域）がみられ、視神経乳頭上および網膜に新生血管を示す過蛍光も認める。

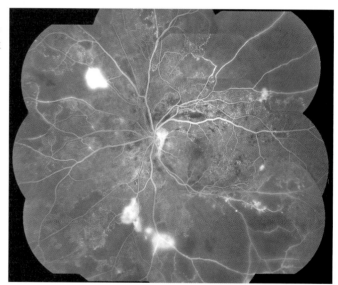

図8-20　増殖停止糖尿病網膜症
FA組写真。レーザー光凝固後。無数のレーザー痕が低蛍光となって認められる。網膜血管からの蛍光色素の漏出はみられない。

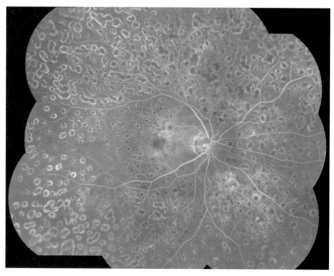

- FAで正常眼では静注後10秒前後で網膜動脈が、さらにその後静脈が造影され始めますが、急性期には網膜血管への蛍光色素の流入遅延や欠損を認めます（図8-21〜22）。高度の閉塞では動脈の途中までしか造影剤が入らず毛細血管の手前で途絶することもあります。発症後数時間ないし数日間経過してすでに再疎通している場合には撮影時間が正常化している場合もあります。多くの場合、脈絡膜を栄養する短後毛様動脈は閉塞していないので脈絡膜充盈は保たれています。
- 撮影に際しては、腕-網膜循環時間が延長していないか、網膜血管の灌流がどうか（再疎通があるかどうか）を判定します。造影早期が大切なので造影剤注入前にアライメントとピントを合わせておくことが大切です。

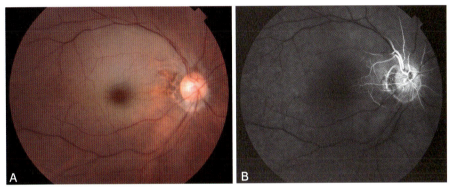

図8-21　網膜中心動脈閉塞症
A：網膜動脈は著しく狭細化しており血管内に血液を認めない部位もみられる。後極部の網膜は乳白色に混濁している。周囲網膜の乳白色混濁の中に中心窩が赤くみえ桜実紅斑となっている。
B：FAでは色素静注52秒後でも網膜動脈に造影剤の流入がみられず低蛍光である。高度な閉塞であることがわかる。脈絡膜の背景蛍光は保たれている。

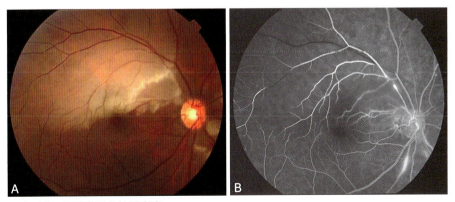

図8-22　網膜動脈分枝閉塞症
A：上耳側の動脈は狭細化し動脈の支配領域に乳白色の混濁がみられる。
B：色素静注2分43秒後のFAでは造影後期になっても上耳側網膜動脈への造影剤の流入は十分にみられず、不完全閉塞の血管にのみ流入を認める。一部動脈壁の組織染による過蛍光もみられる。

3. 網膜静脈分枝閉塞症

- 網膜静脈分枝閉塞症（branch retinal vein occlusion）は網膜の静脈分枝が動脈との交叉部で閉塞し、網膜出血・浮腫などを起こす疾患です。これまでは動静脈の交叉部位では動脈と静脈の外膜が共有されているため、動脈硬化があると静脈は動脈に圧迫され内腔が狭窄し血栓ができやすくなると理解されていました。しかし、最近のOCTの所見から、交叉部の静脈が狭窄しているのではなく静脈の下流側で乱流によって生じる血栓で閉塞することがわかりました。
- 眼底所見は閉塞部から末梢にかけて火炎状・扇状といわれる網膜出血を認めます（図8-23A）。中心窩に出血や黄斑浮腫をきたすと視力が低下します。

図8-23 網膜静脈分枝閉塞症
A：カラー写真。黄斑部下方に扇状に広がる網膜出血と軟性白斑がみられる。
B：FA2分35秒、網膜血管から蛍光色素漏出が認められる。出血の部位は蛍光遮断により低蛍光を示している。
C：FA3分50秒後、周辺部には無灌流領域を示す低蛍光が認められる。
D：同症例の2年後の眼底写真。出血はみられないが細小血管の拡張が認められる。
E：同症例のFA。毛細血管の拡張、毛細血管床の閉塞が明瞭に認められる。新生血管を示す過蛍光もみられる。

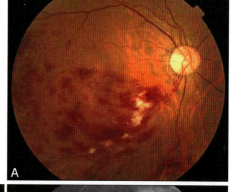
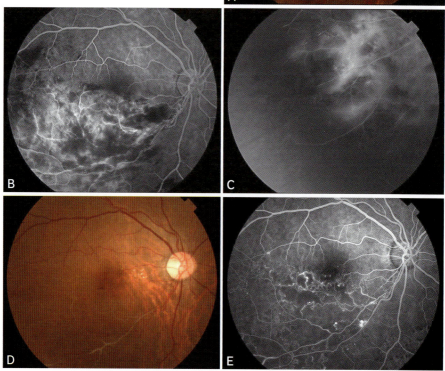

- FAの撮影目的は、閉塞部位、閉塞静脈の蛍光色素の漏出程度や無灌流領域の有無、範囲などを検索します（図8-23B、C）。しかし、発症間もない時期では網膜出血による蛍光遮断によって詳細な血流の状態を把握できない場合が多いので、数か月後の出血吸収後に撮影を行うと網膜血管や毛細血管の走行異常、側副血行路、血管外漏出、無灌流領域などが明瞭に確認できます（図8-23D、E）。

4. 網膜中心静脈閉塞症

- 網膜中心静脈閉塞症（central retinal vein occlusion）は視神経乳頭内の強膜篩状板付近で網膜中心静脈が閉塞することにより血液がうっ滞して網膜に出血などを起こす疾患です。眼底4象限に斑状やしみ状の出血がみられ、静脈の怒張や蛇行も認められます。虚血状態によって非虚血型と虚血型に分けられます。初診時に非虚血型であっても経過中にその10～20％は虚血型に移行すると言われているので注意深い観察が必要です。黄斑浮腫を伴うと視力低下をきたします。
- FA撮影の目的は、静脈の循環障害の程度（網膜内循環時間、網膜毛細血管床閉塞、血管外漏出、類嚢胞黄斑浮腫、新生血管の有無）を検索するために行われます。眼底出血が軽度であっても虚血が強いこともあるので検眼鏡所見だけで評価することは危険です（図8-24A～C）。
- 撮影では網膜内循環障害を知るため乳頭面の網膜中心動脈への蛍光色素流入から網膜主幹静脈の完全充盈（層流終了）まで眼底中央部を撮影したあとに周辺部網膜の撮影に移ります（図8-24D）。
- 広範囲に無灌流領域を認めるもの、腕-網膜循環時間が遅いものの中に、撮影中にコントラストが悪くなる場合があります。そのときはフォーカスを前眼部モードにして前眼部を見てみると前房への蛍光色素漏出を捉えられるときがあります。これは隅角新生血管や虹彩ルベオーシスからの蛍光漏出を示すものです（図8-24E）。

5. 中心性漿液性脈絡網膜症

- 中心性漿液性脈絡網膜症（central serous chorioretinopathy）は黄斑部に漿液性網膜剥離をきたし変視症や小視症、視力低下をきたす疾患です。脈絡膜の血管異常により二次的に網膜色素上皮が障害され外血液網膜柵の破綻により漿液性網膜剥離をきたします。中年の男性に好発します。眼底所見は黄斑部に扁平な漿液性網膜剥離を認めます。
- FAの目的は、網膜剥離の原因となっている網膜色素上皮からの蛍光色素の漏出点を検出するために行われます。漏出点は通常1個で早期から漿液性網膜剥離の範囲内に点状の過蛍光が出現し時間の経過とともに拡大する過蛍光がみられます。落下傘のような形を呈する噴出型と点状拡大型の漏出がみられますが、臨床

的意義はわかっていません。漏出点が多数みられるときは原田病などの他の疾患と鑑別を要するので診断にも重要な検査です。

● 撮影に際しては造影早期の点状過蛍光点の出始めを捉えます。レーザー治療はこの所見を参考にするので血管との位置関係が大切になります。ピントの合った写真が必要になります。その後、経時的に観察し漏出程度を記録します（**図8-25**）。造影後期には、剥離網膜下への蛍光色素貯留を観察することで剥離範

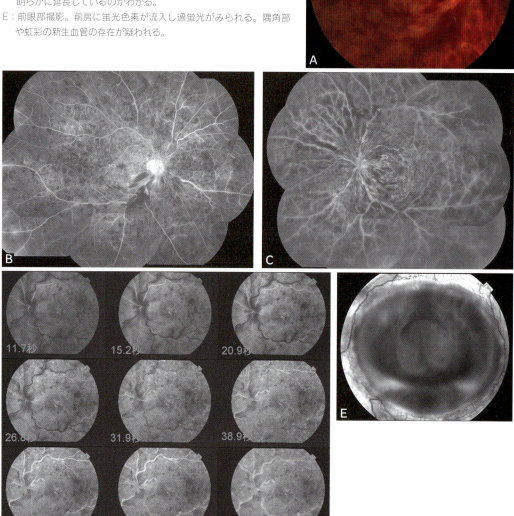

図8-24 網膜中心静脈閉塞症
A：眼底全体に斑状の出血が認められる。
B：同症例FAのパノラマ写真。網膜血管から蛍光色素漏出が認められるが、周辺部に明らかな無灌流領域は認められない（非虚血型）。
C：周辺には無灌流領域を示す低蛍光が広範囲にみられる（虚血型）。
D：網膜内循環時間遅延例。乳頭面の動脈に色素流入が11秒。静脈の層流が終了し充満しているのが46秒。この間35秒経過しており明らかに延長しているのがわかる。
E：前眼部撮影。前房に蛍光色素が流入し過蛍光がみられる。隅角部や虹彩の新生血管の存在が疑われる。

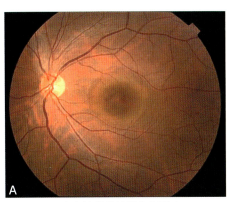
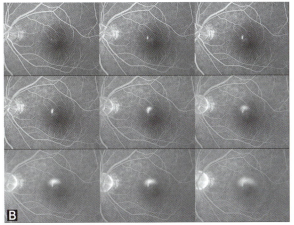

図8-25 中心性漿液性脈絡網膜症
A：カラー写真。黄斑部に約2乳頭径大の網膜剥離がみられる。
B：FAでは初めにピンポイントの過蛍光点が認められ、以後時間の経過とともに上方に拡大しやがて噴煙状になっていく様子がわかる。

囲が明瞭となります。IAでは脈絡膜充盈遅延や脈絡膜血管の拡張、中期から後期にかけて脈絡膜内の蛍光漏出を示す淡い過蛍光が認められます。このような所見は発症していない他眼にもみられ、潜在的な脈絡膜血管異常を示すもので本症の成因を考えるうえで重要です。

6. 脈絡膜新生血管のFA像

- 脈絡膜新生血管（CNV；choroidal neovascularization）は病理組織学的に網膜色素上皮下のものは1型CNV、網膜下のものは2型CNVと分類しています。FAでは、1型CNVは網膜色素上皮の下にありますからCNVは描出されません。二次的に色素上皮が障害されたときは造影早期から面状に顆粒状の過蛍光を示します。時間の経過とともに滲むように過蛍光が増強しoozingと言われています。2型CNVは色素上皮の上（網膜下）にあるので、造影極早期から網目状あるいは境界鮮明な過蛍光として捉えられます。そして造影後期には旺盛な蛍光色素の漏出がみられ境界が不鮮明になります。特発性CNVや近視性CNVはほとんどが2型です。

- 1型CNVはoccult CNV、2型CNVはclassic CNVとほぼ一致します。さらにFA像によりclassic成分が病変の50％以上占めるものをpredominantly classic CNV、50％未満のものをminimally classic CNV、occult成分のみをoccult with no classic CNVとCNVを分類しています。これらのサブタイプにより治療効果や予後が異なるのでFAでの分類は重要です。

7. 特発性脈絡膜新生血管

- 新生血管黄斑症は50歳未満の若年者に特に原因もなく（特発性）黄斑部に脈絡膜新生血管が生じる疾患です。女性に多くドルーゼンや網膜色素上皮の萎縮がみられません（図8-26A）。本症のCNVの多くは色素上皮を越えて網膜下に伸展します。FAでは造影早期から網目状あるいは境界明瞭な過蛍光を示し、時間の経過とともに境界が不明瞭となります。これは旺盛な蛍光色素の漏出を表しています（図8-26B〜D）。
- 撮影に際しては造影早期から鮮明な画像が要求されるために造影剤注入前の準備が大切となります。

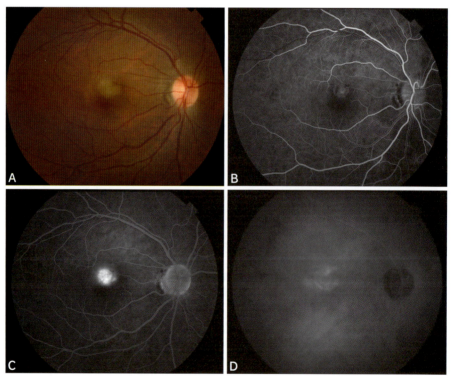

図8-26　特発性脈絡膜新生血管
A：カラー写真。黄斑部中心窩上方の網膜下に出血を伴う灰白色の病巣がみられる。
B：FA 9秒後。造影早期から病巣に一致して境界明瞭な過蛍光がみられる。
C：5分後。時間の経過とともに旺盛な蛍光色素の漏出がみられる。脈絡膜由来の新生血管と判断できる。
D：IA 18分後。灰白色の部位に一致して淡い過蛍光がみられる。

8. 加齢黄斑変性

加齢黄斑変性（AMD；age-related macular degeneration）は黄斑部の網膜色素上皮、Bruch膜、脈絡膜毛細血管板の加齢性変化を基盤に起こる進行性の疾患です。萎縮型と滲出型に分けられ、滲出型では典型AMDと特殊型としてポリープ状脈絡膜血管症（PCV；polypoidal choroidal vasculopathy）と網膜血管腫状増殖（RAP；retinal angiomatous proliferation）が含まれます。診断は主に検眼鏡所見により行われますが、PCVやRAPではIAが有効な検査となります。両蛍光造影によりCNVの位置や大きさなども明確になり、さらに両造影剤の漏出程度によってCNVの活動性が予測できます。撮影のポイントは初期相と後期相との比較が大切になるので初期像を撮り損なわないことが重要です。特に中心固視が十分でない眼を撮ることになるので他の疾患以上に造影前の説明が大切になります（**図8-27**）。

PCVは基本的には色素上皮下の病変なのでFAでは捉えにくくIAが大変有効です。また、PCVの診断は検眼鏡的に橙赤色病巣が認められるか、IAでポリープ

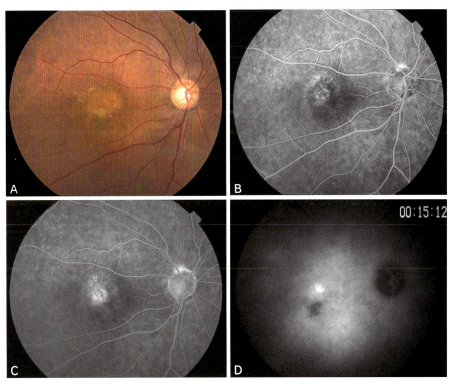

図8-27　加齢黄斑変性
A：カラー写真。黄斑部に網膜下出血、黄白色病巣、網膜剥離が認められる。
B：FA色素静注15秒。造影早期に顆粒状の淡い過蛍光がみられる。
C：FA色素静注5分。時間が経って顆粒状の中から滲み出すように色素の漏出がみられる（oozing）。
D：IA色素静注15分後。造影後期には新生血管を示唆する過蛍光がみられる。

状病巣が認められれば確定するのでその意味でもIAが重要です。日本人のAMDの約50％がPCVだと言われていますが、その臨床像は多様です（図8-28～29）。

- RAPでは網膜前出血により網膜内新生血管が隠れてしまう場合があります。そのときはFAよりもIAの方が網膜内新生血管を捉えられるため有用です（図8-30）。
- カメラ型で描出されるIAの脈絡膜新生血管は、早期から後期にかけて過蛍光を呈する場合や後期のみ過蛍光を呈するものまでさまざまで、レーザーを光源とする撮影装置の方がCNVの検出に優れています。PCVの異常血管網や流入血管を

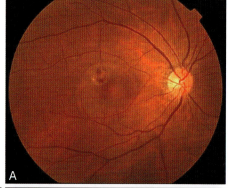

図8-28 ポリープ状脈絡膜血管症①
A：黄斑部に2乳頭径大の漿液性網膜剥離、橙赤色病巣、出血、硬性白斑が認められる。
B：FA 41秒。造影早期に橙赤色病巣に一致し顆粒状の過蛍光および斑状の過蛍光がみられる。
C：FA 260秒。造影後期には顆粒状の過蛍光は増強する。
D：IA 24秒。早期には橙赤色病巣と一致し点状の過蛍光がみられる。
E：IA後期にはポリープが明瞭に描出される。網膜剥離内にはネットワーク血管を示す斑状の過蛍光がみられる。

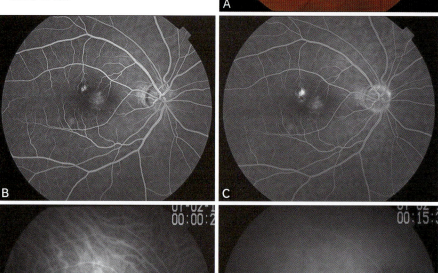

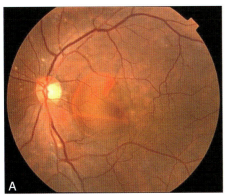
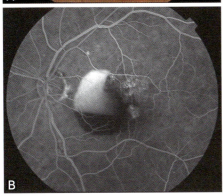
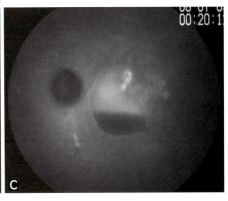

図8-29　ポリープ状脈絡膜血管症②
A：黄斑部に約3乳頭径大の色素上皮剥離がみられる。
B：FAでは色素上皮剥離に一致して過蛍光を示すが、低蛍光がニボーを形成している。中心窩外上方に顆粒状の過蛍光がみられる。
C：IAでは色素上皮剥離内上方にポリープ状病巣を示す過蛍光が認められPCVと診断された。

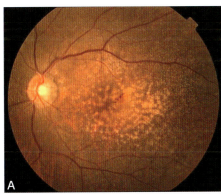
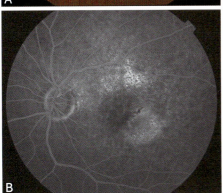
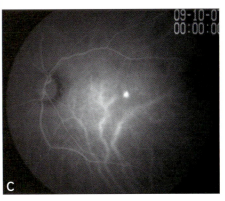

図8-30　網膜血管腫状増殖
A：中心窩外方に点状の網膜内出血、網膜浮腫が認められる。黄斑には硬性ドルーゼン、軟性ドルーゼンがみられる。
B：FAでは浮腫に一致して過蛍光がみられる。
C：IAでは点状出血の部位に一致して過蛍光点が認められる。

検索するのであればSLOやHRAの方が明瞭に捉えることができます。

9. 特発性黄斑部毛細血管拡張症

- 特発性黄斑部毛細血管拡張症（idiopathic juxtafoveolar retinal telangiectasis）（≒傍中心窩毛細血管拡張症；idiopathic macular telangiectasia）は両眼あるいは片眼性に生じ、中心窩近傍の毛細血管の拡張や血漿成分の漏出によって黄斑浮腫をきたす疾患です。従来Gassが唱えた傍中心窩毛細血管拡張症と同じ疾患で、原因は不明ですが何らかの網膜血管の微小循環障害が考えられています。最近Yannuzziにより3つの分類が提唱され、わかりやすくなりました。

(1) Type 1（血管瘤型；aneurysmal telangiectasia）

- 片眼性で男性に多くみられます。中心窩近傍に毛細血管の拡張や毛細血管瘤がみられ、その周囲に硬性白斑や著明な黄斑浮腫を認めます。血管異常は主に中心窩耳側にみられるのが特徴です。
- FAでは拡張した毛細血管および毛細血管瘤が明瞭に認められ、造影後期には蛍光色素漏出により嚢胞様黄斑浮腫が明らかとなります（図8-31）。黄斑部浮腫をきたす糖尿病黄斑症、陳旧性静脈分枝閉塞症、加齢黄斑変性などが鑑別にあげられFAでの検索が重要となります。また、中間周辺部にも血管病変を伴うこと

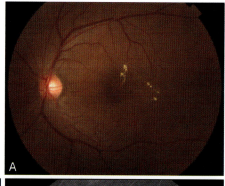

図8-31 特発性黄斑部毛細血管拡張症
A：中心窩を含み黄斑浮腫、硬性白斑がみられる。
B：毛細血管拡張および毛細血管瘤がみられ、蛍光色素の漏出が認められる。
C：嚢胞様浮腫に一致して蛍光色素の貯留が認められる。耳側縫線を巻き込んだ病変分布をとりやすい。

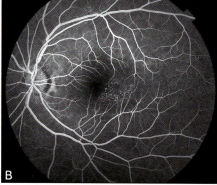
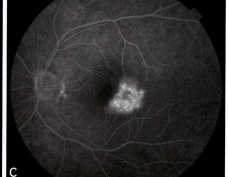

があるので黄斑部だけでなく周辺部も撮影しておくと良いです。

(2) Type 2（傍中心窩型；parafoveal telangiectasia）

- 両眼性で男性・女性ともにみられ、欧米で多くわが国では頻度は少ないとされています。中心窩周囲の感覚網膜細胞もしくはMüller細胞の異常が原因で二次的に毛細血管が拡張すると考えられています。そのため毛細血管瘤や硬性白斑などは通常みられません。黄斑浮腫も認められず、視力低下の原因は黄斑萎縮によるものと考えられています。Yannuzziはさらに網膜下新生血管を伴わないnonproliferative stageと網膜下新生血管を伴うproliferative stageに分類しています。

(3) Type 3（閉塞型；occlusive telangiectasia）

- 毛細血管拡張よりも全身疾患に伴う血管閉塞を主体とした病態なので、分類自体から除外する傾向にあります。

10. 網膜毛細血管腫（von Hippel病）

- 網膜の血管腫には毛細血管腫、海綿状血管腫、つた状血管腫があります。網膜毛細血管腫は孤立性で周辺部に発生するもの（von Hippel病）と、小脳の血管腫など全身異常を伴うもの（von Hippel-Lindau病）があります。病変は黄白色や橙赤色で網膜からの流入血管と流出血管があり、これらの血管は拡張していることが多く、網膜剥離や網膜浮腫などの滲出性の変化を伴うことがあります。血管腫へ入っている動脈と静脈の識別を行い、どれが流入動脈かを把握しておくことが光凝固などの治療に役立ちます。
- 蛍光造影の目的は流入血管の検索と蛍光色素の漏出程度により血管腫の活動性を評価することです。ですから撮影にあたっては周辺部の血管腫を狙い造影剤の入り始めを撮り逃さないことが大切になってきます。
- この症例では、耳側周辺に血管腫が見られ、黄斑部に漿液性網膜剥離が認められます（図8-32A）。腫瘍への流入血管や動静脈の短絡路を捉えるために、初期から耳側の腫瘍部位から撮影を開始します（図8-32B）。この症例も初期像が重要なので連続的に撮影をしています。ピントは腫瘍に流入する血管に合わせ撮影をし（図8-32C）、黄斑部を撮影するときは再度ピントを調整します。腫瘍部と黄斑部の撮影後、腫瘍部と眼底全体の位置関係を把握するために周辺部の撮影をします（図8-32D）。

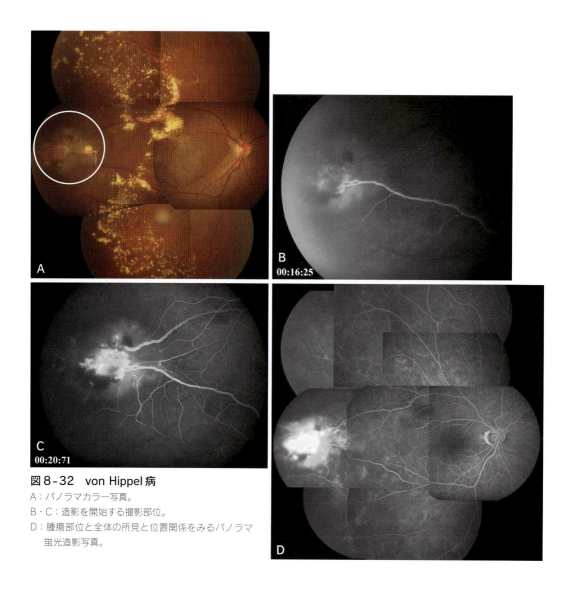

図8-32　von Hippel病
A：パノラマカラー写真。
B・C：造影を開始する撮影部位。
D：腫瘍部位と全体の所見と位置関係をみるパノラマ蛍光造影写真。

11. ぶどう膜炎

- ぶどう膜炎 (uveitis) はぶどう膜 (虹彩、毛様体、脈絡膜) に生じる炎症性疾患です。炎症はぶどう膜のみにとどまらず網膜や硝子体に広がる場合が多く、逆に強膜や角膜水晶体の炎症がぶどう膜に広がることもまれではありません。今日では眼内炎の総称として「ぶどう膜炎」の名が用いられています。診断は全身検査所見と眼科的所見によって行われますが、蛍光眼底造影を行うことにより蛍光色素漏出の形態より血管炎や浮腫の存在を明らかにでき、診断に結びつく有効な所見が得られます。特にVogt-小柳-原田病、Behçet病、サルコイドーシスでは、それぞれ特徴的な造影像を示し診断の一助となります。
- Vogt-小柳-原田病はメラノサイトに対する自己免疫疾患と考えられています。

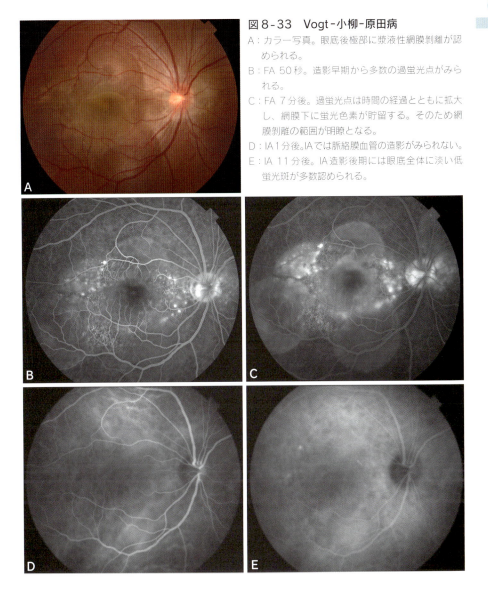

図8-33　Vogt-小柳-原田病
A：カラー写真。眼底後極部に漿液性網膜剥離が認められる。
B：FA 50秒。造影早期から多数の過蛍光点がみられる。
C：FA 7分後。過蛍光点は時間の経過とともに拡大し、網膜下に蛍光色素が貯留する。そのため網膜剥離の範囲が明瞭となる。
D：IA 1分後。IAでは脈絡膜血管の造影がみられない。
E：IA 11分後。IA造影後期には眼底全体に淡い低蛍光斑が多数認められる。

眼底所見は典型的なものでは両眼の後極部に胞状の漿液性網膜剥離が認められます。まれに扁平な限局性網膜剥離も認められ中心性漿液性脈絡網膜症との鑑別が必要となるときはFAによってなされます。

FAでは網膜剥離部に多数の点状や斑状の過蛍光がみられ時間の経過とともに拡大していきます。やがて剥離範囲と一致して過蛍光となります。これは網膜色素上皮から網膜下への蛍光色素漏出を表しています。造影後期には網膜下に貯留した蛍光色素により網膜剥離の境界がより鮮明になります。IAでは造影早期から本来認められる脈絡膜中大血管の造影が認められません。造影後期にはびまん性に低蛍光斑が多数みられるようになります。このことは炎症細胞浸潤による脈絡膜の循環障害を表し、造影後期にみられる斑状の低蛍光斑は脈絡膜内の肉芽腫性病

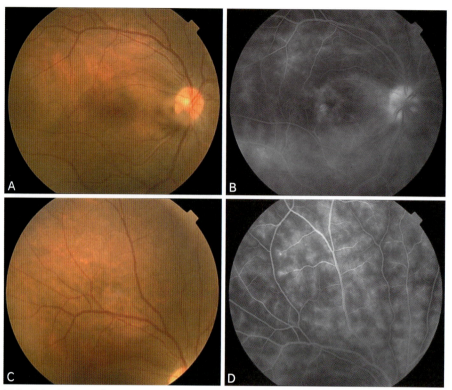

図8-34　Behçet病
A：カラー写真。視神経乳頭はやや発赤し網膜全体が混濁し、滲出斑もみられる。
B：FAでは、滲出斑に一致し網膜毛細血管から蛍光色素が漏出し、びまん性の過蛍光になっている。
C：眼底上方では網膜の混濁がみられる。
D：眼底上方では網膜毛細血管から蛍光色素が漏出し羊歯状を呈している。

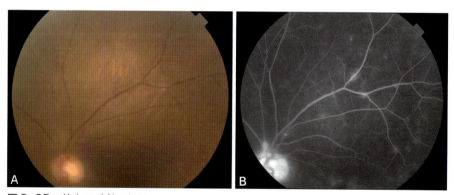

図8-35　サルコイドーシス
A：カラー写真。静脈に虫食い状に結節が認められる。
B：FAでは血管壁の組織染による過蛍光が認められる。毛細血管からの蛍光色素漏出もみられる。

巣によるブロックと考えられています（図8-33）。

- Behçet病では網膜血管、特に毛細血管からの蛍光色素漏出による過蛍光が認められます。これは羊歯状蛍光漏出と形容され、特異的ではありませんがBehçet病における蛍光眼底造影所見の特徴です。網膜動脈周囲はcapillary free zoneとなっているため毛細血管は存在しません。そのため毛細血管からのびまん性蛍光色素の漏出があると動脈に沿った部位が相対的に暗く見えます。また、このことで周辺の血管を判断する際、動脈と静脈の区別がつきます（図8-34）。

- サルコイドーシスによるぶどう膜炎では眼底に雪玉状や数珠状の硝子体混濁、網膜血管周囲炎および血管周囲結節などが認められます。蛍光眼底造影の目的は網膜血管炎の程度の把握、すなわち網膜血管からの蛍光色素の漏出を観察し炎症の活動性を評価することです。炎症の程度は前房や硝子体の炎症細胞によりある程度評価できますが血管炎の程度まではわかりません。サルコイドーシスでは静脈周囲炎に伴い、静脈に沿った結節性または分節状の過蛍光が特徴的であり検眼鏡で明らかでないものもしばしばFAにより明瞭に検出されます（図8-35）。また、網膜細動脈瘤は頻度は低いもののぶどう膜炎に伴うものとしてサルコイドーシスに特異性の高い所見です。また類嚢胞黄斑浮腫に伴う過蛍光が認められます。

3 おわりに

- 日常で撮影頻度が多いと思われる疾患と撮影での要点を述べました。普段は蛍光造影を行う前に眼底撮影を行うと思いますが、そのときに眼底を観察できるように訓練すると良いでしょう。眼底カメラが検眼鏡なのです。異常所見がわかってくると眼底の見方が変わってきますし、撮影のツボもわかってきます。

- 蛍光眼底造影の最大の長所は網脈絡膜血管の循環動態と血液網膜柵機能を知ることです。最近は種々の器械が開発されていますが、今のところこれに優るものは残念ながら出ていません。そういう意味ではあと何年かは行われる検査です。しかし、患者さんにとって非常に眩しく辛い検査なので、少ない刺激で最大の効果を得たいものです。

最後に御高閲頂いた山形大学医学部眼科学講座 山下英俊教授に深謝致します。

Lecture 9

蛍光眼底造影③ FAとIAの同時撮影

講師：福井 勝彦

- ICG（インドシアニングリーン）の蛍光輝度は、F-Na（フルオレセインナトリウム）と比較すると低いために、組織透過性に優れた赤外領域の波長を発生させる特殊な装置や高感度の検出器が必要です。
- IA（インドシアニングリーン蛍光眼底造影）は当初、撮像管とビデオシステムを応用したものが開発されましたが、CCD（charge-coupled device）やコンピューターシステムの導入により、デジタル画像を記録する装置へと発展し、さらに近年、レーザー光が撮影光として用いられ、蛍光色素の最大吸収波長に一致するレーザー光を照射して、眼底からの反射光を網膜の焦点を合わせた位置と共役な位置に開口（共焦点）絞りを設置することで、蛍光像を画像として再構築する共焦点走査レーザー方式の装置が開発されました。
- また、デジタル化によりさまざまな画像処理が可能となり、単一造影画像のみならずFA（フルオレセイン蛍光眼底造影）とIAの同時撮影による同一時期・同一部位の造影所見を得ることが可能です。今回は共焦点走査レーザー方式により撮影をした網脈絡膜疾患の臨床例で、FA／IA同時撮影のポイントを示します。

1 撮影装置

- HEIDERBERG ENGINEERING社製のHeidelberg Retina Angiograph HRA2は共焦点走査レーザー方式の蛍光撮影装置で共焦点開口径は400μmです。同時撮影では、最初に488nmアルゴンレーザーでF-Naを励起し15μ秒後に795nmダイオードレーザーでICGを励起します。F-Naは500nm以下、ICGは810nm以下の波長を遮断する濾過フィルターで励起光と蛍光を分離して撮影する装置です。

2 同時撮影と画像処理

- 同時撮影では、蛍光輝度の高いF-Naに輝度を合わせます。ICGは励起する赤外レーザーの強さや検出感度を血中濃度の変化に応じた調整が必要です。一般的な

走査レーザー検眼鏡（SLO；scanning laser ophthalmoscope）では、IAの造影早期ではICGの血中濃度も高く、網膜下の脈絡膜新生血管を明瞭に撮影することができますが、造影後期では、脈絡膜新生血管網が不明瞭となります。
- HRA2では、この欠点を補うために画像の加算平均化処理やノイズの軽減処理・静止画像のトラッキング機能により網膜血管の追尾が可能となり、画像を重ね合わせすることで暗い画像を一定の明るさにすることもできます。

3 共焦点方式の蛍光撮影における長所と短所

- 共焦点方式はtight confocal imaging modeにより小口径絞り（400μm）で散乱光を制限するためコントラストの高い画像が得られる反面、共焦点部位に出血やメラニン色素など蛍光を阻止する病巣がある場合、直接的な反射が得られにくく蛍光（反射光）を検出しにくくします。
- HRA2での同時撮影の画像は、デジタル化によるさまざまな画像処理技術により網膜血管造影と脈絡膜血管造影それぞれの優れた画像をリアルタイムで得られ、迅速な診断と病態の解明や治療方針決定にとても優れています。

4 症例の解釈と同時撮影のポイント

1. 強度近視眼でみる脈絡膜静脈の血管構築

- 脈絡膜静脈の血管構築は多彩です。強度近視では脈絡膜静脈が赤道部から渦静脈として排出するのではなく、より後極部から排出されています（異所性排出路）。最も頻度が高いのは乳頭近傍もしくは黄斑部近傍にみられ、脈絡膜血管は個体差が大きく、わずかな修飾で血管構築に影響を受けます（図9-1）。
- FAでは、近視性コーヌスと脈絡膜新生血管がみられます（図9-2）。IAでは、視神経乳頭近傍から排出する脈絡膜静脈がみられます（図9-3）。

2. 大動脈炎症候群（脈なし病）
(aortitis syndrome、pulseless disease)

- 大動脈弓から分枝する総頸動脈・鎖骨下動脈などの循環障害（閉塞・狭窄）により頭部循環に慢性血行不全を生じ、眼動脈領域の網膜血管に血流低下が起こり、静脈の拡張や口径不同、暗色調がみられます（図9-4）。
- FA早期では、腕-網膜循環時間や網膜内循環時間の延長がみられます（図9-5）。FAの後期では、大動脈炎症候群（脈なし病）の重要な眼底所見である毛細血管瘤（microaneurysm）が視神経乳頭周囲に明瞭にみられます（図9-6）。IA早期では、

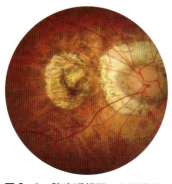

図9-1 強度近視眼の血管構築
近視性コーヌスと脈絡膜新生血管がみられる。

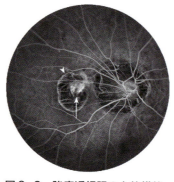

図9-2 強度近視眼の血管構築
FA 101秒。脈絡膜新生血管（↑）が確認でき、黄斑部萎縮巣の辺縁は、組織染（矢頭）により過蛍光を示す。

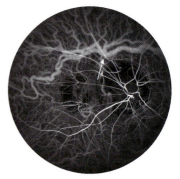

図9-3 強度近視眼の血管構築
IA 101秒。視神経乳頭の近傍から排出する脈絡膜静脈がみられる。

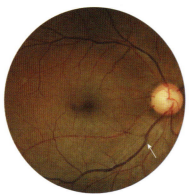

図9-4 大動脈炎症候群（脈なし病）
静脈は、暗黒調で口径不同がみられる。

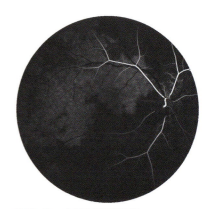

図9-5 大動脈炎症候群
FA 25秒。腕-網膜循環時間の遅延がみられる。

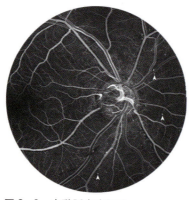

図9-6 大動脈炎症候群
FA 57秒。静脈相で、視神経乳頭周囲に小血管の瘤状拡大である小血管瘤がみられる。

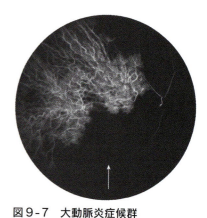

図9-7 大動脈炎症候群
IA 25秒。脈絡膜動脈の充盈遅延領域がみられる。

脈絡膜動脈の充盈遅延の領域が確認できます（図9-7）。

3. 急性後極部多発性斑状網膜色素上皮症

（APMPPE；acute posterior multifocal placoid pigment epitheliopathy）

- 脈絡膜毛細血管板の小葉単位の循環障害により二次的に網膜色素上皮層が障害され、後極部の網膜深層に均一な大きさの、淡い小斑状の滲出斑が発生する疾患です（図9-8）。
- FAでは、早期には、脈絡膜毛細血管の小葉単位の循環障害により滲出斑は低蛍光、後期には脈絡膜毛細血管閉塞部の網膜色素上皮に蛍光色素が拡散し過蛍光を示します（蛍光の逆転現象）（図9-9）。IAでは、早期には脈絡膜毛細血管板の閉塞、後期では網膜色素上皮障害によるblock効果により全過程で低蛍光がみられます（図9-10）

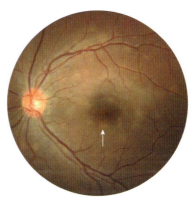

図9-8　APMPPE
網膜深層に多発性の黄色斑（↑）がみられる。

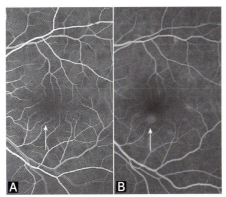

図9-9　APMPPE
A：FA 17秒、B：FA 721秒。早期に低蛍光で後期には過蛍光となる蛍光の逆転現象がみられる。

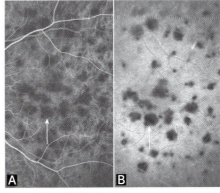

図9-10　APMPPE
A：IA 17秒、B：IA 721秒。早期から後期にかけて低蛍光がみられる。

4. 地図状脈絡膜炎
（geographic choroiditis）

- 脈絡膜毛細血管板への導入細動脈の循環障害により二次的に網膜色素上皮層が障害され、地図状の網脈絡膜の萎縮をきたす疾患で、乳頭周囲に網脈絡膜萎縮病巣を生じその辺縁の病巣から虫食い状に拡大しています（**図9-11**）。FAでは、活動病巣は早期で充盈遅延あるいは充盈欠損により脈絡膜蛍光は充盈されず低蛍光を示し、後期ではF-Na色素を網膜色素上皮が取り込み色素染となり過蛍光を示します。また、萎縮病巣は、早期では萎縮のため低蛍光を示しますが脈絡膜血管が透見されることがあります。後期では、萎縮病巣の辺縁は脈絡膜毛細血管板からの漏出により過蛍光を示します（**図9-12**）。

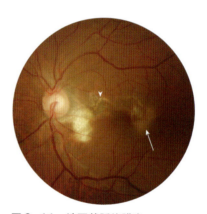

図9-11 地図状脈絡膜炎
視神経乳頭から黄斑部に萎縮病巣（矢頭）がみられ、辺縁から活動性病巣（↑）の発生がみられる。

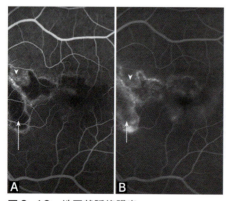

図9-12 地図状脈絡膜炎
A：FA 77秒、B：FA 690秒。早期低蛍光、後期は過蛍光となる蛍光の逆転現象（↑）がみられる。萎縮病巣の辺縁は、組織染（矢頭）により過蛍光を示す。

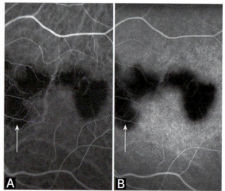

図9-13 地図状脈絡膜炎
A：IA 77秒、B：IA 690秒。萎縮病巣（↑）内に脈絡膜血管が観察でき、早期から後期にかけて低蛍光を示す。

- IAでは萎縮病巣および活動病巣は早期から後期にかけて低蛍光（充盈欠損）を示し、その範囲はFAでみられる病巣の範囲より広く、低蛍光病巣内に脈絡膜中大血管が造影されることもあります（**図9-13**）。

5. 多発性後極部網膜色素上皮症

（MPPE；multifocal posterior pigment epitheliopathy）

- 広範囲の網膜色素上皮の障害により、眼底の後極部に多発性の黄白色滲出斑と漿液性網膜剥離をきたす疾患です。前眼部、中間透光体には異常がなく、視神経乳頭は正常か軽度発赤を認めます。眼内に炎症所見はみられません。全身的に健康な中年男性に好発し、数年にわたって中心性漿液性脈絡網膜症を繰り返した既往歴のある症例に発病しやすく（**図9-14**）、OCTでは、大型の漿液性網膜剥離と網膜色素上皮層の隆起がみられます（**図9-15**）。

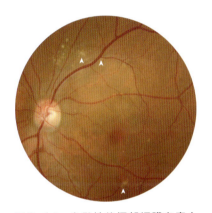

図9-14 多発性後極部網膜色素上皮症

多発する黄白色滲出斑（矢頭）がみられる。

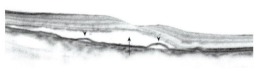

図9-15 多発性後極部網膜色素上皮症

OCT。大型の漿液性網膜剥離（↑）と網膜色素上皮層の隆起（矢頭）がみられる。

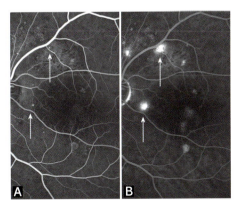

図9-16 多発性後極部網膜色素上皮症

A：FA 23秒、B：FA 540秒。点状過蛍光（↑）は、円形拡大型の蛍光漏出をきたしている。

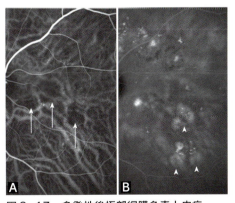

図9-17 多発性後極部網膜色素上皮症

A：IA 23秒、B：IA 540秒。早期に脈絡膜毛細血管板への充盈遅延を示す低蛍光（↑）、後期は異常脈絡膜組織染（矢頭）がみられる。

- FAでは、早期に多発する点状過蛍光がみられ、後期で円形拡大型の蛍光漏出を示します（図9-16）。IAでは、早期に脈絡膜毛細血管板への充盈遅延を示す低蛍光、静脈相で脈絡膜血管の透過性亢進を示す過蛍光がみられ、後期では異常脈絡膜組織染が認められます（図9-17）。

6. 網膜色素上皮剝離
(retinal pigment epithelium detachment)

- Bruch膜（ブルッフ）の最内層である網膜色素上皮細胞の基底膜とその外側にある内膠原線維層との間で起こります。網膜色素上皮は一層として剝離し、高齢者の大型（2～3乳頭径）の漿液性網膜色素上皮剝離でnotch sign（腎臓のくびれのようなもの）を伴う例では、脈絡膜新生血管が生じ、滲出性加齢黄斑変性が発症することが多く、滲出性加齢黄斑変性の前駆症状として注目されています（図9-18）。
- FAでは、網膜色素上皮剝離内に蛍光色素の貯留がみられ、その上方の微細裂孔

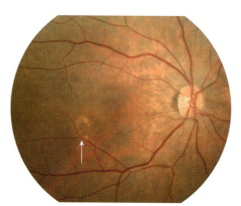

図9-18 網膜色素上皮剝離
色素沈着（↑）を伴う漿液性網膜剝離がみられる。

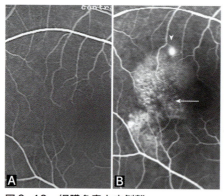

図9-19 網膜色素上皮剝離
A：FA 27秒、B：FA 127秒。網膜色素上皮剝離内に蛍光色素の貯留（↑）と微細裂孔（矢頭）がみられる。

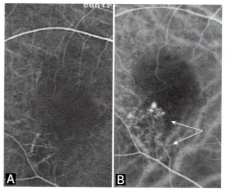

図9-20 網膜色素上皮剝離
A：IA 27秒、B：IA 127秒。ポリープ状血管網（↑）がみられる。

(microrip) から蛍光漏出がみられます (図9-19)。IAでは、早期から脈絡膜新生血管がみられ、後期では血管の先端は瘤状に拡張しています (図9-20)。

7. 網膜細動脈瘤
(retinal arterional macroaneurysm)

- 網膜の主幹動脈が瘤状に拡張する疾患で網膜動脈の第3分岐以内の主幹動脈に発生します。動脈瘤が破裂し硝子体出血、網膜前出血、網膜下出血を生じる出血型と動脈瘤の周囲に網膜浮腫、滲出斑、小出血を生じ輪状網膜症になる滲出型があります。動脈に直接連絡した黄赤色の血管瘤がみられますが、発病初期には動脈瘤が出血に覆われて見えないこともあります (図9-21)。
- FAの早期では動脈瘤は確認できませんが、造影後期では主幹動脈に瘤状の拡張がみられ滲出斑は過蛍光を示します (図9-22)。

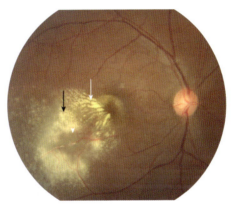

図9-21 網膜細動脈瘤
動脈瘤 (矢頭) の周囲に、硬性白斑 (白↑) を伴う滲出斑 (黒↑) がみられる。

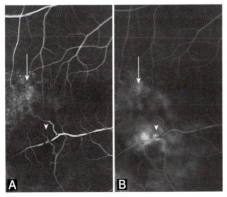

図9-22 網膜細動脈瘤
A：FA 26秒、B：FA 616秒。FA早期では動脈瘤 (矢頭) が確認しにくいが後期では瘤状拡張を呈し、滲出斑 (↑) は過蛍光を示している。

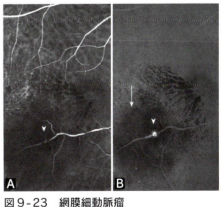

図9-23 網膜細動脈瘤
A：IA 26秒、B：IA 616秒。IA早期では動脈瘤 (矢頭) が確認でき、後期ではICGの蛍光漏出がみられる。滲出斑 (↑) は背景蛍光を遮蔽し低蛍光を示している。

- IAは励起光、蛍光とも近赤外領域にあるためFAより網膜細動脈瘤の検出率が高く拍動性を伴う過蛍光点として観察が可能です（図9-23）。

8. 卵黄様黄斑ジストロフィ
（vitelliform macular dystrophy）

- 常染色体優性遺伝黄斑ジストロフィで両眼性に黄斑部深層に1/2〜4乳頭径大の境界鮮明な卵黄様の円形病巣を示す疾患です。病期により、前卵黄期、卵黄期、炒り卵期、嚢胞期、偽蓄膿期、萎縮期があります。広範囲の網膜色素上皮に多量のリポフスチン顆粒が蓄積していて、卵黄様物質は黄斑部の色素上皮細胞に蓄積していたリポフスチンが感覚網膜下に移行し貯留したものと考えられています。網膜下出血を伴う偽蓄膿期を示します（図9-24）。OCTでは、網膜色素上皮の後方に血漿成分に一致した低反射の空隙（光学的陰影スペース）がみられます（図9-25）。

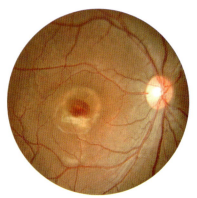

図9-24 卵黄様黄斑ジストロフィ
嚢胞底に黄色物質の貯留がみられる。

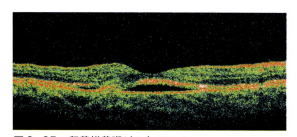

図9-25 卵黄様黄斑ジストロフィ
OCT。網膜色素上皮の後方に光学的陰影スペースがみられる。

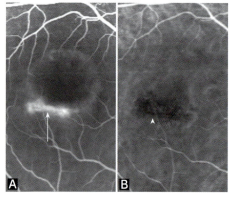

図9-26 卵黄様黄斑ジストロフィ
A：FA 82秒、B：IA 82秒。FA早期では黄色物質は過蛍光（↑）を示し、IAでは、背景蛍光を遮蔽する低蛍光（矢頭）がみられる。

- FAでリポフスチン物質は過蛍光を示し、網膜下出血は蛍光遮断（block）による低蛍光を示します。IAでは、リポフスチン物質は蛍光遮断による低蛍光を示します（図9-26）。

9. 網膜色素上皮裂孔
（epithelial tear）

- 大きい漿液性網膜色素上皮剥離の剥離部の辺縁で網膜色素上皮が裂け、網膜色素上皮の欠損部ではBruch膜が網膜下腔に露出している状態をいいます。網膜色素上皮剥離は色素上皮細胞が基底膜を伴って内膠原線維層との間でBruch膜から剥がれますが、網膜色素上皮細胞が基底膜との間で剥がれると網膜色素上皮裂孔ができやすいのです。網膜色素上皮裂孔の境界は比較的明瞭で網膜色素上皮が収縮して内方へ翻転した網膜色素上皮弁は暗赤調の皺襞にみられます（図9-27）。
- FAでは、造影早期（網膜動脈相）から裂孔に一致して境界鮮明な過蛍光がみられ、裂孔部は強い組織染を示し、翻転した網膜色素上皮部は背景蛍光を遮蔽して低蛍光を示します。
- IAでは、裂孔部は脈絡膜中大血管が明瞭になり翻転した網膜色素上皮部は背景蛍光を遮蔽して低蛍光を示します（図9-28）。

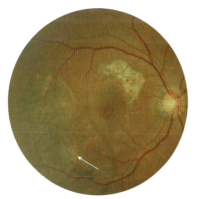

図9-27　網膜色素上皮裂孔
網膜色素上皮裂孔部では脈絡膜血管（↑）が透見できる。

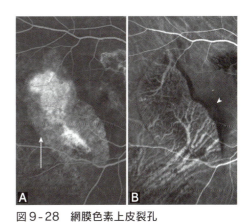

図9-28　網膜色素上皮裂孔
A：FA 257秒、B：IA 257秒。FAでは裂孔部は、window defectによる過蛍光（↑）を示し、IAでは翻転した網膜色素上皮は背景蛍光をblockし低蛍光（矢頭）がみられる。

10. 錐体ジストロフィ
(cone dystrophy)

- 先天性、進行性、両眼性、遺伝性に視細胞の錐体細胞が選択的に変性脱落する疾患です。黄斑部に幼少時から変性を生じ、徐々に視力低下と視野障害が進行します。脱色素帯の大きさはさまざまで、淡いあるいは疎らな点状の萎縮の集合として観察され、進行すると脱色素帯は周辺に向かって大きくなり、輪状の萎縮巣の外側に色素の集積を認めるようになります（図9-29）。
- FAでは、網膜色素上皮が萎縮するとwindow defectによる顆粒状の過蛍光がみられます。
- IAでは、萎縮や脱色素化により網膜色素上皮細胞内のメラニンが減少すると背景蛍光の遮蔽効果が減弱するため脈絡膜血管が明るく透見されます（図9-30）。

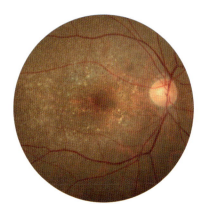

図9-29　錐体（杆体）ジストロフィ
後極部に網膜色素上皮の萎縮がみられる。

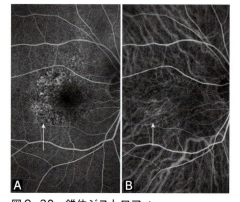

図9-30　錐体ジストロフィ
A：FA 40秒、B：IA 40秒。FAでは、黄斑部の萎縮病巣は顆粒状過蛍光を示し、メラニンによる組織沈着は蛍光遮断（blocked fluorescence）により低蛍光がみられる。IAでは、window defectにより脈絡膜血管が明瞭に観察できる。

11. 中心性輪紋状脈絡膜ジストロフィ
(central areolar choroidal dystrophy)

- 脈絡膜の血管異常を特徴とする遺伝性脈絡膜ジストロフィのひとつで、眼底後極部に限局した脈絡膜毛細血管板と網膜色素上皮に変性萎縮をきたします。中・高年に発症し、初期には顆粒状の網膜色素上皮の萎縮、進行期には病巣が拡大し、境界鮮明な網膜色素上皮の萎縮病巣内に脈絡膜中・大血管が透見されます（図9-31）。
- FAでは、萎縮病巣全体に造影早期にwindow defectによる過蛍光が出現し、そ

の中に境界鮮明な萎縮病巣では脈絡膜毛細血管板由来のベール状の蛍光が消失し、脈絡膜中大血管の造影像が透見されるようになります（図9-32）。
- IAでは、メラニンを含有する網膜色素上皮層を透見でき脈絡膜の中大血管が明瞭に透見できます（図9-33）。

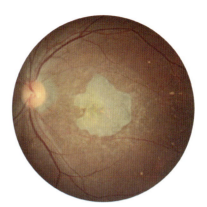

図9-31　中心性輪紋状脈絡膜ジストロフィ
黄斑部に限局した脈絡膜毛細血管板と網膜色素上皮の変性萎縮がみられる。

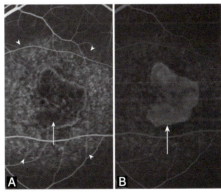

図9-32　中心性輪紋状脈絡膜ジストロフィ
A：FA 42秒、B：FA 635秒。FA早期では、黄斑部（↑）は充盈欠損による低蛍光、後期に過蛍光を示し、黄斑萎縮病巣辺縁（矢頭）はwindow defectにより顆粒状過蛍光を示している。

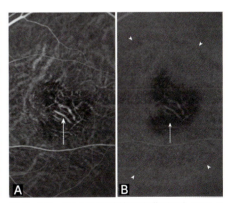

図9-33　中心性輪紋状脈絡膜ジストロフィ
A：IA 42秒、B：IA 635秒。IA早期では、黄斑部は脈絡膜血管が明瞭に観察でき、後期では、充盈欠損による低蛍光を示し、FAでwindow defectを示した部（矢頭）は軽度の低蛍光がみられる。

Lecture 10

講師：畑崎 泰定

前眼部撮影（初級編）

1 スリットランプの基本照明

1. 撮影対象

- 眼科臨床においては前眼部の診察装置としてスリットランプ（slit lamp；細隙灯顕微鏡）があり、その撮影記録を行う装置がフォトスリットランプです。
- 撮影対象は主に前眼部（眼瞼、結膜、角膜、強膜、前房、虹彩、水晶体、前部硝子体あたりまで）です。
- 一般接写対象として眼瞼、結膜、強膜、虹彩などの不透明組織は特に問題はありませんが、角膜、前房、水晶体、前部硝子体などの透明組織は、反射対策や透明状態の描出において工夫が必要になります。

2. フォトスリットランプとは

- フォトスリットランプとは、スリットランプに撮影装置を付けたものです。本章では構造について解説したあと、眼科臨床においてどのような観察像が得られ、撮影がなされるのか、基本的な2つの撮影法について解説することにします。

3. フォトスリットランプの基本構造

- スリットランプはスリット光を得る照明系と対象物を観察撮影する顕微鏡からなっています。この照明系と顕微鏡の構造は大きく分けて、光源が上にあるGoldmann（ゴールドマン）タイプ（光学配置図、図10-1）と光源が下方にあるRodenstock（ローデンストック）タイプ、Zeiss（ツァイス）タイプがありますが、基本となるものは同じです。
- 照明系は光源と光を光束するレンズ、それをスリット（slitとは「細長い切れ目」の意）にする部分からなります。光源はタングステン、ハロゲン、キセノン、LEDなど明るい光源に改良されてきています。また、撮影用光源としては、観察光源をそのまま利用するタイプとフラッシュ光源で撮影するタイプがあります。

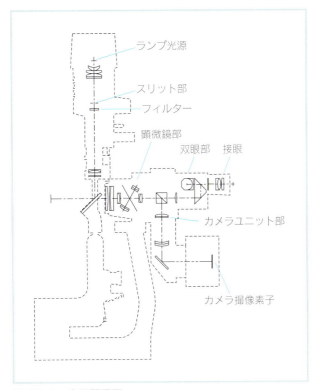

図10-1　光学配置図
(㈱ライト製作所のカタログより引用)

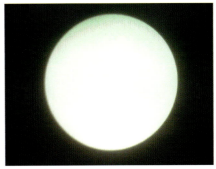

図10-2　観察系焦点と照明系焦点が合致

- 光源から出た光束は照明系の光路を通過し、スリットを通ることにより細いスリット光となり、羽子板ミラーに反射し観察対象に照射されます。
- 観察系は双眼で立体視できますが、撮影の場合は単眼視となります。倍率は、ドラム式、ターレット式、ズーム式があり、変倍が可能です。基本的に観察系の焦点位置に、照明系のスポットライトの焦点が合うように設計されています（**図10-2**）。

4. フォトスリットランプの構造

- フォトスリットランプの構造について解説します。基本的にスリットランプと同じ照明系（ランプハウス部とスリット部）と顕微鏡系に、撮影カメラが付いている構造で、そのほかに撮影光用の電源部があります。

(1) 各部名称（図10-3）
① スリット高さ調整ノブ

- 調整ノブを回すことにより、スリットの高さを0mmから12mmまで無段階調整が行えます（メーカーによって最大スリット高が異なります）。

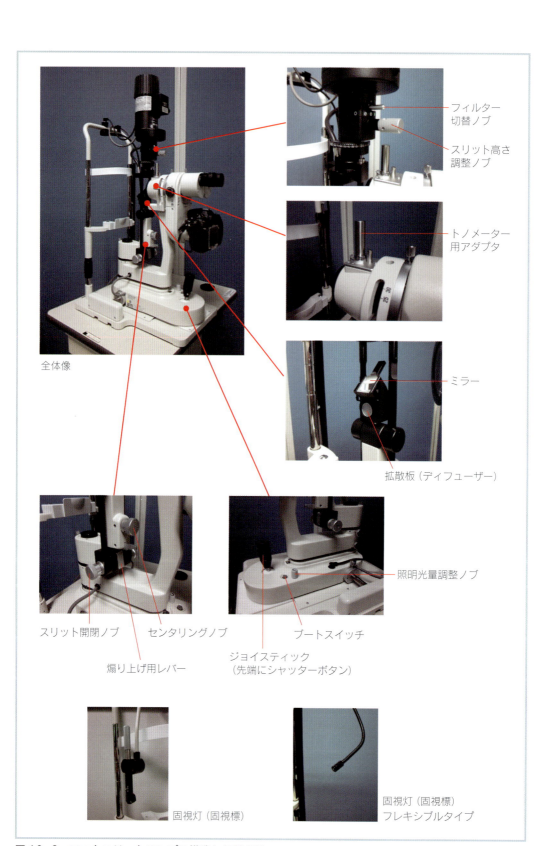

図10-3 フォトスリットランプの構造と各部名称

② スリットの回転
- スリット高さ調整ノブをランプハウスごと下の角度表示に沿って左右に動かすことにより、スリットを180°回転させることができます。

③ スリット開閉ノブ
- スリット開閉ノブを回し、スリットの開閉により、無段階にスリット幅を調整できます。

④ スリットセンタリングノブ
- スリットセンタリングノブを回しロックするとスリットが中央になります。ノブを緩めスリット開閉ノブを振ることにより、スリットを左右に煽ることができ、画角の中央以外の撮影対象物にスリット光を当てられます。これにより、間接照明が行いやすくなります。

⑤ ジョイスティック
- 前後左右に大きく動かし、大まかに撮影部位に合わせ、前後左右にスティックを倒し（微動）、細かい撮影位置調整を行います。ジョイスティック上部のシャッターボタンを押すと撮影できます。

⑥ 煽り上げ用レバー
- レバーを上げることにより、スリットを前方へ倒し、スリット光を煽ることができます。この機構は隅角を観察するときに使用します。

⑦ 照明光量調整ノブ
- 観察照明光量の調節を行います。観察照明は必要最小限の明るさで行うことにより、患者の負担を軽減できます。また、高輝度にすることで撮影露光にも影響を与えることがあります。

⑧ フィルター名称・役割
- 開放絞り（素通し）から5種類のフィルターがあります。

　(a) 熱線吸収フィルター
　　- 照明光源となるハロゲンランプが発する熱線が被検者へ伝わらないようにカットする目的のフィルターです。

　(b) NDフィルター
　　- 光源の周波数特性を変化させずに、一定に減光することを目的とするフィルターです。

　(c) 無赤色（レッドフリー）フィルター
　　- 眼底を観察する場合に、赤色の補色にあたる緑色のフィルターを使用することで、血球が無彩色となり、網膜視神経線維をより明瞭に観察することができます。前眼部においては、乳頭増殖における乳頭の中心血管の観察に有用とされています。

(d) ブルー(コバルト)フィルター
- 円錐角膜のFleischer ring(フライシャー)の観察や角膜混濁のある症例の形や範囲を把握することが容易になります(例:帯状角膜変性や角膜新生血管など)。
- フルオレセイン染色を合わせて使用することで、点状表層角膜症や角膜潰瘍などの角膜上皮障害の観察、結膜の乳頭増殖の輪郭と範囲の観察、BUT(涙液層破壊時間 tear film breakup time)、コンタクトレンズのフィッティング状態の観察をすることができます。

(e) エキサイターフィルター(メーカーにより搭載されていないこともある)
- エキサイターフィルターはフルオレセインが490 nm付近の青色光を吸収し、520 nm付近の緑色の蛍光を発する特性を利用し、490 nmの光を照射するように考案されたフィルターです。バリアフィルターと併用することで、フルオレセイン染色の蛍光色をより観察しやすくしています。

5. 準備、使用方法

- 撮影電源や、観察照明など各種の電源を入れ準備をします。
- 接眼レンズの瞳孔間距離を合わせます。接眼レンズのダイヤルを回し視度棒や接眼レンズ内の視標(十字線)などで視度を合わせます。スリット開閉ノブ、絞り、スリット長の調整、水平垂直稼働ハンドルやレバーの動きなどを確認しておきます。
- 照明光は暗い方から徐々に上げていきます。スリットをセンタリングノブでセンター位置にしたときに、両眼単一視したスリットが視野の真ん中にあれば正常です。
- どの検査でも同じですが、患者を座らせ、顎台に顎をのせ、患者と検者双方が楽な姿勢になるよう、光学台や椅子を調整します。
- 顎をのせたときに眼の高さが、顎台支柱の目印(アイレベルマーク)の高さに合うようにすることで、スリットランプの可動範囲が上下の真ん中になります。
- 撮影部や撮影法に合わせ、スリットの幅・長さ、スリットの振り角を合わせ、接眼レンズを覗き手前から観察・撮影部位に向かって焦点が合うまで押し込んでいきます。
- 倍率は低倍率から押し込み観察部位にある程度焦点が合ったら、観察部位に合わせ拡大します。最後にスリットの位置や角度、照明光量、撮影光量などを調節し、撮影します。
- 開瞼するときは綿棒で上眼瞼を圧迫しないよう回転するように開瞼すると良いでしょう。

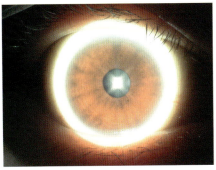

図10-4　虹　彩

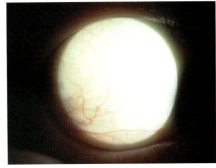

図10-5　強　膜

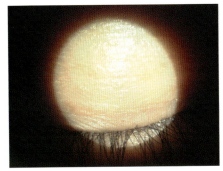

図10-6　眼　瞼

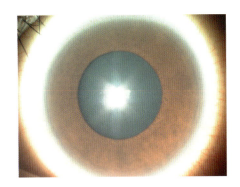

図10-7
水晶体後面にピントが合っているが、角膜像や水晶体前面像が重なってしまっている。

6. 撮影法（照明法）

(1) 平面撮影

- スポットライトに照明されたエリアを撮影するのが平面撮影です。虹彩や強膜、眼瞼といった不透明部位はもちろん、透明部位の前面・後面も同様のものと解釈することができます（図10-4～6）。
- 完全に白濁した角膜前面は強膜表面と同等であり、完全に白濁した水晶体前面は瞳孔に強膜があるのと同等であり、前房出血で満たされたときの角膜後面は不透明な前房の表面と同等ということになります。また硝子体出血で満たされたときの水晶体後面は不透明な硝子体の表面と同等になります。
- 上記のように各透明部が不透明となった状態を想定すれば、透明部も面的に捉えられることをイメージしやすいのですが、実際には透明であり円形スポットライトで照明してしまっては、必要面に焦点を合わせたところで各透明面での照明像も重なって見えづらくなっています（図10-7）。
- 効果的に各透明面を平面撮影する方法として、スリット開閉ノブを回して円形スポットライトの両サイドをカットし、縦帯状のスポットライトにし、必要面を捉

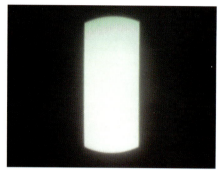
図10-8　縦帯状スポットライト

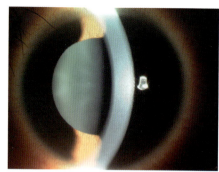
図10-9　角膜前面

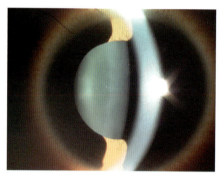
図10-10　水晶体前面

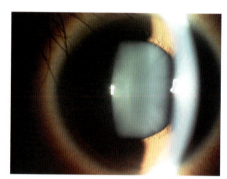
図10-11　水晶体後面

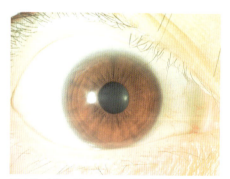
図10-12　ディフューザー撮影

　　える照明エリアを多少犠牲にする代わりに、不要面の照明像も削減し、なおかつ斜照することで、各面の前後の距離を利用して、必要面上から不要面の照明像を排除するようにします（図10-8～11）。
- 平面撮影の応用として、円形スポットライトに拡散板（ディフューザー）をかざして拡散光とし、一般接写画像を得る方法がありますが、自然な前眼部の状態が捉えられるため、好まれて多用されています（図10-12）。

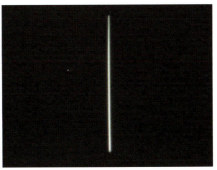

図10-13　線状スポットライト

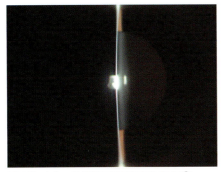

図10-14　角膜面での断面化操作①

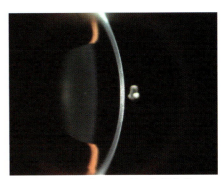

図10-15　角膜面での断面化操作②

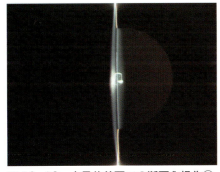

図10-16　水晶体前面での断面化操作①

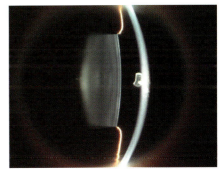

図10-17　水晶体前面での断面化操作②

(2) **断面撮影**

- 透明部位の断面観察、これこそがスリットランプの真骨頂といえる機能ですが、平面撮影で用いた円形スポットライトから縦帯状スポットライトを、より幅を詰めていき縦線状スポットライトにしてしまいます。このままでは照明エリアがなくなり、平面撮影としては、なんら利用価値はなくなりますが、ここから斜照にもっていくことで、今度は焦点面における透明部位の光学断面像が得られるのです (**図10-13～17**)。
- 以上が眼科臨床におけるスリットランプ撮影の基本的2法です。

Lecture 11

講師：藤掛 福美

前眼部撮影（中級編）

1 はじめに

- この章では前章で学んだスリットランプの基礎を踏まえて、臨床の場でフォトスリットランプを使い撮影するときの手技・照明法・注意点などについて述べます。
- それぞれの部位（結膜、角膜、虹彩、水晶体、その他）の病態をどう撮影するか、そのためにどの照明法を選択し、どの倍率を使用するかは撮影目的、撮影者の考えにより異なり、さまざまに表現することが可能です。ここでは照明法を中心に各部位の基本的な撮影法をまとめてみました。これを参考に応用範囲を広げて各自撮影して頂ければ良いと思います。

2 撮影準備

1. 撮影光路の確認

- フォトスリットランプは両眼で観察できる構造になっていますが、撮影には左右どちらか一方の光路を使用しています。これは機種によって異なります。右光路と左光路とでは照明の状態・反射の状態が異なりますので、撮影には必ず撮影光路側の接眼レンズを覗いて行います。

2. 視度調整

- 視度調整は焦点の合った写真を撮影するための大切な操作です。撮影光路側の接眼レンズを覗き、中に見える視度調整用の視標（十字線など）がはっきり見えるように合わせます（p.22参照）。調節が入らないように注意しましょう。
- また、視度棒（テスト棒）を使用して視度調整する方法があります。ここではその手順について説明します。

① 視度棒（テスト棒）を回転軸の穴に、平面を対物レンズに向けてセットします。

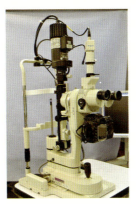
図 11-1　全体像

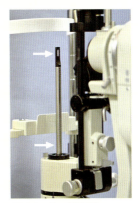
図 11-2　視度棒

② 双眼鏡筒の撮影光路側に視標（十字線）が入っている接眼レンズをセットします。
③ スリット幅・長を 10 mm、明るさを中程度にします。
④ 接眼レンズの視度調整リングをまず反時計回りに止まるまで回し、次に接眼レンズを覗きながら時計回りに回し接眼レンズ内の視標と視度棒（テスト棒）が同時にはっきり見えたところで止めます。
⑤ 止めた位置の接眼レンズ目盛りの値が撮影者の視度を示しています。
⑥ スリット幅を 1 mm ほどにし、投影されたスリット像の焦点が合っているか確認します。

3. 撮影方法のイメージ

- 医師からの撮影部位の指示を確認します。目的、撮影対象に合わせた照明法・撮影倍率・スリット幅や長さ・周辺照明の有無などをイメージします。
- 生体染色（主にフルオレセインペーパー）、隅角鏡や三面鏡などを使用して撮影する場合はその準備もしておきます。

3 撮影の実際

- フォトスリットランプは照明光の使い方により、同じ病変部を撮影しても異なった印象を与える写真になります。また、わかりにくい病変も光の当て方を変えることでよりわかりやすく写し出すことができます。
- 照明法には、スリット光源の前に拡散板を入れて広範囲に照明し撮影する拡散照明法、病変部に直接スリット光を当て撮影する直接照明法（直接焦点法、接線照明法など）、また、病変部に直接光を当てず他の部位に光を当てその反射した光を利用して撮影する間接照明法（徹照法または反帰光線法、強膜散乱法）、光の

反射の法則を利用した鏡面反射法などがあります。なお、照明法の分類や名称については著者により多少異なりますが基本は同じです。この章では以下の分類に従って説明します（**表 11-1**）。

表 11-1　照明法の分類

A 拡散照明法・広汎照明法 diffuse illumination
B 直接照明法
　(1) 直接焦点法 direct focal illumination
　(2) 接線照明法 tangential illumination
　(3) チンダル照明法 aqueous flare Tyndall's phenomenon
C 間接照明法
　(1) 強膜散乱法 sclerotic scatter
　(2) 虹彩徹照法・直接虹彩反帰光線法 direct retroillumination from the iris
　(3) 水晶体徹照法・直接水晶体反帰光線法 direct retroillumination from the lens
　(4) 近傍照明法・間接虹彩反帰光線法 proximal illumination
　(5) 眼底徹照法・眼底反帰光線法 retroillumination from the fundus
D 鏡面反射法 specular reflection
E 生体染色法
F 隅角鏡・三面鏡を使用しての撮影法 (次章を参照)

英語表記に関しては、Clinical slit lamp biomicroscopy and photo slit lamp biomicrographyを参照。

1. 拡散照明法 (表11-1 **A**、以下 **A** と略す)

- 主に病変全体像の把握、広範囲の撮影に用います。スリット幅を全開にし、羽子板ミラーの前に付いている拡散板（ディフューザー）を使用して撮影する方法です。また、スリット光（主照明）を消して周辺照明のみで撮影する方法があります。

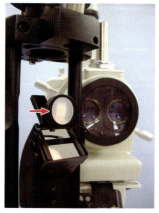

図 11-3　拡散板（矢印）

① 翼状片（**A**）（図11-4）
- 光源の反射が病変部にかからないよう、病変の反対方向から照射します。病変部が白い場合、反射率が高くなるので、露出オーバーにならないよう気を付けます。

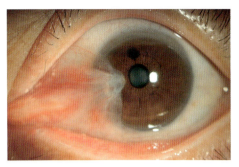 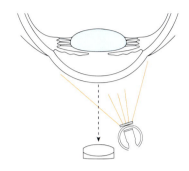

図11-4

② 春季カタル、石垣状乳頭（**A**）（図11-5）
- 上眼瞼を翻転し（指や綿棒などを使って裏返す）、光の反射に注意して撮影します。病変部は画面の中央（部）の位置で撮影するのが基本です。

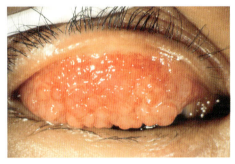 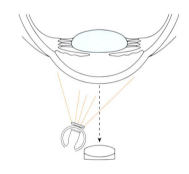

図11-5

③ 側面（主に耳側面）からの撮影（**A**）
- 円錐角膜や睫毛乱生など側面から観察した方が病態の形状や他の部位との関係が捉えやすい場合に用います（**図11-6**）。

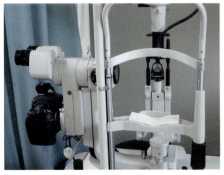 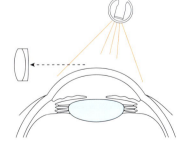

図11-6

(a) **円錐角膜**(A)(図11-7)
- 角膜の形状をわかりやすく捉えるために、撮影レンズを耳側に移動して側面から撮影します。

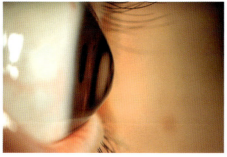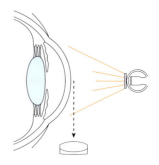

図11-7

(b) **睫毛乱生**(A)(図11-8)
- 下眼瞼の睫毛が角膜に触れている状態を捉えています。撮影部の角度(やや斜め方向)と照明光の反射に気を付けて撮影します。

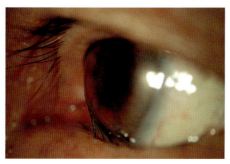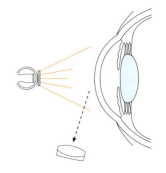

図11-8

(c) **外　傷**(A)(図11-9)
- 突き刺さった異物(金属片)の状態を立体的に捉えるため、撮影レンズを耳側に移動して撮影します。目的部位に焦点を合わせるのがポイントです。

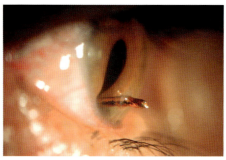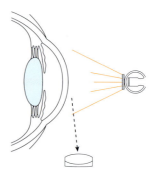

図11-9

2. 直接照明法

(1) 直接焦点法（B(1)）

* 【スリット光による撮影】フォトスリットランプ撮影で最も頻度の高い撮影法です。スリット幅は広い状態（約数十mm）から細い状態（1mm以下）まで撮影目的に合わせ変化させます。細いスリット光は特に角膜や水晶体などの透光体で光学断面を形成し組織的変化を捉えるのに適しています。一方、幅の広いスリット光は広範囲の病変部を捉える場合に使用します。

① 角膜潰瘍による上皮欠損・実質融解（B(1)）（図11-10）

* 細いスリット光では、角膜組織欠損部の深さや潰瘍による組織障害の程度を捉えることができます。スリット光の位置がわかりやすいよう周辺照明を最小限の明るさにして入れます。撮影目的の病変部に角膜反射光が重ならないよう注意します。

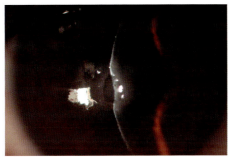 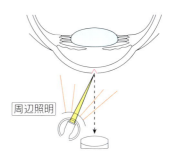

図11-10

② 水疱性角膜症（B(1)）（図11-11）

* 細いスリット光では、角膜の浮腫の状態（角膜上皮層から実質および内皮層の間）がわかります。周辺照明を併用することで、病変の広がりの情報をより多く得ることができます。

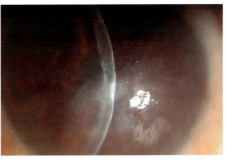 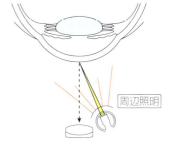

図11-11

③ 水疱性角膜症（**B**(1)）（図11-12）
- 前記症例②の水疱病変の一部を際立たせる場合には周辺照明は消し、スリット光のみで撮影します。角膜上皮の水疱をさらに強調するには、撮影倍率を高くして水疱に焦点を合わせます。

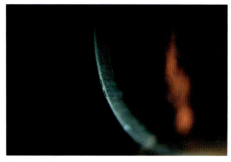 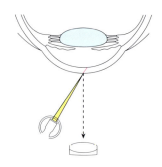

図11-12

④ 角膜鉄片異物・鉄錆症（**B**(1)）（図11-13）
- 鉄片異物と鉄錆による鉄片異物周囲の角膜に広がる細胞浸潤などの炎症反応（rust ring）がある症例では、スリットの幅を広げ、眼瞼などからの反射を防ぎ病変を際立たせるためスリット長を短くして病変部に当て撮影します。この場合には、特に露出に気を付けます。

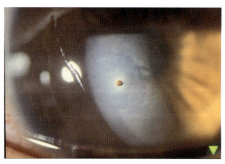 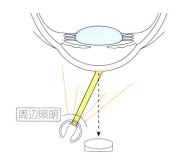

図11-13

注意しましょう！

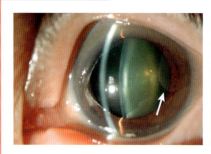 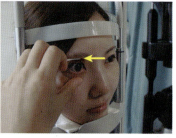

挙上した指が写り込むことがあります（白矢印）。綿棒（黄矢印）で上眼瞼を挙上すると写り込みを防ぐことができます。

⑤ 核白内障（**B**(1)）（図 11-14）

- スリット光と周辺照明で撮影。細いスリット光を 30～40°程度に振って水晶体前皮質から核に焦点を合わせて撮影します。周辺照明を併用すると前眼部および外眼部の病変を含むより多くの情報も一枚の画像で捉えることができます。

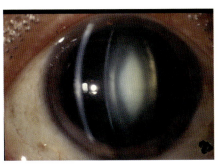
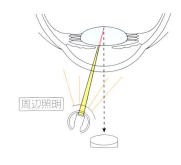

図 11-14

⑥ ガス白内障（**B**(1)）（図 11-15）

- 水晶体の状態を際立たせて捉えるため周辺照明は使用せず、スリット光のみで高倍率で撮影します。スリット光の降り角を大きくすると、より水晶体の変化を強調することができます。

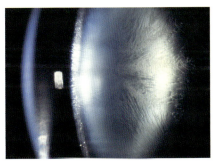
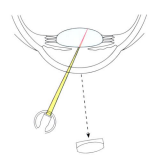

図 11-15

注意しましょう！

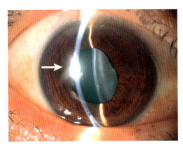
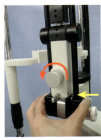

スリット光と角膜反射光が重複し乱反射を起こしています（白矢印）。スリットのセンタリング調節ノブ（赤矢印）を緩めスリット光を少し左側もしくは右側にスイングさせ（黄矢印）、角膜反射光の位置をずらすことで乱反射を避けることができます。

⑦ **後嚢白内障**（**B**(1)）（図 11-16）

- スリット幅をやや広げ、50～60°程度振って水晶体後嚢に焦点を合わせます。角膜を通過しているスリット光の反射や重複に注意します。

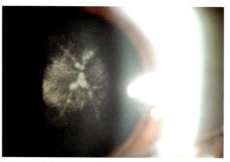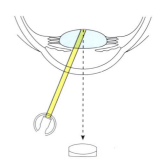

図 11-16

(2) 接線照明法（**B**(2)）

- スリット光を大きく広げ60°以上振って、角膜輪部に接近するほどの斜照明で目的部位を照明し撮影します。陰影がつき立体感が強調されて、角膜・虹彩などの凹凸を表現するのに適しています。

① **虹彩ルベオーシス**（**B**(2)）（図 11-17）

- 立体感のある虹彩紋理と虹彩瞳孔縁から広がるルベオーシス（血管新生）を捉えています。

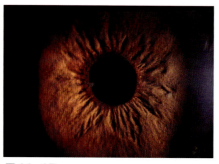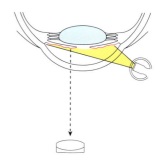

図 11-17

> **注意しましょう！**
>
>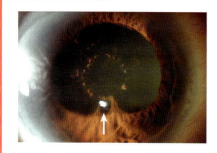
>
> ぶどう膜炎による虹彩癒着を撮影した例ですが、下方癒着部位に小白色斑が写っています（白矢印）。
> これは機材周辺にあるデスクライトの反射です。白色混濁病変と間違えてしまいます。天井の蛍光灯、デスクライトの写り込みなどに気を配り、撮影機器の周辺環境を整えましょう。

② **顆粒状角膜ジストロフィ (type 2)**（**B**(2)）（図 11-18）
- 角膜上皮下から実質浅層に生じる混濁の形状および範囲や密度を強調して捉えています。角膜上皮下に認められる白色の顆粒状混濁が特徴で、混濁部外の組織は透明に保たれている所見を撮影することができます。

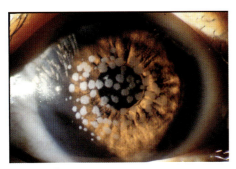
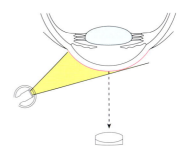

図 11-18

(3) チンダル照明法（**B**(3)）（図 11-19）
- 前房内の微細な混濁を撮影する場合に用います。雲間から射す太陽光や木漏れ日が放射状の筋となって見えたり、水槽に光を当てると水の濁りがわかりやすくなるのと同じ現象です。スリット長は短くし 60°度以上振って高倍率撮影します。レーザーセルフレアメーターに応用されています。

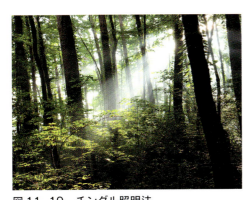
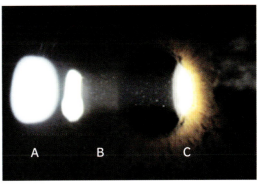

図 11-19　チンダル照明法
（写真提供：北里大学眼科・永野幸一氏）

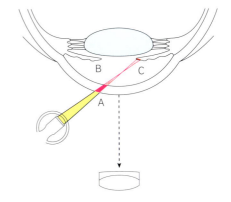

① 前部ぶどう膜炎（**B**(3)）（図11-20）
- 写真Aは**図11-14**の方法（直接焦点法に周辺照明の併用）での撮影例。
- 写真Bはチンダル照明での撮影例です。チンダル照明法では前房混濁（微細な浮遊物）を強調して捉えることができます。混濁が軽度である場合、ISO感度が低いと浮遊物を捉えにくい場合があります。

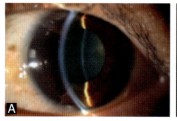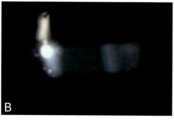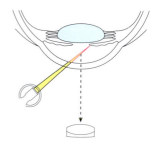

図11-20

3. 間接照明法

(1) 強膜散乱法（**C**(1)）

- やや幅の広いスリット光を角膜輪部に隣接する強膜に当て、角膜内部を全反射しながら通過する光の現象を利用して病変を浮かび上がらせて撮影する方法です。直接照明では捉えにくい角膜の淡い混濁病変を写し出すことができます。角膜混濁を伴う疾患の撮影には、最も頻度の高い照明法です。

① **角膜潰瘍による上皮欠損・実質融解**（**C**(1)）（図11-21）
- **図11-10**の症例を強膜散乱法で撮影したものです。主病変の周辺に広がる淡い浸潤を捉えることができます。スリット長を調節し、周辺からの乱反射を防ぐと効果的です。

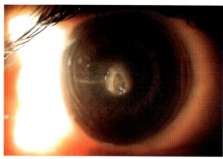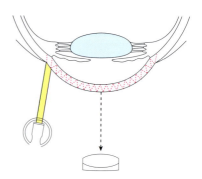

図11-21

② 顆粒状角膜ジストロフィ（C(1)）（図 11-22）

- 写真 A は強膜散乱法、写真 B は拡散照明法で撮影したものです。強膜散乱法は、顆粒状の角膜変性部を強調して撮影することができます（図 11-18 も参照のこと）。

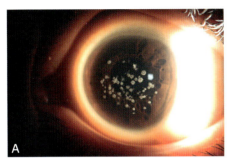
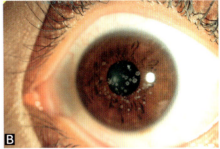

図 11-22

③ 角膜潰瘍（C(1)）（図 11-23）

- 写真 A は強膜散乱法で撮影したものです。微細な角膜混濁の様子を捉えることができます。写真 B は拡散照明法で撮影したものです。低倍率の拡散照明法では毛様充血など前眼部全体の病状を捉えており、撮影方法や倍率を変えることにより同じ疾患でも病変の特徴を強調して撮影することが必要です。

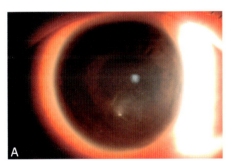
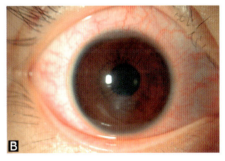

図 11-23

(2) 虹彩徹照法・直接虹彩反帰光線法（C(2)）

- 幅の広いスリット光で虹彩を照明し、虹彩から反射して帰ってくる光を背景照明として利用して病変を撮影する方法です。

① 格子状角膜ジストロフィ 3 型（C(2)）（図 11-24）

- 特徴的なメロンの皮状の不規則な太い格子状の混濁や、その間に広がる微細な樹枝状混濁まで捉えています。

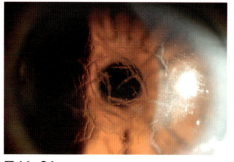 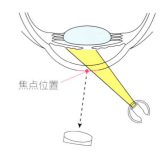

図11-24

(3) 水晶体徹照法・直接水晶体反帰光線法（**C**(3)）

- 散瞳状態で、角膜の病変部が瞳孔上にある場合に用います。やや幅の広いスリット光で水晶体を照明し、水晶体から反射して帰ってくる光を背景照明として利用して病変を撮影する方法です。

① 格子状角膜ジストロフィ3型（**C**(3)）（図11-25）

- 水晶体を背景にすると、角膜中央から全体に広がる透明性のある格子状ジストロフィのコントラストを高め鮮明に撮影することができます。
- 太い格子状混濁の間に広がる微細な混濁も捉えることができます。

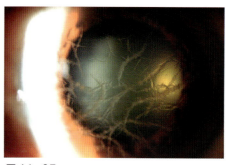 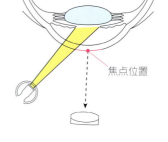

図11-25

(4) 近傍照明法・間接虹彩反帰光線法（**C**(4)）

- やや幅の広いスリット光を撮影したい部位の近接するところ（虹彩）に当てると、その周辺や後面で光の吸収や散乱が起こり、その薄い散乱光を利用して目的部位のコントラストを高め形状などをわかりやすくする方法です。軟組織に埋まった異物や角膜新生血管、さらに角膜後面沈着物などを浮き出させて撮影する場合に使います。

① **角膜アミロイドーシスの結膜からの侵入血管**（**C**(4)）（図11-26）
- 右側（赤矢印↑）は虹彩徹照法（**C**(2)）になりますが、近傍照明法は左側の青矢印部分（↑）を指します。目的部位（侵入血管）を適正な明るさにするため虹彩部位は少し露出オーバーになります。高倍率にすると効果的です。

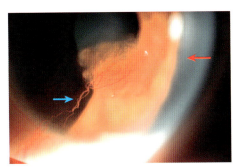
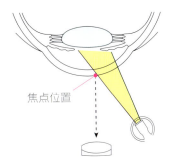

図11-26

② **角膜潰瘍による上皮欠損・実質融解**（**C**(4)）（図11-27）
- 図11-10、図11-21の症例を近傍照明法で撮影した例です。間接照明にすることにより主病変の周囲に広がる淡い浸潤をよりコントラスト高く捉えることができます。

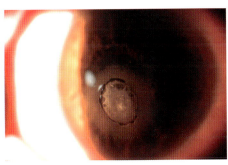
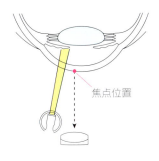

図11-27

(5) **眼底徹照法・眼底反帰光線法**（**C**(5)）（一般に徹照法はこの方法を指します）
- 散瞳した瞳孔から中程度〜細いスリット光を眼底に照射しその反射光を撮影します。水晶体・角膜などの混濁が陰影となって撮影できます。視神経乳頭を背景にするとより明るく反射してくるため、固視誘導が重要です。スリット光はセンタリングノブを緩めて瞳孔縁にスイングさせ、スリット長も短くします。特に白内障・人工水晶体・後発白内障などの撮影には欠かすことのできない照明法です。

① 白内障（C(5)）（図 11-28）
- 前皮質の放射状の白内障（周辺部）や薄い核白内障（中心部）、また核周辺部に散在する円形や楕円形の白内障早期の微細な混濁であるレトロドット白内障（retrodots cataract）などの混濁を捉えることができます。

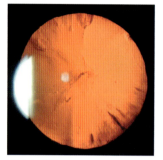
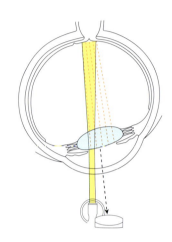

図 11-28

② IOL（intraocular lens；眼内レンズ）と後発白内障（C(5)）（図 11-29A）、前囊収縮（C(5)）（図 11-29B）
- スリット光を可能な限り瞳孔領辺縁に移動させたり、傾斜させたり（写真 A）また、十分な反帰光が得られる最小のスリット長およびスリット幅にして撮影した（写真 B）例です。固視誘導して反帰光が最大に戻る位置を探します。

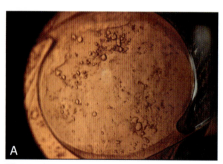
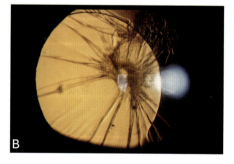

図 11-29

③ トーリックIOL 挿入写真（眼底徹照法と周辺照明の併用例）（C(5)）（図 11-30）
- トーリックIOL 軸マーカーの位置と撮影時の顔位の状態を把握する場合には、上段写真のように周辺照明を併用して撮影します。下段写真は同一症例で周辺照明を併用しない場合ですが、軸マーカーの傾きが本来のIOL 挿入状態なのか、顔の傾きによるものなのか判別できません。

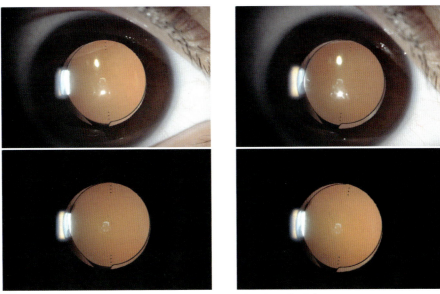

図11-30　左：オリジナル写真、右：意図的に顔を傾けた写真
（写真提供：北里大学眼科・永野幸一氏）

> **注意しましょう！**
>
> 入射したスリット光が眼底の視神経乳頭を照明したとき、一番明るい反帰光が得られます。固視誘導が決め手です。

4. 鏡面反射法

- 鏡に対する光の入射角と反射角が等しくなる反射の法則を利用した撮影法です。中程度のスリット幅で撮影する病変部位を照明し、撮影面に対して垂線を挟んで同じ角度の対象位置にカメラの光軸を移動すると鏡面反射が起こり角膜内皮が観察できます。透明な部位の変化を捉えることができます。角膜内皮や水晶体・人工水晶体の表面を撮影するときに使用します。この原理を応用したのが、スペキュラーマイクロスコープです。

(1) 角膜内皮の撮影 (D)（図11-31）

- スリット光を30°程度振り、撮影レンズを反対側の対照位置に置くことで、最も強い反射光を捉えて角膜内膜に焦点を合わせます。低倍率では角膜内皮細胞の形状がわからないため、最高倍率で撮影します。

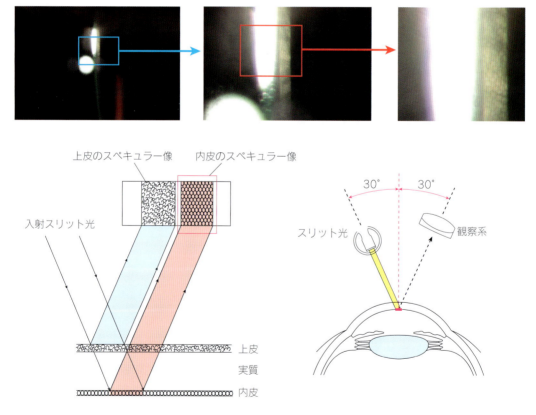

図11-31
スリット光の幅が広いと実質や上皮からの散乱光が強くなり、角膜内皮のコントラストが低下して観察しにくい。
（左下のイラストは羽藤 晋，川北哲也：スペキュラーマイクロスコープ．眼科画像診断 最近の進歩．金原出版，東京，p.1292，2010より引用）

(2) 人工水晶体の表面付着物（**D**）（図11-32）

* 人工水晶体の表面で鏡面反射させると薄い付着物も明瞭に撮影することができます。鏡面反射法では、対象物の鏡面部分は明るく不整な部分や凹凸のある部分は散乱するので暗く写る現象を捉えています。

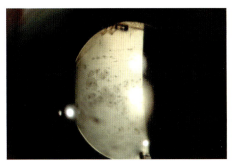
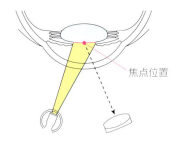

図11-32

5. 生体染色法（**E**）

* 細隙灯顕微鏡検査で用いられている生体染色法はフルオレセイン染色、ローズベンガル染色、リサミングリーン染色があります。フルオレセイン染色は角膜上皮欠損を染色します。ローズベンガル染色はムチンの欠損部や変性上皮を染色します。リサミングリーン染色はローズベンガル染色の代用として用いられています。染色時の刺激や細胞毒性が少ないことと簡便性から、日常診療にはフルオレセイン染色が多用されます。
* フォトスリットランプによるフルオレセイン染色撮影では拡散板を使用すると露出不足になるのでスリット光を全開にしてスポット状の照明にし、フルオレセインペーパーに含まれるフルオレセイン-Naを励起する青色フィルター（コバルトフィルター）を用い（選択レバー〈赤矢印↑〉をブルーマーカーに合わせます。ま

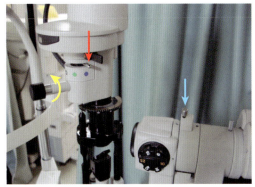

図11-33

た機種によりスリット高さ調整ノブ〈黄矢印↑〉に内蔵されています)、倍率は低倍率、フラッシュ光量は「強」で撮影します(図11-33)。

- フルオレセイン染色は角膜病変の撮影だけではなく、結膜や涙液の異常など眼表面全体の病変も捉えることができます。涙液の状態を捉える涙液メニスカス(角膜と下眼瞼の間に溜まった涙の高さ)の撮影、フルオレセイン染色し瞬目直後に角膜穿孔や房水漏出の所見(ザイデル現象)を捉えるザイデルテスト撮影などがあります。

① **単純ヘルペス角膜炎(樹枝状角膜炎)(E)(図11-34)**

- 木の枝のように広がった上皮欠損、上皮内細胞浸潤(epithelial infiltration)と先端には瘤状膨大(terminal bulb)を持つ病巣が特徴です。撮影時の注意点としては、フルオレセインはつけすぎないことが大切です。

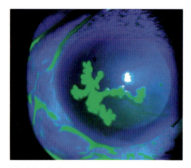 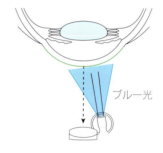

図11-34

② **点状表層角膜症(E)(図11-35)**

- ブルーフィルター(コバルトフィルター)でわかりにくい場合(写真A)、撮影部に濾過フィルター(520nm付近)を装着し(内蔵されている機種もあります。**図11-33**の青矢印↑)撮影した例です(写真B)。

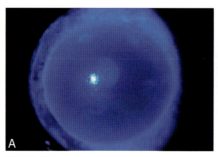 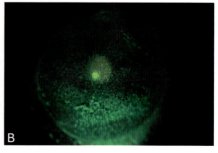

図11-35

③ 涙液メニスカス撮影（E）（図11-36）
- フルオレセイン染色後、数回瞬目させた後、スリット幅を全開にしてブルーフィルター（コバルトフィルター）を用いて撮影します。眼を刺激しないよう、フルオレセインのつけすぎに気を付けます。

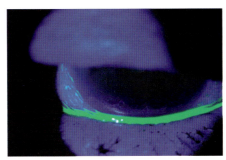

図11-36

4 まとめ

1. 撮影条件表作成の薦め

- この章では症例写真には撮影条件を表示してありません。その理由は、数機種により撮影しているため機種間で撮影条件が異なるためです。また疾患の状態（反射率）、撮影倍率、スリット光の幅・長、照射角度によっても異なります。
- これら条件が撮影を難しくしている所以ですが、その反面おもしろさでもあると思います。そこで、撮影条件をメモすることを薦めます。患者名（ID）、疾患名（病態）、撮影倍率、スリット幅・スリット光の長・角度、フラッシュ光量（露出量）、その他（拡散板使用、生体染色など）を一覧表にしたものを用意し、撮影後メモします。この作業を繰り返すことで撮影条件の感覚が身に付きます。また、症例の経時変化の撮影では撮影者が変わる場合の撮影条件の統一化や症例検討などの勉強会の資料としても役立ちます。
- フォトスリットランプでは、一つの疾患の病態を撮影する場合にはいくつものバリエーションがあります。撮影目的、疾患や病態を理解し的確な写真を撮影することが大切です。そのためには学会発表、文献、書籍などの多くの写真を見て撮影技術を磨いていくことも大切なことだと思います。
- 執筆にあたり、症例写真撮影および掲載の許可をいただきました昭和大学医学部眼科学教室 高橋春男教授、獨協医科大学眼科学教室 妹尾 正教授、またご協力頂きました北里大学眼科 永野幸一氏、旭川医科大学眼科 福井勝彦氏に深謝致します。

Lecture 12

前眼部撮影（上級編）

講師：三方　修

● この章では前章の照明方法を踏まえて部位ごとの撮影法について解説します。

1 撮影のポイントと留意点

● フォトスリットランプは一枚の写真でいろいろな情報を収めることができます。時には情報が多すぎて意図が見えにくい写真になってしまうこともあります。そのようなときは照明をピンポイントに当てたり、患部を拡大したり、周辺照明を入れないなどの工夫をすることが必要です。

(1) 眼瞼の上げ方と写り込み防止

● 撮影時に余計な眼瞼や睫毛が撮影部位の邪魔にならないようにすることが必要です。また、眼瞼を挙上する際に指や綿棒がなるべく写り込まないようにします。挙上する指や綿棒は撮影光と同方向から上げると角膜に写り込みにくく、綿棒は白より黒の方が写り込みにくくお薦めです（図12-1）。
● 眼瞼は撮影の直前に挙上し、撮影部位が露出するよう適度に挙上することが必要です。

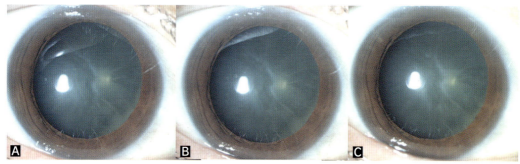

図12-1　眼瞼の上げ方と写り込み防止
(A) 指、(B) 白い綿棒、(C) 黒い綿棒がそれぞれ写り込んでいる。黒い方が写り込みが目立たない。

(2) スリット振り角は撮影光路を中心に

* スリットランプの観察系は双眼で、Rodenstock型でもGoldmann型でも、鏡筒は左右に分離し立体視できます。しかし、フォトスリットランプは基本的にそのどちらかの光路から光を分配して写真を撮影するように作られています。したがって、両眼視で、撮影していても実際撮影されているのはどちらか一光路の画像だけなのです。

* このことにより起こる不都合は、左右の振り角が鏡筒の中心から目盛りが付いているのに対して、実際の撮影はカメラの付いている光路の中心からの角度となります。したがって、右光路にカメラが付いている場合、撮影光路を基準にスリット光を左に30°振るのは目盛りで左に25°（**図12-2A**）、スリット光を右に30°振るのは目盛りで左に35°振らなくては同じ角度にならないのです（**図12-2B**）（鏡筒の角度が10°の場合）。

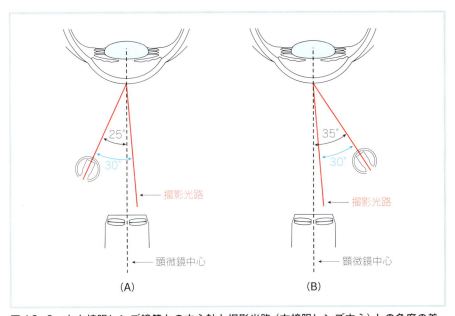

図12-2　左右接眼レンズ鏡筒との中心軸と撮影光路（右接眼レンズ中心）との角度の差

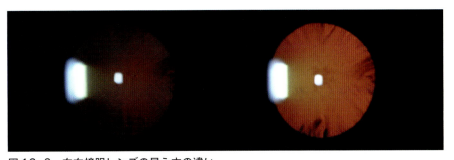

図12-3　左右接眼レンズの見え方の違い
両眼視で徹照が見えていても左右で見え方が違う。撮影光路側で見えていることを確認する。

(3) 単眼視で確認

- 前述のとおり撮影光路は左右どちらか一光路です。したがって、両眼視で観察していると、羽子板ミラーや支柱で撮影光路がケラレたり、徹照の反射が捉えられていない場合があるので、撮影前に撮影光路を単眼で確認することが重要です（図 12-3）。

(4) 周辺照明

- 周辺照明はスリット光とは別に拡散光を当てることにより、スリット光で撮影する部位周辺の状況も撮影できます。
- 周辺照明の光量によってはスリット像のコントラス低下により、はっきりしない画像になりますので、目的に合わせ周辺照明の光量を調節します。
- 周辺照明は器機によって、照射方向が選択できる機種とスリット照明と同軸照射する機種があります。照射方向の選択できる機種では目的に合った照射方向を選択します。例えばスリット光で撮影部位に陰影を付け、強調して撮影しようとするときにスリット光と逆方向から周辺照明を当ててしまうと、陰影が打ち消されてしまい平坦な写真になってしまいますので、その場合はスリット光と同方向から周辺照明を当てます。
- 眼瞼を上げている指や綿棒などの写り込みが気になる場合は指や綿棒で上げる方向から周辺照明を当てることにより写り込みを軽減できるのは前述したとおりです（図 12-1 参照）。

2 照明法・症例別撮影ポイント

1. 照明法別の撮影ポイント

(1) 拡散照明撮影（表 12-1 **A**、以下 **A** と略す）

- フォトスリットランプはスリットランプと違い拡散照明ができます。
- 直接照明法によるスリット写真や、周辺照明を併用したスリット写真の場合はスリットの当たっている部位が見せたい場所であり、そこに焦点を合わせれば良いのですが、拡散照明撮影では全体像を一枚で写し出すため、全体に均一に照明を当てること、全体像の中で見せたい場所に焦点をしっかり合わせることが重要です。
- また、羽子板ミラーの反射がスリットランプの構造上、角膜に写り込んでしまいますが、見たい病変部位と羽子板ミラーの反射が重ならないように、照明を正面から当てると強い反射が帰ってきますので適度にスリットを振って撮影するのが望ましいです。

表12-1 照明法の分類（再掲）

A 拡散照明法・広汎照明法 diffuse illumination
B 直接照明法
　(1) 直接焦点法 direct focal illumination
　(2) 接線照明法 tangential illumination
　(3) チンダル照明法 aqueous flare Tyndall's phenomenon
C 間接照明法
　(1) 強膜散乱法 sclerotic scatter
　(2) 虹彩徹照法・直接虹彩反帰光線法 direct retroillumination from the iris
　(3) 水晶体徹照法・直接水晶体反帰光線法 direct retiroillumination from the lens
　(4) 近傍照明法・間接虹彩反帰光線法 proximal illumination
　(5) 眼底徹照法・眼底反帰光線法 retroillumination from the fundus
D 鏡面反射法 specular reflection
E 生体染色法
F 隅角鏡・三面鏡を使用しての撮影法

英語表記に関しては、Clinical slit lamp biomicroscopy and photo slit lamp biomicrographyを参照。

(2) スリット撮影

● スリット光での撮影は基本的に深さ（奥行き）を見たい場合は細いスリット光を、広さ（範囲）を見たい場合は広いスリット光を使用します。照明法を変えることにより、病変部を強調したり、病変の範囲や形状も変わって写ります。

① 直接照明（**B**(1)(2)）

● 特に細いスリット光での撮影は光学断面により、角膜の厚みや前房の深さ、病変の大きさ、奥行きなどを表現するのに適していますが、スリット光の方向や角度が違うと光学断面の見える幅が違ってしまい（**図12-4**）、経時的な記録には適しません。毎回、同じ方向、角度、倍率など同一条件で撮影するように心がけましょう。

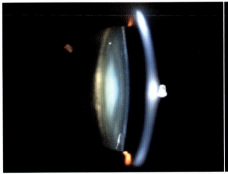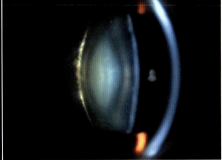

図12-4　直接照明法による写真
スリットの振り角が違うと光学断面の見える幅が違う。

② **間接照明**（**C**(1)〜(5)）

- 少し幅広のスリット光で直接照明の隣接（近傍照明）、虹彩からの反帰光、眼底からの反帰光（徹照）や強膜散乱などの照明法により、病変からの散乱や陰影により細かい疾患の状態や範囲などが把握しやすくなります。
- 近傍照明は直接照明の近くの細かい病態を高倍率で撮ることが多く、背景も暗いので撮影光量は上げて撮ることが多いです。
- 反帰光は虹彩からの反射を利用することが多く、背景が明るいので微細な病態が飛ばないように少し撮影光量を下げます。

2. 部位別の撮影ポイント

(1) 角　膜

- 角膜は透明組織であり、拡散照明（**A**）撮影時、明らかな病変がないと焦点が合わせにくいです。この場合は羽子板ミラーの反射に注目します。羽子板ミラーの強い反射の周辺は隣接照明（直接照明の周辺）によって、涙液の動きが見えやすく、そこを目安に焦点を合わせると良いです。角膜の全体像を記録する場合には、焦点を角膜

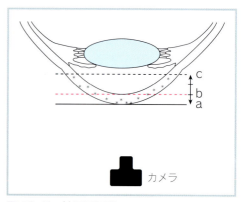

図12-5　被写界深度

頂点（a）に合わせるより、被写界深度を考慮して少し奥（b）に合わせると、より広範囲に焦点が合ったようにみえる画像になります（**図12-5**のaからcまで）。被写界深度は見かけ上、手前より奥が深く見えるので、焦点が合っているように見せたい範囲の手前から1/3の位置に焦点を合わせるのがコツです。

- **細いスリット光による直接照明**（**B**(1)）の場合は、病変がどの層にあるのかを見極め病変部位に焦点を合わせます（**図12-6**）。

フォトスリットランプは焦点深度が浅く、倍率を上げるとより浅くなります。そのため、わずか0.5mm程度の角膜厚でも角膜全体に焦点が合いにくいのです。一般的にフォトスリットランプには絞りがないので、絞りにより被写界深度を深くできません。その場合、スリット光と撮影鏡筒の角度をより90°に近づけることにより、光学断面の大きさが変わりますが、角膜全体に焦点を合わせやすくなります（**図12-7**）。

また、細いスリット光による直接照明は角膜の形状を表すのにも適しています（**図12-8**）。

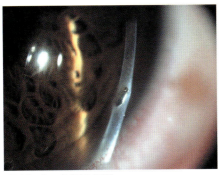

図12-6 角膜の撮影
細いスリット光による直接照明（**B**(1)）により角膜実質層に異物があるのがわかる。

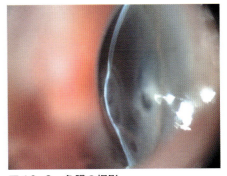

図12-8 角膜の撮影
細いスリット光による直接照明（**B**(1)）は角膜の形状を表現するのにも適している。

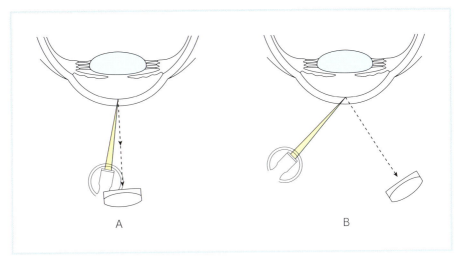

図12-7
被写界深度が浅いため、スリット光の角度が少ないと光学断面の前後が合わない（A）。
光学断面に対して90°に近づけることにより焦点深度が狭くなり、焦点が合いやすくなる（B）。

- **幅広スリット光による直接照明（広汎照明）**（**B**(1)(2)）は角膜混濁や瘢痕、血管侵入などを撮影するのに適していますが、幅広のスリット光のために反射が強くなるので、撮影光量を落としたり、時にはNDフィルターを必要とすることもあります。また、スリットの振り角を少し大きくした方が、陰影がつきやすく、疾患部位がより浮き出て撮影できます。

  混濁の程度などによっては見えにくかったりするので、このような場合は間接照明（**C**(1)〜(5)）による撮影が有効になります（図12-9）。

  混濁を伴ったパンヌスや微細な角膜の変化などは反帰光（**C**(4)(5)）などの間接照明によりシルエットとして観察するとわかりやすくなります。

- びまん性の表層角膜炎、角膜上皮の障害など広範囲な病変の場合はスクレラル・スキャッター照明（強膜散乱照明）（**C**(1)）や染色照明（**E**）が有効になります（図

12-10)。スクレラル・スキャッターの角膜輪部への光の当て方で、あまりスリットの角度がつくと角膜からの散乱光の分散反射が現れることがあるので注意します。

- フルオレセイン染色の場合、フルオレセインの量や撮影光量により、染色部位の輝度範囲が変わるので適量で撮影します（図12-11）。

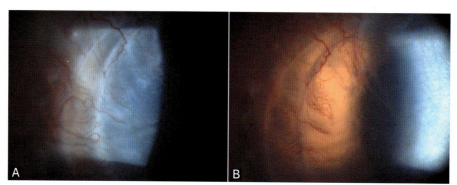

図12-9　直接照明（A）と間接照明（B）の違い
直接照明（A）により表層の混濁を捉え、間接照明（B）は虹彩からの反帰光により、パンヌスがシルエットとして見やすくなっている。

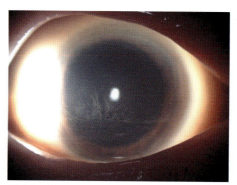

図12-10　スクレラル・スキャッター照明による角膜混濁の写真

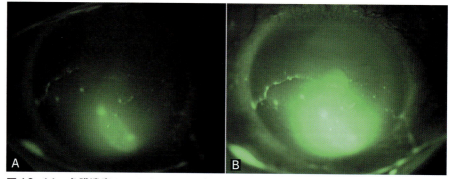

図12-11　角膜潰瘍のフルオレセイン染色
写真Bは撮影光量過多により潰瘍の輪郭がハレーションで飛んでしまっている。

撮影時間や涙液の状態により、染色が不均一にならない状態での撮影を心がけます。

コバルトブルーのフィルターでの撮影では、メーカーによってフィルターと撮影カメラのデバイスの波長感度特性が合わず、フルオレセインがきれいに写らない場合があります。

- 角膜上皮細胞や角膜内皮細胞などは鏡面反射を利用して観察できますが、最高倍率にしても細かいので撮影後さらにトリミングし、倍率を上げた方が良いでしょう（**図12-12**）。

(2) 結　膜

- 結膜の場合、NDフィルターやスリットの振り角、スリット幅、スリット長などの調整により減光し、適正露光（撮影光量）を得ます。
- 軽度の充血などは露光オーバーになると正常に見えてしまうので注意します。また、広範囲の結膜出血などは少し暗く写るので撮影光量に注意します。
- Palisades of Vogt (POV)（**図12-13**）などは隣接照明で行うと観察しやすいです。
- 翼状片などは光の当てる方向で大分明るさや色合いが変わります（**図12-14**）。

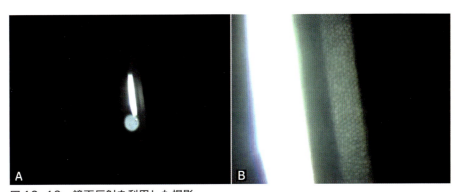

図12-12　鏡面反射を利用した撮影
鏡面反射を利用し、Aは角膜内皮細胞の細胞壁をシルエットとして捉えている。
BはAの写真をトリミングして拡大した写真である。

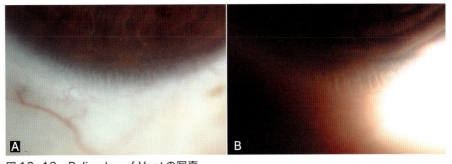

図12-13　Palisades of Vogtの写真
直接照明 (A) ではわかりにくいが、間接照明（近傍照明、B）では Palisades of Vogt が見えやすくなる。

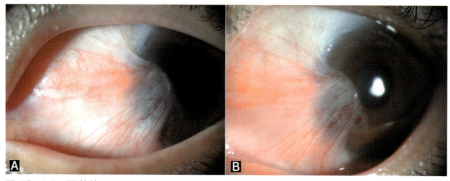

図12-14 翼状片
Aは結膜側から、Bは瞳孔側から光を当てて撮影している。

(3) 前　房

- 前房の撮影対象は前房深度と炎症が多いです。
- 前房深度の撮影には経時的観察として一定の角度、方向からの撮影が大切です。
- van Herick法による隅角の撮影ではスリットと撮影光路とのなす角度を60°とし、スリット光を角膜輪部のなす角に垂直になるように当て撮影します（**図12-15**）。

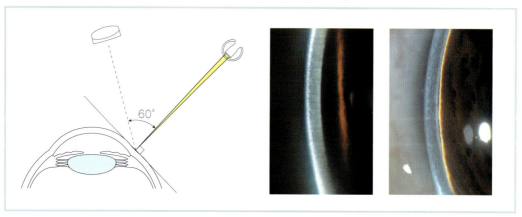

図12-15　van Herick法（写真左：正常、右：狭隅角）

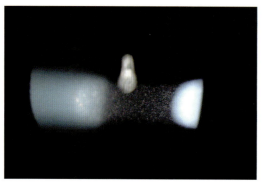

図12-16　チンダル法で撮影した前房の炎症細胞

- 前房の炎症によるフレアやセルは、細いスリット光か光束で撮影します（チンダル照明）(**B**(3))。細かい浮遊物の散乱を捉えるため、周辺照明は使用せず、大光量で撮影します（図12-16）。焦点を面で捉えるようにできるだけスリット光と鏡筒を90°に近づけて撮影します。

(4) 虹　彩

- 虹彩は細いスリットによる凹凸表現か、斜照明による陰影表現が多いです。
- 虹彩ルベオーシスは直接照明法での拡大撮影や蛍光造影撮影が有効です。

(5) 水晶体

- 全体の厚みを撮影する場合などは毎回同じ角度で細いスリット光による撮影を行い、水晶体前嚢は幅広のスリット光による斜照明で撮影し、後嚢下はやや幅広のスリット光による撮影または徹照撮影を行います。
- 水晶体前嚢を撮影するときは鏡面反射や接線照明で前嚢の状態がわかりやすくなる場合もあります（図12-17）。
- 偽落屑症候群の水晶体表面変化は、拡散照明法より、幅広のスリット光で接線照明法を行うと、陰影ができて観察しやすくなります。

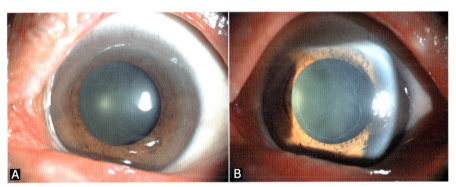

図12-17　偽落屑症候群の写真
水晶体の表面変化は拡散照明（A）よりも幅広のスリット光を使った接線照明（B）の方が陰影ができ、観察しやすくなる。

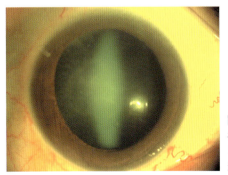

図12-18　自発蛍光
核白内障の自発蛍光像、エキサイターフィルター、バリアフィルターにて撮影した。全体像がわかるよう周辺照明も入れた。

- 核白内障の撮影では核の自発蛍光を撮影する場合もあり、コバルトフィルターかエキサイターフィルターでの撮影をすることで自発蛍光を捉えることができます（図12-18）。

(6) 隅　角（F）

① 三面鏡による撮影

- 隅角は角膜の屈折臨界角を超えるため通常、光を当てても観察することができません。そのため角膜に隅角鏡や三面鏡などの前置レンズを装着して観察・撮影します。ここでは一般的なGoldmann三面鏡について説明します。
- 三面鏡は3つの異なる角度の鏡が付き、それにより隅角から眼底までを観察できる接触型の前置レンズです。
- 鏡の角度はそれぞれ、59°が隅角および眼底最周辺部、67°が眼底周辺部、73°が中間周辺部観察用で、中央部は－60Dで眼底後極を約等倍の大きさで正立像として観察できるようになっています（図12-19）。三面鏡を使用するときは通常の撮影より可動範囲が広いので、被検者の目の高さがスリットの可動範囲の中央にくるように顎台を調整し、顔が動かないように顎と額は顎台・額当てにしっ

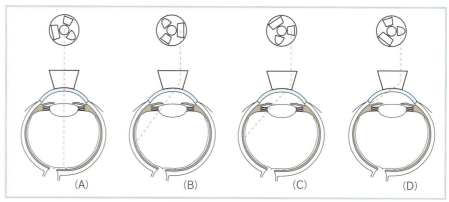

図12-19　三面鏡による観察部位
A：眼底後極、B：中間周辺部、C：眼底周辺部、D：隅角および眼底最周辺部をそれぞれ観察する。

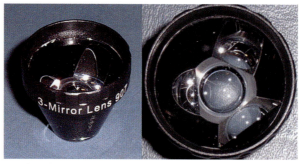

図12-20　Goldmann三面鏡

- レンズ（**図12-20**）は眼球に直接装着するため、被検者に点眼麻酔薬を点眼し、角膜保護剤を使用します（前置レンズによっては角膜保護剤が不要なものもあります）。
- 装着法は隅角鏡の対物面に気泡が入らないように少量の角膜保護剤を付け、眼球を上方視させ、眼瞼を押さえながら下眼瞼にレンズの下縁を当て装着し、視線を正面位に向けてもらいます。三面鏡を強く押し当てると眼痛を伴ったり、角膜に皺が寄るなどするので注意が必要です。
- 観察・撮影は、スリットの照明軸は左右どちらから入れても良いですが、左右横方向の隅角撮影では観察ミラーの反対側から照明光を入射した方が照明光軸と観察・撮影光軸の分離が図りやすいです。
- 上下の場合は振り角とスリット幅の調節で光軸の分離が図りやすいですが、広範囲の撮影は、ランプハウスを回転させスリット光を横長にし、煽り上げ用レバーを使用して、スリットを前方に倒し、三面鏡を上下に煽ることにより光軸の分離を図ります。斜め方向の撮影はさらにスリットを回転させ、観察・撮影部位に照明光を当てます。
- 三面鏡を装着したら、撮影しようとする隅角部位の対角に使用する鏡を置き、鏡にスリット光を反射させて隅角を観察します。観察照明と撮影光路が一致するとレンズ表面からの反射によりコントラストが低下し観察・撮影しにくくなります。スリット光を少し振る、煽る、回転させる、スリットを前傾させるなどして、こまめにスリット光の角度調整を行い光路の分離を図ります。スリット長や幅は必要最小限にし、撮影部位を中央にします。ただし、鏡や三面鏡の縁にケラレることがあるので、あまり大きく振ったり、煽らないようにします。
- また、両眼視していると撮影光路で光がケラレていても気がつかない場合がありますので、必ず撮影光路側で観察、確認します。
- 隅角は明るいので通常は撮影光量は少なめに、倍率は高倍率で撮影します（**図12-21**）。
- 浅前房などで隅角が観察しにくい場合は1つ角度が上の鏡を使用し、レンズを煽って観察するか、圧迫隅角鏡を使用し、隅角を広げて撮影する場合もあります。

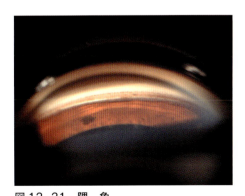

図12-21　隅　角
隅角は結膜同様反射光が強いので白く飛ばないように注意する。撮影部位と角膜の反射が重ならないように調整して撮影する。

(7) 眼底・硝子体
① 前置レンズの使用と使い分け
- スリットランプでは水晶体の直後までしか観察できませんが、前置レンズを使用することにより眼内の観察が可能となります。前置レンズは大きく分けて接触型と非接触型があり、接触型は三面鏡と同様に眼球に接触するために固定しやすく安定して観察・撮影できますが、患者へ負担がかかります。

  非接触型は手軽で患者への負担が少なく、眼球を動かしたときに硝子体の可動などの観察、動画撮影には向いていますが、レンズ保持が安定せず写真撮影には向いていません（レンズホルダーがあれば安定し望ましいでしょう）。
- また、レンズの度数や高屈折レンズにより、観察倍率、観察画角などの違いがあります。三面鏡での観察や60Dのレンズでは縦倍率、横倍率とも等倍（約1倍）での観察となります。120Dなら縦倍率の1/4、横倍率で1/2となります。つまり高屈折の前置レンズなら深度が深まるのです（**図12-22**）。距離が圧縮した感じになり、観察時に凹凸感を感じにくくなります。しかし、撮影には広範囲の視野が一度に撮影できるというメリットもあり、撮影部位や範囲により使い分けることが望ましいと言えます。

② 三面鏡による撮影
- 装着方法は隅角撮影と同様です。
- 三面鏡での観察・撮影範囲は**図12-19**のとおりです。
- 眼底後極の観察・撮影は、中央のレンズで行います。照明光軸と撮影光軸は10°くらいが良いでしょう。周辺眼底の観察・撮影は3枚の鏡を観察部位により選択し、反射を利用します。照明法は隅角観察・撮影同様、スリット光の照明軸は左右どちらから入れても良いですが、左右横方向の眼底撮影では観察ミラーの反対側から照明光を入射した方が照明光軸と観察・撮影光軸の分離が図りやすい

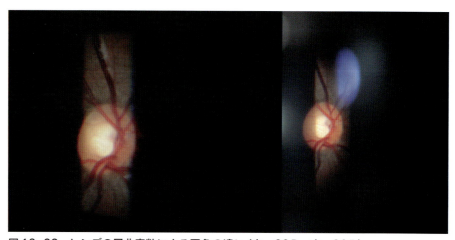

図12-22　レンズの屈曲度数による画角の違い（左：60D、右：90D）

です。
- 上下の場合は振り角とスリット幅の調節で光軸の分離が図りやすくなります。
- 照明光軸と撮影光軸の分離も同様に行わないと観察が難しく、コントラストの低い画像となってしまいます。また、スリット長や幅も適度に、角度もこまめに調整することによりレンズ内からの余分な乱反射を軽減し、観察・撮影しやすくなります。観察・撮影する像は中央レンズでは直像、周辺は鏡面反射により、左右上下が逆になります。

③ 高屈折凸レンズによる撮影

- 高屈折凸レンズは接触型、非接触型があり、像倍率として約1倍から0.5倍、視野角として約70°から160°といろいろなレンズがあり広視野、広範囲を観察できます。
- 接触型の装着法は三面鏡と同様です。周辺観察のときは見たい方向へ眼球を動かすか、反対方向へレンズを煽ります。
- 非球面レンズは作動距離（角膜からレンズの距離）分、離して持ち観察するため固定しづらいです。持ち方としてはジョイスティックを操作しない手の親指と人差し指でレンズをつまみ、小指と薬指を額に固定し、中指で軽く眼瞼を上げるようにします。顔が多少前後しても一緒に動き常にレンズと作動距離が一定になるように固定します。
- 作動距離は10mm前後のものが多く、高屈折になるほど作動距離も短くなるため、睫毛がレンズに接触しやすくなります。
- 高屈折凸レンズは倒立実像であるので観察部位の左右上下を間違えないように注意が必要です。

④ 硝子体

- 硝子体は膠原線維とヒアルロン酸を含む水分のゲル状組織で、水晶体直後の前部硝子体の混濁や出血ならスリット光の焦点を水晶体の後ろまで押し込むことである程度の撮影はできます（**図 12-23**）。
- 細いスリット光ではゲルと液化腔を観察できます。また、反帰光を利用するとゲル状の線が観察しやすくなりますが、撮影光量が多く必要となるので、あらかじめISO感度を上げておくと良いでしょう。

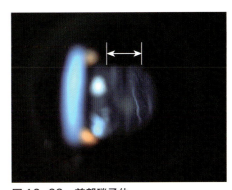

図 12-23　前部硝子体
スリットをジョイスティックで押し込み、水晶体後面のさらに後ろに焦点を合わせる。矢印は硝子体部。

- 周辺部を観察・撮影するときは眼球を見たい方向へ動かしてもらいますが、瞳孔が楕円となり照明光と観察・撮影光との分離幅が狭くなるので、より細いスリット光の観察となります。上下方向では煽り上げ用レバーを使用してスリットを前方に倒すと観察しやすくなります。
- 極大散瞳で無水晶体眼や眼内レンズの場合はZinn小帯や毛様体、鋸状縁まで観察・撮影できます。
- 後部硝子体の観察は、三面鏡もしくは高屈折凸レンズを使用することで観察・撮影ができます。通常は硝子体と網膜の境界はわかりませんが、後部硝子体剥離によるWeiss環や裂孔を牽引している硝子体を観察することができます。
- これらの後部硝子体は間接照明法の反帰光や隣接照明法などでの観察・撮影の方が良いです。

⑤ 眼　底

- 眼底の場合はほとんどが直接照明法による観察・撮影で三面鏡もしくは高屈折凸レンズを使用します。光源にはスリットランプのアンバーフィルターを使用すると自然な眼底色に見えます。
- 黄斑の浮腫や視神経乳頭の陥凹などは、三面鏡の中央レンズなど倍率の高いレンズを使用し、細いスリット光で観察します。幅広いスリット光で、低倍率・広視野の高屈折レンズを使用することにより広範囲の観察・撮影が行えます（図12-24）。しかし、奥行きがあり、瞳孔やレンズ越しの観察になるため瞳孔やレンズの縁にケラレないように注意します。レンズ表面からの乱反射などを分離することも難しいため、幅広スリット光の撮影ではコントラストが悪かったり、実際より視野が狭い範囲の撮影しかできない場合があります。

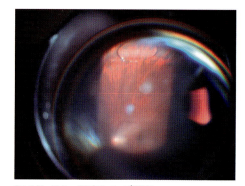

図12-24　眼内レンズ脱臼
黄斑から周辺部まで一つの視野で観察できる。像は倒像なので落下した眼内レンズは上方に観察できる。

- 周辺部は三面鏡の周辺部ミラーに反射させ観察・撮影します。使用法は隅角撮影と同様です。最周辺部などは圧迫ミラーなどを用い強膜を圧迫し、観察・撮影する場合もあります。網膜裂孔などは三面鏡での観察・撮影の方が立体感があり、硝子体の牽引などを観察しやすいです。

3. 三面鏡、高屈折凸レンズの取り扱い

- レンズの表面の傷、コーティングの剥がれや汚れは、観察・撮影時の乱反射の元になるので取り扱いや洗浄時に注意が必要です。
- レンズを回転させるときに指でレンズ表面を触らないように注意します。
- 睫毛が接触し汚れると、全体的に視界が悪く、コントラスト低下や反射の原因となるので眼瞼は挙上します。
- 埃などの汚れは強い輝点のアーチファクトとなります。
- 感染症対策のため、使用後は洗浄、消毒、殺菌を行います。洗浄は水かぬるま湯で十分すすぎ、低刺激の石鹸水を数滴つけ、円を描くように綿球などで軽く洗浄します。洗浄後は水またはぬるま湯で十分にすすぎ、布で傷がつかないよう軽く拭き取るか、エアダストスプレーで吹き飛ばし乾かすようにします。
- 殺菌はグルタールアルデヒド（2％あるいは3％）に最低20分間、あるいは水に漂白剤を混ぜた溶液（水と漂白剤の割合は9：1）に10分間浸し、水またはぬるま湯で溶液を十分に洗い流し（1分間のすすぎを3回）、余分な水分は布で傷がつかないよう軽く拭き取るか、エアダストスプレーで吹き飛ばし乾かすようにします。滅菌はエチレンオキサイドガス滅菌を温度54℃、最低1時間、エアーレーションを12時間行います。

Lecture 13 外眼部撮影

講師：永野 幸一

1 はじめに

- 外眼部撮影は、眼球付属器を構成する要素のうち、体表に面した部分が撮影の対象となります。撮影には、眼底カメラのように眼の撮影のために専用設計された医療器機を使用するのとは異なり、一般に市販されているカメラを使用します。携帯電話にカメラ機能の搭載が当たり前の時代、写真を撮るのは慣れ親しんでいるはずなのに、一眼レフカメラを手渡され、いざ、外眼部撮影となると、多くの検者は身構えてしまうことになるでしょう。
- この章では、一眼レフカメラの基本的な使い方についても触れてみます。

2 撮影機材

- 外眼部撮影では、一眼レフカメラ＋マクロレンズ（35mmフィルム換算で焦点距離100mm前後のもの）＋リングストロボの組み合わせがスタンダードになります（図13-1）。

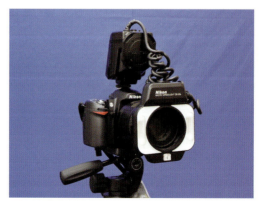

図13-1　代表的な外眼部撮影の機材

1. カメラ

外眼部撮影は接写が基本になるので、接写用のアクセサリーが充実した一眼レフカメラが推奨されます。一眼レフカメラは、難しいという先入観から、撮影条件の設定は、すべてカメラ任せのコンパクトカメラが選択されがちです。しかし、再現性が求められる医学写真には向いていません。経時的に記録するために、いつも同じ倍率で撮影するのは至難の技です。また、ストロボがレンズから離れた位置（斜め上）で発光するため、正しい角膜反射の位置が得られません。このため眼位撮影にも向いていません。

2. レンズ

診察室や検査室など、狭いスペースでの撮影では、接近しても広視野が撮影できる短焦点（広角）レンズを選択しがちです。しかし、収差の影響でデフォルメされた画像となるので、接写が可能で収差が補正されているマクロレンズが向いています。マクロレンズは、最大撮影倍率が1/2倍、または等倍のものが多く、高倍率で接写ができるように設計されたレンズです（図13-2）。

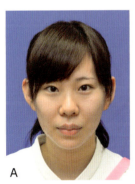 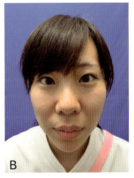

図13-2 望遠マクロレンズと広角レンズの描写の違い
A：焦点距離105mmのマクロレンズで撮影。
B：焦点距離16mmの広角レンズで撮影。

3. イメージセンサーサイズと焦点距離

イメージセンサー（撮像素子）は光を電気信号に変える電子部品です。イメージセンサーが大きいほど、高画質を得るのに適しています。イメージセンサーの大きさは、カメラによって違い、35mmフィルムと同じ大きさ（約24×36mm）のものをフルサイズと呼んでいますが、一般的な一眼レフカメラではこれより小さいAPS-C (Advanced Photo System type C、約24×16mm) サイズのイメージセンサーが使われています。また、イメージセンサーの大きさによって写る範囲（画角）が変わってきます。画角は、イメージセンサーのサイズとレンズの焦点距離によって決まります。同じ焦点距離のレンズで撮影してもイメージセンサーの大きさが違うと、画角が変わります（図13-3）。

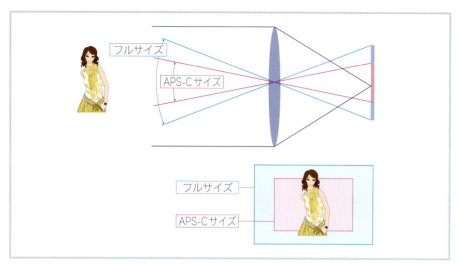

図 13-3　画角とイメージセンサーサイズの関係

- 同じレンズを使用しているのに写る範囲が違うのは、比較するのがややこしいことになるので、このレンズをフルサイズ機に装着した場合には、何 mm に相当すると表示することで、統一してレンズの焦点距離が判断しやすくなります。一般的に「35 mm 換算で○○ mm」という表示の仕方をします。APS-C サイズのイメージセンサーは、フルサイズの 1.5 〜 1.6 倍にすると 35 mm 換算で何 mm なのかわかります。

4. ストロボ

- ストロボは、キセノンガス、クリプトンガスなどを封入した放電管に、高電圧の直流電圧が瞬時に流れ、電気的に刺激を受けたときに発光する照明です（エレクトリックフラッシュライト）。ストロボは、米国のストロボリサーチ社の登録商標が一般名詞化したもので、登録商標であるストロボという呼称を避けるため、メーカーによっては「スピードライト」などと呼称しています。

(1) リングストロボ

- 外眼部撮影ではリングストロボが好んで使われます。その理由は、影が写り込むことを避けるためです。しかし、眼位撮影では、角膜に写り込んだストロボの反射光は点状ではなく、リング状になります。被写体に近いほど、リング状の反射は大きくなるので、撮影距離やレンズの選択も考慮する必要があります。また、リングと称していても、いくつかの光源をリング状に配したストロボもあるので、このようなストロボで撮影すると、角膜上に複数の反射光が写り込んでしまいます (**図 13-4**)。
- ストロボは暗い所で撮影する際の補助光という役割以外に、高速シャッターの

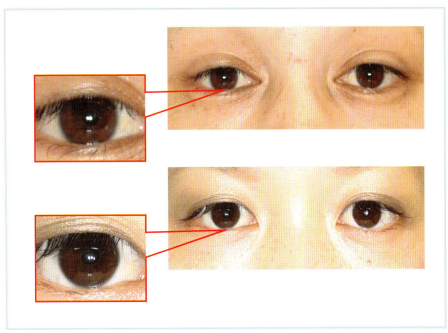

図13-4　角膜・水晶体に複数の反射が写り込んだもの

役割もします。ストロボの発光時間はとても短く、一般的なものでも1/1,000秒程度で、ストロボを使用することはブレの防止策にもなります。

(2) 同調とシャッタースピード

- 前述したようにストロボの閃光は、ごく短時間なので、発光する前にシャッターが完全に開いていなければなりません。つまり、シャッターとのタイミングを計る必要があるわけです（これを同調といいます）。一眼レフカメラのシャッターは、撮像素子の前を横切る2枚の幕でできています（フォーカルプレーン・シャッターと呼ばれます）。1枚目の幕（先幕と呼ばれます）は、レンズを通過した光が撮像素子を露光するために開き、2枚目が撮像素子を被うために後を追います（後幕と呼ばれます）。速いシッタースピードでは、後幕が撮像素子の一部分しか露光してないときに動き出します。このため撮像素子には、非常に短時間の露光があり、撮像素子を横切って動くスリットを形成します。ストロボの閃光はとても短いので、シッタースピードが速ければ、撮像素子上のシャッタースリットのできた直後のわずかな瞬間しか露光されません。したがって、フォーカルプレーン・シャッターでは、後幕が撮像素子を完全に露出できるようなシャッタースピードを使用しなければならないわけです。
- 通常、シャッター幕が横に走るもの（横走り式）で1/60秒以下、縦に走るもの（縦走り式）で1/250秒以下で同調します。また、最近のカメラはストロボを装着すると、自動的に同調するシャッタースピードに設定してくれるものがほと

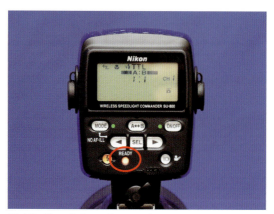

図13-5　パイロットランプ

んどです。

- 電池の消耗状態の確認は忘れがちですが、消耗した電池は充電に時間がかかります。撮影のたびに充電完了を知らせるパイロットランプの点灯を確認します（**図13-5**）。

(3) ガイドナンバー（GN）

- ガイドナンバーとは、ストロボの光量を表す数値です。ガイドナンバーが大きいほど、光量が多いという目安になります。絞り値（F値）と適正露出になる撮影距離（m）との関係は以下のようになります。なお、ガイドナンバーはISO 100を基準にしています。

> GN÷F値＝適正露出になる距離
>
> GN÷撮影距離（m）＝適正露出になるF値

5. 三　脚

- 眼位撮影では、カメラを三脚に固定した方が効率良く撮影できます。三脚は、シャッタースピードを遅くして撮影する場合や望遠レンズを使用する場合など、撮影者の体の振動でブレが起きないようにするために使用する撮影機材です。三脚を選ぶときには、カメラなどの機材の重量（耐荷重）を考える必要があります。軽量カメラ用の三脚に重いカメラを取り付けると、重さのためにぐらつき役に立ちません。

- 三脚は、脚部・エレベーター部・雲台（カメラを取り付ける台座）からなり、雲台を取り付ける支柱はエレベーター部と呼ばれ、脚の長さを変えずに、カメラの高さを上下できる仕組みになっています。支柱を伸ばしすぎると不安定となり、カメラがぐらつきやすくなります（**図13-6**）。

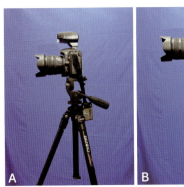
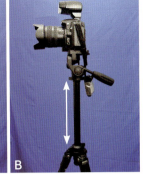

図13-6　三脚
Bのようにエレベーターを伸ばして使うと不安定になる。

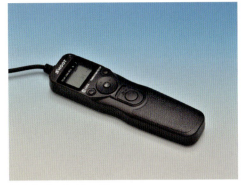

図13-7　レリーズ
三脚を使用するときには、このようなレリーズを使ってシャッターを切る。

- 三脚を使用するときには、カメラの手ブレ補正機能は解除します。手ブレ補正機能は、人間がカメラを手持ち撮影するときの周波数に対して補正されるため、誤作動し、かえってブレたようになってしまうことがあります。また、シャッターを切るときには、必ずレリーズ（カメラのシャッターを遠隔で操作する器具）を使用します（図13-7）。
- 三脚をわざわざ使うのは億劫だが、手持ち撮影では不安があるという場合には、一脚が便利です。一脚とは、雲台もしくはカメラなどを支える台座の下に、伸縮可能な1本のパイプを備えた撮影用品のことで、三脚の脚を1本だけ取り出したようなものです。主にカメラのブレを抑えたり、重量のある超望遠レンズを支えるために使用しますが、三脚のように自立しないので、撮影者自身がカメラないし一脚を支えながら撮影します。望遠レンズの使用によるブレは、手持ち撮影に比べてかなり抑えられます。また、三脚ほど設置スペースを必要としないため、ちょっとした撮影、とっさの撮影にも優れています。

3 カメラの基礎知識

1. 撮影倍率

- 術前・術後の比較や経時的変化を記録するときには、いつも同じ部位を同じ倍率で撮影することが求められます。
- 撮影倍率とは、実際の被写体の大きさと、その被写体がレンズを通して撮像素子に写る大きさの比率を示したものです。例えば10cmの被写体が撮像素子に1cmで写ったときの倍率は1/10倍、1cmの被写体が撮像素子に1cmで写ったときの倍率は1倍（等倍）、1cmの被写体が撮像素子に2cmで写ったときの倍率は2倍と表します。

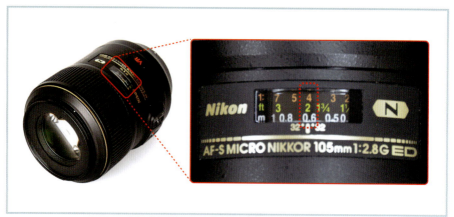

図 13-8　マクロレンズ
上段が撮影倍率、中段はフィート表示、下段はメートル表示。

- 同じ焦点距離のレンズを使って、同じ撮影距離（撮像素子から被写体までの距離）で撮影すれば、常に同じ倍率になります。
- 通常マクロレンズには、撮影倍率が記されています。例えば焦点距離 105mm のこのマクロレンズは、1／4（1：4）倍で撮影するには 0.6m の撮影距離になることがわかります（**図 13-8**）。そこでマニュアルフォーカスを選択し、レンズのピントリングの目盛りを 1／4 に固定し、被写体からおよそ 0.6m の位置にカメラを構えます。ファインダーを覗き、カメラを被写体に近づけたり、離したりしながらピントが合う距離を微調整します。ピントが合った位置でシャッターを切れば、撮影距離 0.6m・倍率 1／4 倍で撮影できることになります。マニュアルでのピント合わせが苦手だからとオートフォーカスを選択すると、撮影距離に関係なくカメラが勝手にピントを合わせてしまうので、設定した 1／4 倍にはなりません。つまり、コンパクトデジカメは、マニュアルフォーカスが選択できないので、いつも同じ倍率で撮影するのが難しいわけです。
- 一眼レフカメラの多くは、ピントが合ったことを知らせる機能があります（ファインダー内に小さな明かりが点灯します）。高倍率で撮影するほど、ピント合わせは難しくなりますので、この機能を使ってピント合わせをするのが良いでしょう。
- 撮影倍率は、次の計算で求められます。

> 倍率＝焦点距離÷（撮影距離－焦点距離）　　※全群鏡胴繰り出し式レンズの場合
>
> ☞ **レンズの焦点距離と倍率の関係**
> 被写体から同じ距離で焦点距離の違う 2 つのレンズを使った場合、例えば焦点距離 200mm のレンズは焦点距離 50mm のレンズの 4 倍の大きさに拡大できます。

2. 露　出

- フィルムなどの感光材料やCCD、CMOSなどの撮像素子をレンズを通過した光にさらすこと、または、カメラレンズを通過する光の総量や画像の明るさを露出といいます。これらはレンズの絞り（F値）・露光時間（シャッター速度）・感度の三者の組み合わせで決定されます。写真が自然な明るさ・色彩で表現されている露出を適正露出といいます。

(1) 露出の定義

- 絞りの値がF1、露光時間が1秒のときの露出値はEV（Exposure Value）0と定義されています（感度ISO 100のとき）。露光時間（シャッタースピード）が半分または、絞りの値が約1.4倍になって、光量が半分になるごとにEV値は1大きくなります。**表13-1**のように絞り（F値）とシャッター速度の組み合わせが違ってもEV値が同じならば、同じ被写体を同じ光線状況下で撮影した場合、フィルム（撮像素子）に当たる露光量は同じになります。

(2) 絞りと露出の関係

- レンズの明るさは、レンズの面積に比例します。F値はレンズの有効直径を2倍にすると面積は4倍になるので、光量を2倍にするならレンズの直径を$\sqrt{2}$、つまり約1.4倍することになるというわけです。

表13-1　EV値

シャッター速度（秒）	絞り（F値）									
	1	1.4	2	2.8	4	5.6	8	11	16	22	32
1	0	1	2	3	4	5	6	7	8	9	10
1/2	1	2	3	4	5	6	7	8	9	10	11
1/4	2	3	4	5	6	7	8	9	10	11	12
1/8	3	4	5	6	7	8	9	10	11	12	13
1/15	4	5	6	7	8	9	10	11	12	13	14
1/30	5	6	7	8	9	10	11	12	13	14	15
1/60	6	7	8	9	10	11	12	13	14	15	16
1/125	7	8	9	10	11	12	13	14	15	16	17
1/250	8	9	10	11	12	13	14	15	16	17	18
1/500	9	10	11	12	13	14	15	16	17	18	19
1/1000	10	11	12	13	14	15	16	17	18	19	20

(3) 感度と露出の関係

- EV値は、感度ISO 100を基準にしたときの絞り（F値）とシャッター速度の関係を示したものですが、感度もISO 400、ISO 1600といったように設定を変えることができます。感度設定を変えたときのF値やシャッター速度の関係は、「2の何乗」か、でわかります。例えば、感度をISO 100からISO 400に変えた場合、感度は4倍になります。4は2の2乗になるので、＋2絞り分増感されたことになり、絞り（F値）を2段階分絞る、または、シャッター速度を2段階分早くすることができます。

3. ホワイトバランス

- 医学写真では、見た目の美しさよりも忠実に色を再現することが大切です。すべての光源には色温度があります。色温度とは光の色を人間の目に見える感度に置き換えて表した数値です。例えば、白い紙でも夕日が当たると赤っぽくなり、蛍光灯で照らせば青っぽくなります。このような光源の色の影響を抑え、白を白として正しく色補正する機能をホワイトバランスといいます。色温度が高いと青味が増し、色温度が低いと赤味が増します（図13-9）。

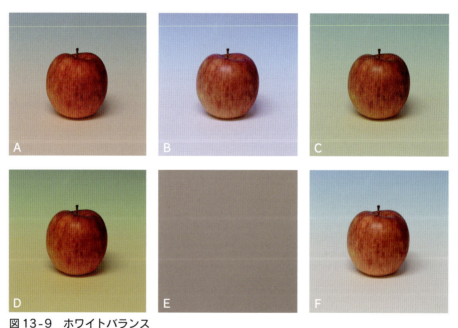

図13-9　ホワイトバランス
A：オートホワイトバランス。B：白色。C：昼白色。D：昼光色。E：18％標準反射板。F：標準反射板（E）を使ってマニュアル調整したもの。

4 撮影の実際

眼位、眼球運動、頭位、眼瞼、瞳孔、顔面、眼球突出などが外眼部撮影の対象になりますが、一眼のクローズアップから顔面、時には全身像まで撮影の種類は豊富です。

撮影に際して考慮すべき点として、
① レンズの持つパースペクティブに注意する
② カメラアングルの設定
③ 照明の均一化
④ サイズの統一化
⑤ 撮影部位と背景に注意すること
⑥ 人体における前後、上下関係の明確化
⑦ 患者の感情的要因に関する配慮
⑧ 感染に関する予防と知識
などがあげられます。

1. 一眼のクローズアップ

高倍率での撮影になるため、ピント合わせはシビアになります。被検者に背中・頭部を壁にしっかり固定してもらった姿勢で撮影するか、顎台に顔をのせた状態で撮影するとピントが合わせやすくなります。

また、正面から眼球に向き合った撮影では、角膜への写り込みに注意します。ストロボの照明光や特に白っぽいもの、白衣を着た撮影者や室内照明の写り込みは目立ちます。偏光フィルターを使用すると写り込みは、ある程度回避（デジタルカメラでは円偏光タイプを使用します）できます。

開瞼が必要でやむをえずカメラを片手で保持する場合はピストル型グリップ（図13-10）を装着すると安定しやすくなります。

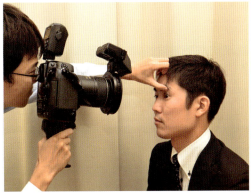

図13-10　ピストル型グリップ

2. 顔面撮影

- 顔面撮影の基準としては、顔正面で両側の耳と両眼を含む面（耳眼平面という）が水平になるように首の角度を調整して、両側の耳が均等に見える位置で首を入れて撮影します（**図13-11**）。
- 顔側面は、口を開かせて、両方の口角（唇の右端と左端）がファインダーを覗いて一つに重なって見える位置で口を閉じさせると正しい顔側面が撮影できます（**図13-12**）。

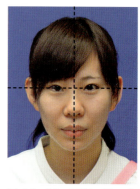

図13-11　耳眼平面写真

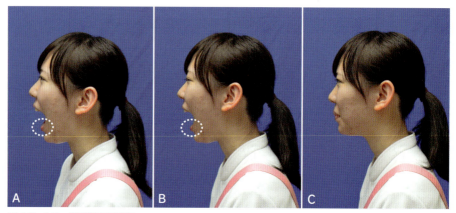

図13-12　顔側面の撮影
A：被検者に口を開いてもらう。
B：カメラのファインダーを覗きながら、両方の口角が重なって見える位置を探す。
C：被検者に口を閉じてもらい撮影する。

3. 眼位撮影

- いわゆる9方向眼位を記録するものです（**図13-13**）。Hirschberg法に倣って、眼前33cmから両眼が画面に収まるように撮影するには、焦点距離60mmのマ

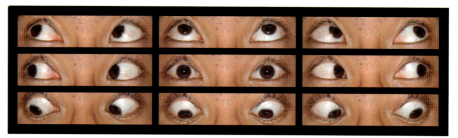

図13-13　9方向眼位写真

クロレンズを使えば可能です。しかし、眼前をカメラが覆い隠してしまい、第1眼位では、カメラが固視目標となって輻輳が介入する可能性があるので注意が必要です。眼位撮影とは呼ばれていますが、実際のところ眼球運動制限を撮影していることになるので、外眼部撮影において汎用性の高い焦点距離100mm程度のマクロレンズを使用しても差し支えありません。

4. 眼球突出

甲状腺眼症や眼窩腫瘍による眼球突出の記録は両眼を正面から撮影します。突出がわずかな状態では、正面からの撮影のほかに、俯瞰、俯仰、顔側面からの撮影を行います（図13-14）。また、眼球偏位や眼球運動障害の記録（眼位撮影）も合わせて行うのが良いと思われます。

5. 眼瞼下垂

眼瞼下垂の記録は、被検眼とレンズの高さを揃えることがポイントです。見下ろすような角度から撮影すると下垂が強調されてしまいます。

テンシロンテストでは、投薬前、投薬後の経時的変化を撮影します。投与後、どのタイミングで撮影するか、事前に医師と打ち合わせておき、ストップウォッチを用意しておきます。静脈注射の効果は1分以内に現れ、3～5分続きます（図13-15）。

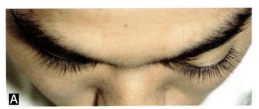
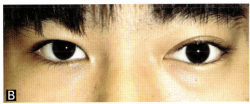
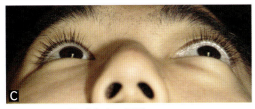

図13-14 眼球突出の撮影
A：俯瞰、B：正面、C：俯仰。

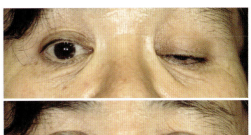
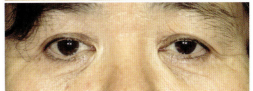

図13-15 テンシロンテスト
経時的変化を同一倍率、同一アングルで撮影する。

6. 瞳　孔

- 瞳孔の異常を片眼ずつ撮影する場合には、フォトスリットランプの方が描写に優れます。この章では、左右眼の比較を記録することについて解説します。
- 画面に左右眼が収まるように撮影しますが、虹彩は暗く写る部位なので、露出はややオーバー目にします（**図13-16**）。

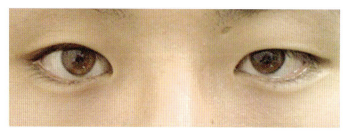
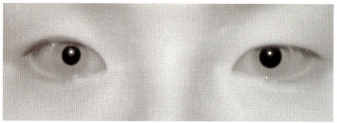

図13-16　瞳　孔
上：可視光撮影、下：赤外線撮影。

- 暗所での瞳孔撮影は、赤外線を照明として使用します。通常、デジタルカメラには赤外線をカットするローパスフィルターが内蔵されているためにそのままでは撮影はできません。一部の赤外線撮影に対応したカメラを使うか、ローパスフィルターを取り外す改造が必要になります（改造するとメーカー保証は受けられなくなります）。
- 点眼試験では、前述のテンシロンテストと同様に、どのタイミングで撮影するか、事前に医師と打ち合わせておきます。
- Swinging flash light testの撮影では、左右眼で露出の差が大きくなって、瞳孔の写りが悪くなります。この場合にも赤外線撮影は有効です。Swinging flash light testにLED照明を使用し、レンズに赤外線のみを通過させるフィルターを装着して撮影します。LEDは赤外線領域の波長を有していないので、露出に影響しないわけです（**図13-17**）。

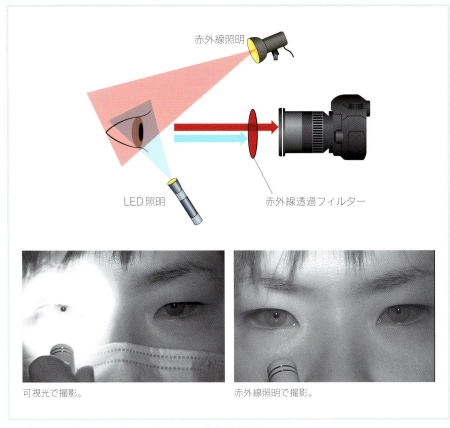

図13-17 Swinging flash light test 赤外線撮影

5 おわりに

- すべてをカメラ任せで撮影した写真の仕上がりは、撮影前に自分のイメージした仕上がりとは、違っているはずです。ある意味、結果を妥協していることにもなります。なぜ、イメージ通りの仕上がりにならなかったのか、その原因を追究していくことがスキルアップです。そしてイメージ通りの写真が撮れるようになったときこそ、カメラが使いこなせたということです。

Lecture 14 画像処理

講師：1〜6 山川　曜
　　　7 反保 宏信

1 はじめに

- この章では、現在の眼科画像の土台となる「デジタル画像」そのものの基礎について、述べていきたいと思います。
- 眼科領域の画像も、以前は銀塩画像（＝旧来の写真フィルムを用いた画像の総称）を用いていたため、現像などの処理を必要としました。また、即時性を得るためにはインスタントフィルムを用いる必要があり、手間とコストも多く必要でした。

　撮影される側の患者も、保存用のリバーサルフィルムを撮影し、即時画像としてのインスタントフィルムも撮影され、何回も撮影されると同時に、サイズの大きいインスタントフィルムに十分な露出を得るために、発光するストロボの出力も大きく、その身体的な負担は大変大きなものでした。

　パノラマの作成も、インスタントフィルムを切り出して、糊やテープで繋げて作ることがあり、「やり直しなしの一発勝負」で作ることも「普通のこと」でした。
- 1975年にイーストマン・コダック社が開発に成功したデジタルカメラは、1981年にソニー㈱から発売された、「電子スチルビデオカメラ」として歴史的な製品である「マビカ」を経て、1995年にカシオ計算機㈱が発売した「QV-10」の商業的成功により、各社が開発競争を始めたことで急速に社会に浸透を始めました。

　2000年頃からは、各光学機器メーカーや家電メーカーなどが、一斉に一般向けデジタルカメラ事業に参入し、その後数年で旧来の銀塩フィルムを用いる写真を事実上駆逐してしまうことになります。
- 今では、スマートフォンで撮られる画像はもとより、我々の医療を取り巻く画像においても、デジタル画像が当たり前となりました。今、この章を読んでおられる若い世代の方では、フィルムをカメラに装填したことがない（あるいは、見たこともない）人がほとんどでしょう。
- 筆者が勤務している施設においても、2000年からCCDカメラ搭載の眼底カメ

ラを導入しました。これ以降、画像のハンドリングは飛躍的に良くなり、患者もモニターに表示される画像をその場で検者に確認されることで、必要以上に撮影されることがなくなりました。画像を取り扱う我々も、画像の整理などの煩わしい作業から解放されることとなりました。

- その代わりに、デジタル画像を扱ううえでの知識を求められるケースが多くなってきました。「わからなくても、仕事はできる」のですが、仕事を進めていくと「撮影して終わり」というわけにもいかないことも多くなり、やはり避けては通れない問題となってきています。

2 デジタル画像と電子ファイリング

- かつての銀塩写真時代のファイリングでは、リバーサルフィルムを業者に依頼し「現像」という処理を行い、できあがったカラースライドを「マウント」と呼ばれる台紙に挟んで保存していました。その一枚ずつに患者名や左右の別、疾患名などを記入し、保存用のファイルや箱に入れるなどの手間が必要でした。後の検索に備え、保管用の台帳を整備するなど、画像を扱う者にとっては大変な時間的負担がかかっていました。

  施設的にも、大量のフィルムを保管するためのスペースが必要であり、保存環境が劣悪であると、カビなどを原因とした劣化が起こるなど、適切な保存環境維持と、そのスペース確保は頭痛の種となっていました。

- 画像の検索にも、台帳から対象疾患の患者を探したり、スライドのファイルを棚から出したりと大きな手間と時間がかかり、その労力は大変大きなものでした。

- デジタル画像の時代では電子ファイリングが当たり前になり、そんなに難しく考える必要もなくなりました。

  現在では、電子カルテとの連動も普通に行われ、すっかり当たり前のものとなっています。読者の皆さんも、いずれかのメーカーの製品を使っているはずです。あまり難しく考えず、操作体系を覚えることで、普通の「パソコン」としての考え方で付き合っていけばいいものとなっています（**図14-1**）。

- 広義の電子ファイリングとしては、日常使用しているパーソナルコンピューター（以下、PC）そのものが、これにあたります。それがWindowsであろうと、Macintoshであろうと変わることはありません。

- 例えば、「DATABASE」というフォルダ内に患者IDのフォルダ、さらにその中に日付別のフォルダがあり、画像本体が入っていれば、間違いなく立派な「電子ファイリング」です（**図14-2**）。

- 各メーカー製の電子ファイリングソフトでは、データベースソフトとして、さらに使い勝手を向上させるために、撮影した日付別での並べ替え（＝ソート）や、

年齢別や性別、病名などから検索・抽出することも可能です。また、取り込まれた画像を一覧する、必要に応じて、選択や並べ替えを行って複数画像を一画面での比較を容易にするなど、「画像の見せ方」への工夫がなされています。
- つまり、メーカー製電子ファイリング導入時の選定の基準は、初期導入価格や機材との親和性も重要ですが、診療・検査の場面での利便性、特にそれを支える検索の柔軟性と画面のレイアウトということになります。
- もし、自身でデータベースとしての「電子ファイリング」の勉強がしたければ、まずは普段使いのPCにFileMaker Proなどのデータベース作成ソフトをインストールして、ご自身の趣味のデータベースを作ってみると良いでしょう。職場のPCで行うなら、疾患別の画像と検査データを集めたデータベースを作って研究に役立てるのも良いでしょう。
- 普段使いのExcelでも、データベースの構築は可能ですが、データベース作成用のソフトでは、文字だけでなく、画像を含むデータベースが構築できます。

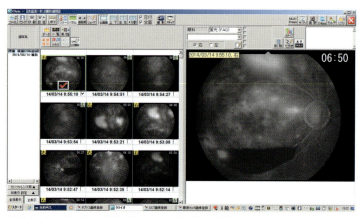

図14-1　データマネジメントシステムClaio（㈱ファインデックス）の画面

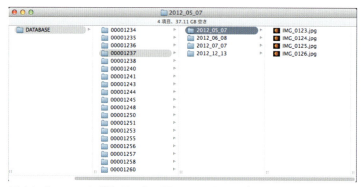

図14-2　フォルダ管理による電子ファイリング

3 コンピューターで扱う画像と形式

- デジタルカメラ、スキャナーなどで得られた画像や、コンピューター上で作成された画像情報は、何らかの形式のデジタル画像として構成、記録されます。
- 画面上での表示には、一般にビットマップ形式が用いられます。ピクセルと呼ばれる小さな点（実際は四角形だが、便宜上「点」と考えてよい）で構成される画像となります。つまり、「点描」になっているわけです。
  このピクセル（＝pixel）という言葉ですが、画像を表すpictureを構成する要素（＝element）であることからの造語という説が有力です。
- 一方、馴染みの薄い形式として、ベクター形式（またはベクトル形式ともいいます）のデータがあります。これは、数式で曲線を構成し、描画ごとに再計算、再構成されるものです。拡大しても、滑らかな画像を維持できるという利点があります。コンピューター上でイラストを描く方は、お馴染みの形式ですが、それ以外の方では、よくわからない形式かと思います。身近なところでは、コンピューター上で使用する文字データ、一般にフォントと呼ばれる字形データがこれにあたります。

1. ビットマップ形式

- 前項でも記しましたが、基本的に「点」であるピクセルの集合体で構成された画像ですので、ピクセルの数によって、画像の詳細さが決まります。
- デジタルカメラでは、「ピクセル」＝「画素」と考えてよいので、高画素数のデジタルカメラの方が滑らかな画像を得られるのと、意味はほぼ同じです。
- このビットマップ形式の画像の欠点は、画像の拡大を続けると、ピクセルが大きな点となってしまい、ザラついた画像になることです。さらに過剰な拡大をすると、昔のゲーム機のようなカクカクとした画像になってしまいます。
- 図14-3では、カワセミのくちばし部分を1200％拡大しています。画像が、四角形のピクセル形状で描出されているのがわかります。

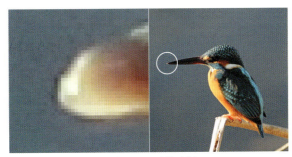

図14-3　四角形のピクセル形状（左）

- また、不必要に大きなピクセル数を持つ画像では、非常に容量の大きな画像になってしまいます。この辺の兼ね合いが難しいところです。

2. 主なビットマップイメージの形式

- 一般的に用いられる主なビットマップ形式の画像は、下記の通りです。
- それぞれの形式は、ファイルの後ろに付くピリオド以下のアルファベットで表記される拡張子（例：○○.bmp）で判別がつきます。
- 最近のPCでは、デフォルトでは拡張子が表示されていないことが多いので、ファイルの拡張子を常に表示させたければ、Windowsならば「フォルダオプション」から、MacintoshならFinderの環境設定から、拡張子の表示を有効にすることができます。

(1) BMP形式

- 拡張子は「.bmp」です。
- ビーエムピー形式と呼ばれるWindows PCで標準の画像形式。スクリーン（モニター）の描画の基本にもなっています。
- フルカラー（16,777,216色）の表示にも対応しています。

(2) Pict形式

- 拡張子は「.pict」です。
- ピクト形式などとも呼ばれるClassic-Mac時代のOS標準の画像形式です。
- Appleによる画像描画ルーチンである「QuickDraw」の標準的な画像ファイルで、OS9時代までは、Macintoshといえばこの形式で、BMPと同じくフルカラー対応でした。
- ほぼMacintoshのみでしか使われてこなかった形式ですので、OS X以降では、Macintoshでも使われなくなったので、全く馴染みのない方も多いと思います。

(3) PSD形式

- 拡張子は「.psd」です。
- アドビシステムズ㈱のPhotoshop固有の形式で長年使われてきました。最近では、この形式のファイルを扱えるアプリケーションも増えています。
- フルカラー対応はもちろん、画像のレイヤーなどの加工情報や、色空間についての情報も埋め込めるものです。

(4) JPEG形式

- 拡張子は「.jpg」または「.jpeg」を用います。

- 一般に「ジェイペグ」と呼ばれます。この形式を定めた組織の略称（Joint Photographic Experts Group）が形式名になっています。
- ビットマップ形式の容量肥大化から、画像を軽くするために画像情報を「間引く」形をとる「非可逆圧縮」方式で容量を押さえた画像を生成します。
- 画像は、情報の一部を失っていますので、元々の画像より劣化しているといえますが、実用上の問題は少ないので多用されています。もちろん、圧縮率を高めると、画質は見た目にわかるほど低下しますので、注意は必要です。
- 現在、デジタルカメラからWeb用途まで、最も広く使われる形式の一つです。

(5) GIF形式

- 拡張子は「.gif」です。
- Graphics Interchange Formatの略称で、ジフ形式と呼ばれます。
- 元々Web用に用いられてきた画像形式です。可逆圧縮に対応しており、容量が小さく、扱いやすいのが特徴でアニメーションにも対応しています。
- 古くから透過GIFという、透明（＝色を持たず背景が透ける）の表示機能（アルファチャンネル）を持っていました。欠点は、256色までしか扱えないことです。
- 一時、UNISYS社の持つデータ圧縮技術であるLZWの特許問題から、制度上の扱いにくさを抱えていましたが、現在では特許も失効しており、特許料に関わる問題も消滅しました。

(6) PNG形式

- 拡張子は「.png」です。
- 一般にピーエヌジー形式と呼ばれ、Portable Network Graphicsの略です。人によってはピング形式とも呼びます。
- GIF形式の特許問題から、その代替策としてWeb用の標準画像形式として、W3C（Webの標準化団体）が推進してきた画像形式です。
- フルカラー、アニメーション、アルファチャンネル、可逆圧縮、レイヤー情報など、幅広く対応しているのですが、今ひとつ人気がありません。
- 欠点としては、古いInternetExplorer（ver.4以前）などでは表示できないことがあげられますが、現在では、これが問題になることはないでしょう。

(7) TIFF形式

- 拡張子は「.tif」または「.tiff」を用います。
- Tagged Image File Formatの略で、ティフ形式と呼ばれます。
- 画像データを、解像度や色数などが異なるものでも一つのファイルにまとめて格納することができるため、アプリケーションソフトに依存することがあまりない

高機能な汎用画像形式なのですが、一般にあまり認知されていません。印刷や出版に関わる業務をしていないと、普段使うことはないかもしれません。
- 眼科の業務で、この画像形式が求められるのは、主に治験と海外への論文投稿時です。

3. ベクター形式

- ピクセルという「点」で描かれたビットマップ形式の画像に対し、コンピューターの特性を生かし、「計算上求められる形」を記録している形式がベクター形式（またはベクトル形式）です。
- 簡単に説明すると、直線や曲線を「数式」で記録し、それをコンピューター上で描画ごとに再計算してスクリーンに映し出すというものです。
- 学生時代に、「$y = x^2$」などのグラフを方眼紙に描いた記憶が、皆さんにもあると思います。例えば、原点0を中心に円を描く数式は、「$y^2 + x^2 = r^2$」であることを覚えておられると思います。こうした数式と座標軸を用いる特有のプログラム言語を用いて描画している形式です。
- 普段あまり気にせず使用しているコンピューターの文字情報である「フォント」の多くは、この形式を用いています。したがって、画面上で小さな9ポイントのフォントも、大きな144ポイントのフォントも、縁がガタつくことなくきれいに同じく表示されているはずです。TrueTypeフォントやOpenTypeフォントなど、今では一般に使われている多くのフォントがこの形式です。
- この形式の最大の特徴は、データが数式によるプログラム言語であるために、再描画時に再計算されることで、倍率を拡大していっても画像が劣化しない、ということに尽きます。
- ただし、ベクターデータでの曲線（ベジェ曲線ともいわれます）は、アンカーポイントという制御点を用いる特有のインターフェースで操作するので、描画には慣れが必要です。慣れさえすれば、きれいな図表が作成できて、大変便利です。
- 図14-4に、サンプルの曲線を描いて、そのアンカーポイントを表示させたものを示します。曲線に付属したブルーの直線の先端がアンカーポイントになります。

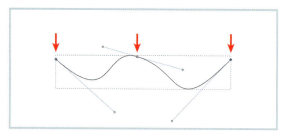

図14-4
アンカーポイント（赤矢印）

- この形式で扱う画像で最も有名なのは、アドビシステムズ㈱のIllustratorというベクター・グラフィック・アプリケーションでしょう。ただ、この本をお読みの方で、この高価なソフトウェアを日常お使いの方は、少数派だと思います。
- フリーウェア（無償提供のソフトウェア）で、ベクターイメージ編集ソフトウェアであるInkscapeでも、全く同じとは言えないまでも近い作業はできますから、使い方を覚えると図の作成などで便利です。

4. 主なベクターデータの形式

(1) EPS 形式
- 拡張子は「.eps」です。
- イーピーエス形式と呼ばれるもので、Encapsulated PostScript（エンキャプサレイティッド ポストスクリプト）の略です。
- 画像の一部にビットマップ形式を取り込むことができますが、その場合はベクター形式の利点である拡大しても画像が劣化しない、という部分が損なわれます。
- 図やイラストなどの印刷時は、この形式での出力を求められることがあります。

(2) AI 形式
- 拡張子は「.ai」です。
- アドビシステムズ㈱のIllustratorというベクターイメージ編集ソフトウェア（いわゆるドローソフト）で用いられる形式です。Illustrator特有のエフェクトなどを含む場合は、この形式で出力が必要です。
- EPS同様、図やイラストの印刷時には、この形式が指定されることがあります。

(3) SVG 形式
- 拡張子は「.svg」です。
- エスブイジー形式と呼ばれるもので、Scalable Vector Graphics（スケーラブル ベクター グラフィックス）の略になります。
- 完全にオープンな形式で、PNG形式同様、Ｗ３Ｃ（Webの標準化団体）が推進してきた画像形式ですが、知名度は今ひとつで、使い勝手が良くありません。
- フリーウェア（無償提供のソフトウェア）で、ベクターイメージ編集ソフトウェアであるInkscapeでは、この形式が標準です。
- 多くの場合、SVG形式のデータのままでは使えないので、EPS形式などに書き換えて用いることが多いです。

5. PDFとは？

- 一般に「ピー・ディー・エフ」と呼ばれる本形式は、Portable Document Format（ポータブル ドキュメント フォーマット）の略で、アドビシステムズ㈱が開発し、1993年に同社のAdobe Acrobatから採用されました。拡張子には「.pdf」を用います。
- 使用する環境に依存しないため、異なるPC環境でもほぼ同じ状態で文章や画像などを閲覧できるという利点があります。2008年7月には、国際標準化機構によってISO 32000-1として標準化されています。
- 最近は、印刷原稿としての受け渡しに使ったり、紙に印刷されたものをスキャナーで取り込んで保存する際などに用いたりと、利用する機会の多い形式です。
- PDFは、アドビシステムズ㈱が開発したページ記述言語であるPostScriptを元に策定されており、ベクターデータ的な要素もあるのですが、どちらかというと、画像やテキストの「コンテナ」的な存在で、本文以外の目次や栞、注釈などの機能・情報を持たせることもできる電子書籍的な機能を持っており、単純な画像形式とは異なります。

6. RAWデータとは？

- 眼科の画像として、この形式を積極的に用いることは、ほとんどないとは思いますが、デジタル画像の知識として簡単に触れておきます。
- ロー形式、ロー・データと呼ばれるもので、デジタルカメラを使っていると、時々目にすることがある形式ですが、馴染みのない方も多いと思います。「RAW」とは、「生の〜」とか「未加工の〜」という意味の単語で、略語ではありません。
- デジタル一眼レフや、ミラーレス一眼などの高機能デジタルカメラでは、ほとんどの機種で用意されている画像形式です。
- とはいえ、この形式はそのまま使える種類のものではありません。デジタルカメラの撮像部であるCCD、CMOSなどの撮像素子からの信号をそのまま出力したもので、ホワイトバランスなどの処理がされていない「生」のデータを指すからです。
- 予め、画像の加工（＝レタッチ）が前提となっている撮影では、RAWとJPEG両方で記録しておき、RAW画像から適切なホワイトバランスや露出の調整を行い、レタッチを進めた方が画質を損ねることが少なくて済むので、都合が良いのです。
- 基本的には、各メーカーによりデータの扱いが違うため、カメラメーカー純正の処理ソフト、または、各メーカーのRAWデータのライセンスを受けた処理ソフトを用いて、銀塩写真での「現像」に相当する処理を行う必要があります。この処理を「クリエイティブで楽しい」と感じる方や、「クリエイターとして（または、仕事として）必要」な方以外は、この形式を選択する必要はないでしょう。

4 解像度

- ビットマップ形式の画像は、ピクセル（pixel、略してpx）という点で構成されていると前項で触れていますが、この点の密度の単位が解像度と言ってよいでしょう。
- この単位がppi（ピー・ピー・アイと読む）で、pixel per inchの略です。1インチ（約2.54 cm）の中にどれだけの密度でピクセルが並んでいるかを示す数値です。これが「画像解像度」になります。よく耳にする「dpi」は出力機器（プリンターやスキャナーなど）の解像度になります。こちらは、dot per inchの略になります。スキャナーやディスプレイなどでは、ピクセル＝ドットなので、このppiとdpiは等価と扱われることが普通です。1インチの中に10個のピクセルがあれば、10 ppiということになります。
- インクジェットプリンターやレーザープリンターでは、16ドット以上で1ピクセルを生成するので、このppiとdpiの関係がやや面倒です。ここでは、CMYKの4色（シアン、マゼンタ、イエロー、ブラック）の4色で画像が生成されるとして、1,200 dpiならば、必要な画像の解像度は300 ppiとなる…と、ざっくり1/4にするものとしておきます。実際には、もう少し大きい画像（350 ppi以上）にしておくことが望ましいです。
- 余談ですが、CMYKでのブラックは、キープレート（＝ Key Plate）の略でKとされます。時々、blacKのKとか、Kuro（黒）のKなどと、俗説を元に解説されていることがありますが、これは誤りです。
- この解像度の数値が高ければ、よりきめ細かい画像ということになります。**図14-5**は、左から、50 ppi、100 ppi、300 ppiのイメージを感覚的にわかりやすいよう、同じサイズに揃えたものです。
- ただし、この数値が高ければ高いほど良いというわけではなく、目的に合わせた

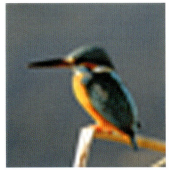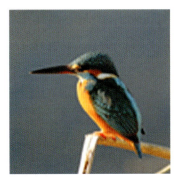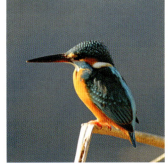

図14-5　解像度の違いによるイメージの見え方の違い（左から、50 ppi、100 ppi、300 ppiのイメージ）

適切な解像度であることが必要です。
- いたずらに解像度が高いと、単純に1ファイル当たりの容量を増加させ、表示やファイルのコピーに時間がかかるなど、扱いが面倒になりますし、大量に扱う際にはコピーエラーの原因になったりもします。
- コンピューターの画面上での解像度は72～96 dpiで、この値はOS（= Operating Systemのこと。WindowsやMacOSなどの基本ソフト）に依存してきました。
- したがって、画面で表示されることだけを目的とするのであれば、96 ppi程度の解像度を持たせてあれば十分といえます。
- この代表格がWeb上の画像、つまりインターネット上のホームページなどの画像がこれにあたります。
- 画面で軽快に表示させるためには、例えば幅900 px、高さ600 pxの画像を表示したければ、ぴったり900×600 pxで画像をリサイズすればよいわけです。
- もちろん、現在のネットの回線は光ファイバーなどを導入していれば大変高速に情報をダウンロードできますし、個人が所有するPCも高性能になっていますので、デジタル一眼などで撮ってきたままの画像（例えば5,184×3,456 pxの画像）を、HTMLの構文で"<img src="images/○○○.jpg" width="900" height="600" alt="○○" />"などと、width、heightなどのタグでサイズ指定してやれば、900×600 pxで表示されるので気にすることなく表示が可能です。しかし、スマートフォンなどでの閲覧を考えると表示は重くなり、あまり歓迎されるページとは言えないものになるでしょう。
- 逆にWebで検索して見つけた画像を流用する場合などは、注意が必要です。ホームページ上の画像を単純にコピー＆ペーストして、インクジェットプリンターで印刷したら、なにやらボヤけた感じに印刷されてしまった、思った以上に画像が小さい…などという経験をお持ちの方も多いと思います。これは、Web用の解像度しか持たない画像を印刷したことによります。
- 画像の印刷となった場合、必要な解像度はもっと高いものになります。一般的なインクジェットプリンターでは、先ほども触れましたが、少なくとも300 ppi以上の解像度が必要となります。
- 商用の印刷では、解像度の問題はもっと厳密です。国内の印刷業者では、ビギナーにも親切に対応してくれることが多いので、解像度の問題を発注側が強く気にする必要は少ないのですが、海外への論文投稿などでは、よく解像度不足などが問題になることがあります。一般的な写真画像なら600 ppi程度、グラフなどの線画の場合は1,200 ppi程度の解像度が必要です
- 特に元原稿が発表用のPowerPointで作られていると、標準機能を用いて、そのままTIFF形式などの画像に書き出しても、解像度不足やアルファチャンネル（透明部分を扱う機能の情報）の残留などの問題から受け付けてもらえません。

- 海外への投稿の場合で、「アルファチャンネルを削除するように」と言われた場合、Photoshopなどの画像編集ソフトで、レイヤーなどの画像をすべて統合してしまえば回避することができます。

5 電子画像と「色」の問題

- 電子画像で「色」を語る場合、昔からPCをお使いの方々は、何色表示できるかということが、PCの性能の一つとして語られていた時代を懐かしく思うかもしれません。
- 8ビットカラー（256色）とか、3万2,000色表示（15ビット）など、表示色数の性能がPCのカタログに大きく表示されていました。ご承知のとおり、「0か1」という情報ひとつを1ビット（＝bit）で表します。これは2進法ですから、10進法で表すと、2のべき乗で表します。したがって8ビットは、2の8乗で256、ということになります。
- 現在は、PCどころかスマートフォンですら、24ビット（16,777,216色）以上の表示能力があるので、表示色数を気にされる方はいないでしょう。
- この24ビットの表示色数をトゥルーカラーといいますが、この色数で人間が区別できる色はほぼカバーできるとされています。用語の区別として、この24ビットのトゥルーカラーをフルカラーとして扱うことが多いのですが、実はこの「フルカラー」という用語の扱いが、かなり曖昧です。本章でも便宜上、トゥルーカラーとフルカラーを同義に扱っています。
- この24ビットのトゥルーカラーは、三原色のそれぞれを8ビット、つまり256階調で表し、それぞれの組み合わせから16,777,216色を表示します。
- 「三原色」というものについては、説明の必要はないと思います。
  ひとつは、色を混ぜ合わせるにつれて色が明るくなる（光のエネルギーが加算される）混色である「加法混色」となる、赤（＝Red）・緑（＝Green）・青（＝Blue）の三原色で、「RGB」とされます。電子画像の世界では、モニターなどがRGBの色空間を用います。
  もう一方の色を混ぜ合わせるにつれて色が暗くなる（光のエネルギーが減少する）混色である「減法混色」による、シアン（＝Cyan、日本語では「青緑色」とされる）、イエロー（＝Yellow、黄色）、マゼンタ（＝Magenta、赤紫色）の三原色にキープレート（＝Key Plate）としての黒を加えたCMYKの4色が、印刷時の基本となります。こちらは、アナログの時代から変わっていません。それゆえ、この色の構成の違いが問題となります。
- 基本的にデジタルカメラもコンピューター上でも、色の管理はRGBが基本です。この基準がバラバラであると、カラーの入出力が管理できなくなります。

- そこで色の標準となるものが必要になります。一般には色の情報を座標で示した「色空間（いろくうかん）」、またはカラースペース（= color space）と呼ばれるものを用います。
- この標準となる色空間が、「sRGB (standard RGB)」です。これは、国際標準規格としてIEC (International Electrotechnical Commission 国際電気標準会議) が定めたものです（図14-6）。
- sRGBを基準に色調整を行うことで、機器相互に入力時と出力時の色の差異を小さくすることが可能になります。このため一般的なモニターやプリンター、デジタルカメラが採用しています。
- 高度な商業印刷などでは、色空間にsRGBをさらに拡張したAdobeRGBを用いることがあります。これは、アドビシステムズ㈱が策定したもので、sRGBよりも広い色再現領域を持ちます。

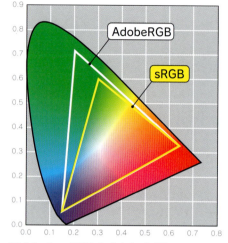

図14-6 sRGBとAdobeRGB

これを生かすためには、対応するモニターとプリンター、色合わせのためのキャリブレーション・ユニットを導入することになります。

- 医療の現場では、検査機器などがAdobeRGBでの出力を想定していないこともあり、そこまで追求する必要はないでしょう。

注意したいのは、色空間の情報が違うので「sRGBで記録しているものを、AdobeRGBで処理しない」ということを守る必要があるということです。もちろん、その逆もうまくありません。

- 個々の機材は、それぞれに色の特性が違います。接続される機材ごとに、特性の違いから、色の傾向が大きくが変わってしまうと、なにかと不便です。

この特性の差を埋めるのがICCプロファイルというものになります。

これはデジタル機器の色彩管理を統一して行うための国際標準化団体であるインターナショナル・カラー・コンソーシアム（ICC = International Color Consortium）の標準化規格となります。

- このプロファイルは、ICCの定めた要求仕様書に基づいて、入出力機器の機器固有の色彩管理についてのデータや変換データなどを含めてまとめたもので、機材ごとの特性の差を基準となる色に揃える役目を果たします。
- さて、出力側で最初に色の問題を確認するのはモニターです。

一般のビジネスシーンではあまり問題にならないのですが、医療画像に関しては

モニターへの投資を怠ると診断能力に直接影響します。診察室には、モノクロ、カラーの混在環境でも、しっかり表現することのできるモニターを導入すべきです。そのうえで、キャリブレーション・ユニットで調整して、色を統一しておくことが望ましいです。

- とはいえ、すべての検査室や診察室にグレードの高いモニターを導入することは、予算の関係上難しいのが現実です。その辺は、病院やクリニックの経営サイドが、システムの構築予算とのバランスで考えるところで、本章をお読みの皆さんでは、どうにもならない部分かもしれません。
- 最近は、ミドルレンジの価格帯でも発色の良いモニターも多いのですが、セット販売の安いモニターでは、色のバランスが悪いものもあります。
- 本来ならば、使用するモニターの調整をしたいところです。これはOS標準の機能、例えばMacintoshならColorSync、WindowsならばWindows Color Systemなどで簡易的なキャリブレーションがある程度可能ですが、ここでは触れないものとします。

というのは、この作業は相当な慣れを必要とするのと、照明などの環境光の調整など、簡易的なキャリブレーションと考えても敷居が高いものです（図14-7）。

- 本章では、一定の品質が保証されたメーカー品で、経年変化による影響が少ないものであれば、やたらな調整は不要との立場です。数年使っているモニターでも、グレースケールをモニターに表示させて、表示されている画面に色の偏り（白や灰色の部分が、緑がかる、赤みがかるなど）や、コントラストの低下が概ねなければ、そのまま使うものとします。グレースケールは、手に入りにくければPhotoshop ElementsやPowerPointなどでも簡易的なものなら自作できます

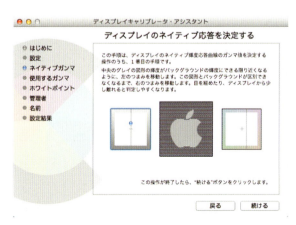

図14-7
Macintoshの「Appleディスプレイキャリブレータ・アシスタント」画面

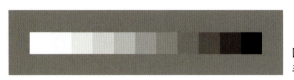

図14-8
手作りしたグレースケール

（図14-8）。

- どうしても手持ちのモニターを、きちんとキャリブレーションしたいのであれば、キャリブレーション・ユニットの購入を検討されるといいでしょう。数万円程度で、入手可能です。
- デジタルデータである電子画像を印刷するためには、物理的なインクベースであるCMYKに変換する必要があります。
- 電子ファイリングと電子カルテの連動が主流になった今では、プリンターを用いる自家印刷を行うことが少なくなっていますから、主に出版などで業者に依頼する場合に問題になる程度でしょう。
- 国内の印刷業者にカラー印刷を依頼する場合では、大抵はRGBのまま引き渡しても、ちゃんと変換してくれることが多いので、ここはプロに任せてよいでしょう。出版までの打合せの中で「色味」の確認がありますので、しっかりと相談すれば大丈夫でしょう。
- しかし、インターネット経由のオンデマンド出版や、海外へのオンラインでの論文投稿などでは、CMYKへの変換を求められる場合が多くあります。
- CMYKへの色の変換が必要となった場合、そもそもPhotoshopなどで変換するにしても、プロ仕様のCSシリーズでないと、CMYKは扱えませんから、廉価版のPhotoshop Elementsのユーザーでは、CMYK変換を行うには、プロ用のCSシリーズを用意するか、変換が可能なシェアウェアを探すかの二択になります。
- このような場合で、高価なソフトウェアもなく、助けてくれる人もいない場合は、フリーで配布されているGIMPや、Macをお使いの方ならば、Seashoreなどのフリーウェアを用いれば、とりあえずCMYKへの変換が可能です。困ったときは、活用されると良いでしょう。
- インクジェットプリンターなどを用いる自家印刷の場合は、プリンターのドライバーソフトとICCプロファイルが変換を担ってくれているので、CMYK変換問題を気にすることなく印刷しているだけです。
- 各メーカーとも、現在販売されている写真画質をうたっているインクジェットプリンターならば、ユーザーが調整する必要は、ほとんどないでしょう。

それでも印刷された画像を見て「？」と感じる場合は、プリンターのプロパティの「色補正」などの項目（Macintoshならプリントダイアログの「カラーオプション」）からマニュアルで調整することとなります。この場合、何度もプリントをやり直しながらの調整が必要になります（図14-9）。

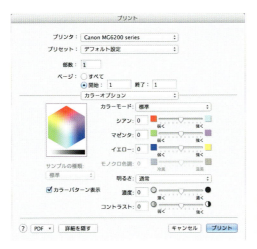

図14-9
Canon製プリンターのMacintoshでの「カラーオプション」

6 フォトレタッチの基本

- デジタル画像の最大の利点は、画像の補正・修正（＝レタッチ）が容易であるということです。ただし、医療の世界でフォトレタッチを行う場合では、商業ベースでの写真と異なる問題として一点注意しておく必要があります。

  それは、「ねつ造や隠蔽など、事実と異なるものにしないこと」という点にあります。その気になれば、正常眼底に出血を盛りつけるぐらいのことができてしまいます。また、その逆のことも可能となってしまい、自身の仕事の公正性、正当性、ひいては業界全体の信頼を失墜、喪失させてしまいます。医療人として、この一線は絶対に越えてはならないところです。

- 眼科領域でフォトレタッチが必要になるケースとしては、パノラマ作成支援ソフトを使用せずに、眼底写真をパノラマに仕上げる際に使われることも多いと思います。パノラマの作り方については、本章 7 を参照していただきたいと思います。

- ここでは、写真の明るさの調整、色味の補正、画像サイズの変更、画像への加筆・除去など、基本的な操作を中心に解説します。

  使用するソフトウェアは、比較的安価で利用者も多いアドビシステムズ㈱のPhotoshop Elementsを用いて解説していきます。

- ページ数の関係もあるので、ここでは基本に絞った内容を記すにとどめます。他のソフトウェアでも、同様のことができるものはありますので、そちらの場合は、用語などが異なることがあります。もっと詳しく知りたい方は、解説本も多く発売されていますので、そちらを参照されることをお薦めします。

1. 画像の明るさの調整

- 失敗画像の救済が必要なケースとしては、露出のオーバー、アンダーが原因の明るさの補正が最も多い部類でしょうか。
- 白っぽい部分（ハイライトという）が、白く飛んでしまった画像では、救済が難しいケースが多いです。少し、露出不足の暗い画像の方が、調整可能な場合が多いです。

【画像全体の明暗の調整】

- 単純に画像全体の明るさを調整するのであれば、メニューから「画質調整」→「ライティング」→「明るさ・コントラスト」を選び（図14-10①）、画面のダイアログのスライダーを調整して、明るさを調整します（図14-10②）。
- 図では、暗い写真を明るくしていますが（図14-10③）、同時にコントラストのスライダーも調整してメリハリを維持すると良いでしょう。

【画像の部分的な明暗の調整】

- 逆光気味の写真で顔が暗くなった、明るい部分が目立ちすぎてバランスが悪いなど、暗い部分、明るい部分だけ補正をかけることもできます。
- ありがちな例として、逆光気味で暗くなった写真を調整するには、メニューから「画質調整」→「ライティング」→「シャドウ・ハイライト」を選び（図14-11①）、画面のダイアログの「シャドウを明るく」のスライダーを調整して明るさを調整します（図14-11②）。
- やり過ぎると不自然になりますので、注意が必要です（図14-11③）。
- 裏技的な使い方としては、眼底のパノラマを作る際に少し暗めの画像を補正するときにも便利です（図14-12）。

【コントラストの調整】

- コントラストが低い、はっきりしない写真の調整もできますが、この操作は、少し敷居が高いかもしれません。
- ヒストグラムという、入力レベルを表すグラフを使います。
- メニューから「画質調整」→「ライティング」→「レベル補正」を選択して、「レベル補正」のダイアログを表示させます（図14-13①）。
- まずは、ヒストグラムの立ち上がるポイントまで、シャドウ、ハイライトのスライダーを内側へ動かしてみます（図14-13②）。
- その際に、不自然にならないよう、画像を確認しながら調整します。
- 慣れてくると、加減がわかるようになります（図14-13③）。

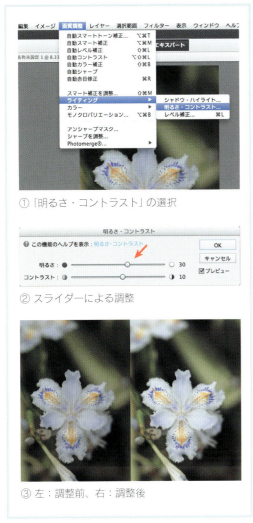

図14-10　画像全体の明暗の調整

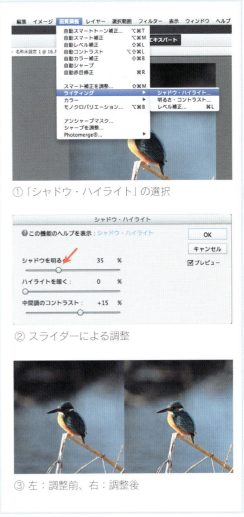

図14-11　画像の部分的な明暗の調整

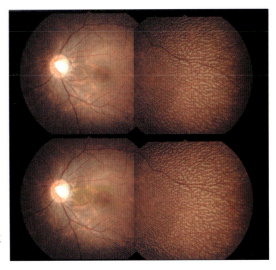

図14-12
補正の例（写真右側のレイヤーに補正をかけて明るくしている）

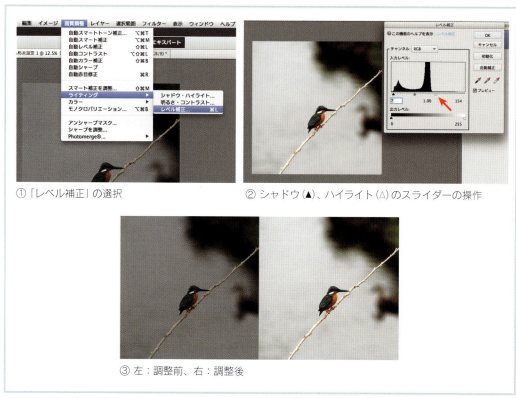

① 「レベル補正」の選択　　② シャドウ(▲)、ハイライト(△)のスライダーの操作

③ 左：調整前、右：調整後

図14-13　コントラストの調整

2. 色味の補正

- 一番多いのは、人物や静物を撮ってみたら、照明の影響で色が濁ってしまった…というケースでしょうか。
- 蛍光灯や水銀灯、ハロゲン電球などによる照明では、それぞれの光源の特性の影響を強く受けますし、屋外でも朝・夕では、赤みが強くなるのはよくご存知だと思います。デジタルカメラのホワイトバランスは、多くの場合は自動補正になっており、大抵は大丈夫なのですが、光源を気にせずに撮ると、しばしば色味のおかしな写真ができあがることがあります。
- この場合、いくつか方法はあるのですが、白いものを基準にホワイトバランスを合わせることで、解決できることが多くあります。

    メニューから「画質調整」→「カラー」→「カラーバランスを補正」を選び、ダイアログが表示されたところで、スポイト状に変化したカーソルを「白」として表示させたい部分でクリックすると、その部分を基準としたホワイトバランスで再描画します（**図14-14①**）。
- ただし、きちんと補正されることが、写真として良いかどうかは、別の問題です。場の雰囲気を残した方が、良いことも多いです（**図14-14②**）。

3. 画像のサイズを変える

【画像全体のサイズの変更】

- 画像全体のサイズ、つまり解像度を上げるには、メニューから「イメージ」→「サイズ変更」→「画像解像度」で変更します（図 14-15）。
- 画像のピクセルサイズを減らして縮小する、また、画像サイズを指定して解像度を上げるなどの操作ができます。

【カンバスサイズの変更】

- 解像度は変更せずに、画像の土台となるカンバスサイズ（ベースとなるサイズ）を変更するには、メニューから「イメージ」→「サイズ変更」→「カンバスサイズ」で変更します。

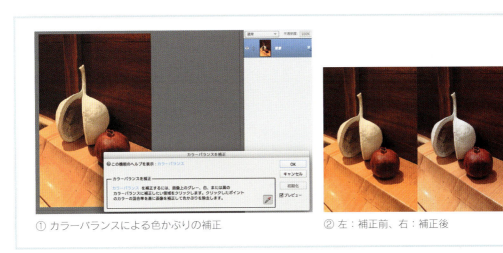

① カラーバランスによる色かぶりの補正　　② 左：補正前、右：補正後

図 14-14　色味（カラーバランス）の補正

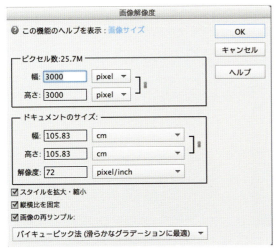

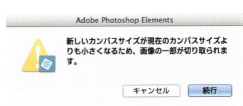

図 14-15　画像サイズの変更
（ここでは直接ピクセル数を増やしている）

図 14-16　カンバスサイズの変更
（カンバスサイズが小さくなるときに出るダイアログ）

- 画像の範囲より広くなる場合は、画像のない部分は「背景色」となるので、サイズを変える際にダイアログ中の「カンバス拡張カラー」で希望の色を選択しておく必要があります。
- 画像の範囲より小さくなる場合は、「新しいカンバスサイズが現在のカンバスサイズより小さくなるため、画像の一部が切り取られます」という注意を促すダイアログが出ますので、それでも構わなければ「OK」を押して、実行します（図14-16）。

4. 不要なものを消去する

- 基本的に、あまり込み入った背景にあるものでは、やりにくいものですし、そのような場合には不要な技術ともいえます。整理された背景だからこそ、不要なものが目立つわけです。
- ここでは、円内に入り込んでいる飛行機を消してみます（図14-17①）。
  ツールパレットから、「スタンプツール」を選択し（図14-17②）、消したい対象の近傍の背景をAltキー（Macintoshならoptionキー）を押しながらクリックし

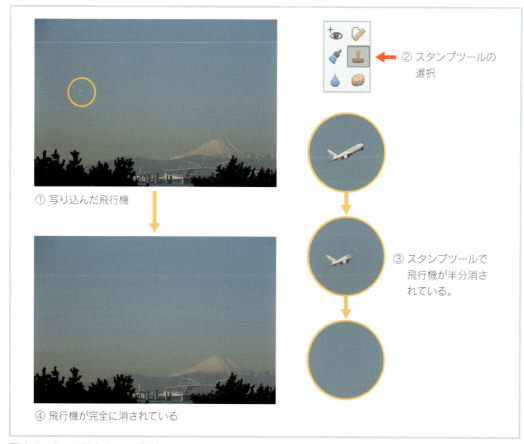

① 写り込んだ飛行機

② スタンプツールの選択

③ スタンプツールで飛行機が半分消されている。

④ 飛行機が完全に消されている

図14-17　不要なものの消去

ます。
これで背景情報が記録されますので、そのままスタンプツールで、消したい対象をクリックしていきます（図14-17③）。
- きれいに消せるようになるには慣れが必要ですが、慣れると自然な感じに消せるようになります（図14-17④）。

5. 画像を切り抜く、重ねる

【画像の一部を切り取る】
- 画面の一部を四角形、または円形に切り取るのであれば、画面左側のツールから、長方形選択ツール、楕円形選択ツールを選択します（図14-18）。
- 切り抜きたい範囲の左上を起点として、右下を終点とする形に、カーソルをドラッグすると、切り抜き範囲が破線で囲われます。
このあと、このままコピーすれば、新規ファイルを作るなり、別の画像に貼り付けるなり、任意の操作が可能です。
- 円形や楕円形に切り抜く場合は、うまく範囲を指定するには慣れが必要かもしれません。

【被写体の輪郭に沿って切り取る】
- 被写体の形に合わせて切り抜くには、少々コツがいります。
- 方法としては、いくつかありますが、まずは輪郭をなぞる方法から解説していきます。
- 画面左側のツールから、マグネット選択ツールを選びます（図14-19）。

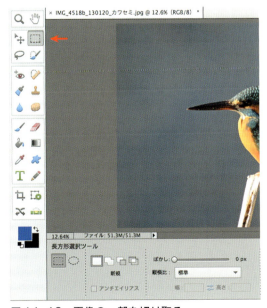

図14-18　画像の一部を切り取る

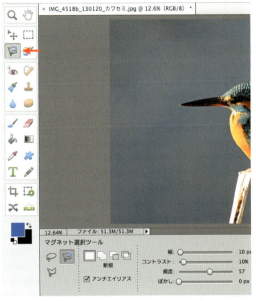

図14-19　被写体の輪郭に沿って切り取る

選択したい被写体の角や先端からなぞっていきます。まず、起点となる部分でクリックし、カーブの頂点や、角々でクリックしていき、起点に戻ったところでクリックすると周囲をきれいに囲んだ形で選択することができます。

- 背景がほぼ単色の場合は、ツールから自動選択ツールを選び、背景側をクリックします。このとき、許容値は「8」〜「12」くらいから始めるといいでしょう（図14-20①）。

これで、背景がすべて選択されます（図14-20②）。

もし、残ってしまった場合は、shiftキーを押しながら、残った部分をクリックしていけば大丈夫です。

- 被写体の一部まで選択された場合は、やり直し（Windowsならcontrol＋Z、Macintoshならcommand＋Zのキーを押す）をしたうえで、許容値を小さくして再施行していきます。
- 背景が選択されたら、メニューから「選択範囲」→「選択範囲を反転」を選ぶと選択範囲が入れ替わり、被写体のみを選択することができます。
- いずれの場合でも、このままコピーすれば、新規ファイルを作るなり、別の画像に貼り付けるなり、任意の操作が可能です。

【画像を重ねる】

- 選択して切り抜いてきた画像は、別の画像上に貼り付け重ねることができます。PSD形式（「.psd」の拡張子のファイル）であれば、この重なりは「レイヤー」という情報で、重なり順を保持できます。

この形式を保持している間は、重なりの位置の調整や、重なり順の変更などが可

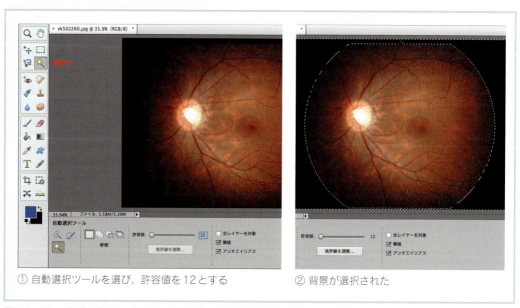

① 自動選択ツールを選び、許容値を12とする　　② 背景が選択された

図14-20　自動選択ツールによる選択（この場合は単色の背景を選択）

能です。

ただし、JPEG形式などの他形式へ変換した場合は、これらの情報が失われるため、変更することができなくなります。

- TIFF形式(「.tiff」の拡張子)に変換する場合は、メニューから「レイヤー」→「画像を統合」を選択して、すべてのレイヤーを統合しておくと、後のトラブルが少なくて済みます。

6. 画像に加筆する

- 画像の一部に、図形などを加筆する必要が生じる場合があります。スライドであるならば、PowerPoint上で図形やテキストを重ねればよいのですが、直接画像に加筆したい場合もあります。この場合、直接レタッチソフトなどで書き込むことになります。

【モザイク】

- 人物の画像に用いると、意味深長な感じになりがちですが、コンピューターの画面をキャプチャーした画像などで患者名が写り込んでしまう場合などは、黒で潰すよりモザイク処理の方がソフトな感じになります。
- ここでは、OCTのキャプチャー画像から、筆者の名前を隠してみたいと思います。

まず、モザイク化する部分を指定します。

ツールから、長方形選択ツールを選び、モザイク化する部分を指定します(**図14-21①**)。

選択したら、メニューから「フィルター」→「ピクセレート」→「モザイク…」を選択します(**図14-21②**)。

- モザイクの大きさは、元画像の解像度により変わりますので、ダイアログ中のプレビュー画像を見ながら調節し、元画像が判読できない程度まで大きくしていきます(**図14-21③**)。

【塗り潰し】

- 逆に、はっきりとプライバシー保持のために画像を覆っていますということを主張する必要がある場合は、画像の一部を黒で塗り潰す必要があります。顔写真で目元を黒い長方形で隠すお馴染みの手法です。

まず、メニューから「レイヤー」→「新規」→「レイヤー…」を選び、作業用の透明なレイヤーを用意します(**図14-22①**)。

ツールパレットの下段にある描画色設定ツールをクリックし、黒を描画色として選択しておきます(**図14-22②**)。

背景となる元画像の隠したい部分を長方形選択ツールで選択します。さらにツールからバケツ型の塗り潰しツールを選び、選択範囲内をクリックします(**図

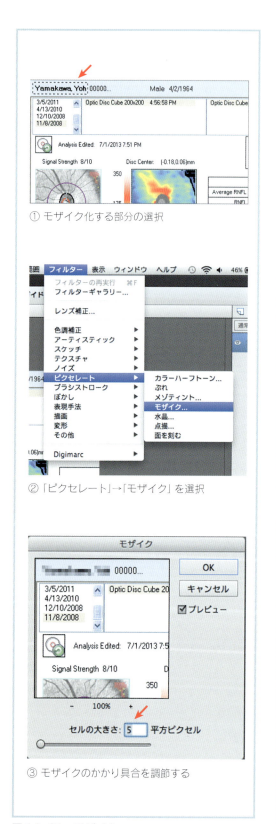

図14-21　モザイク

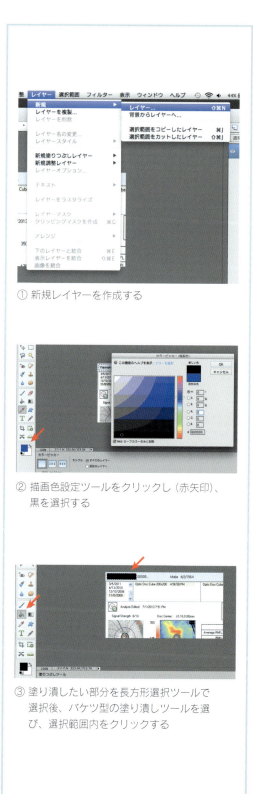

図14-22　塗り潰し

14-22③)。
- 必要に応じて、メニューから「レイヤー」→「画像を統合」を選択して、すべてのレイヤーを統合すれば、黒塗りを除去することをできなくすることができます。

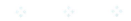

- 本章では、デジタル画像を扱ううえでの基本的な部分を駆け足で述べてきました。基本的な部分と言っても、ごく一部を触れたに過ぎません。
- さらに詳細な部分については、Webや書籍にて、それぞれの専門書が発売されているので、そちらを参照してください。

7 パノラマ合成

- パソコンが普及し、コンピューター上での作業が一般化している現在、同じように眼底カメラもデジタル画像が一般的となっています。画像がデジタル化されることによって、コンピューター上へ簡易に蓄積が可能となり、また検索や編集も容易になりました。このデジタル化によって、眼科専門医のいない診療所などにおいてもデジタル眼底写真を利用して遠隔診断を行うことが可能となり、他科との連携においても注目されています。

1. 利　点

- デジタル化したことにより、眼底写真の撮影後にすぐに表示や保存が行われるため、撮影時や診察時にその画像を用いて患者に説明をすることができます。特にファイリングシステムのパノラマ合成機能を用いると、病変の場所や広さを簡便に伝えることができるため有用です。また、デジタル化されたことによって、膨大なデータを簡単に保存でき、何枚もの写真をアルバムに保存する手間が省けるようになりました。

2. ソフトウェア

- パノラマソフトの種類はたくさんありますが、そのなかでも広く使われているシステムは、㈱ニデックの電子カルテシステムNAVISのパノラマ合成ソフト、興和㈱のパノラマ合成ソフト、㈱トプコンのパノラマ合成ソフトです。ここでは主に㈱ニデックのパノラマ合成ソフトを用いて説明をしていきます。

3. 合成方法

【パノラマ画像作成手順】

① 合成対象の画像を選択し、アプリケーションを起動します。
② 対象画像を選択します。
③ 選択後、パノラマボタンをクリックします（**図14-23①**）。
④ 右側の列の画像を中央部へドラッグ＆ドロップし適切な場所へ配置します。
⑤ 実施後、上部合成ボタンをクリックします（**図14-23②**）。
⑥ できあがった合成画像を保存します（**図14-23③**）。

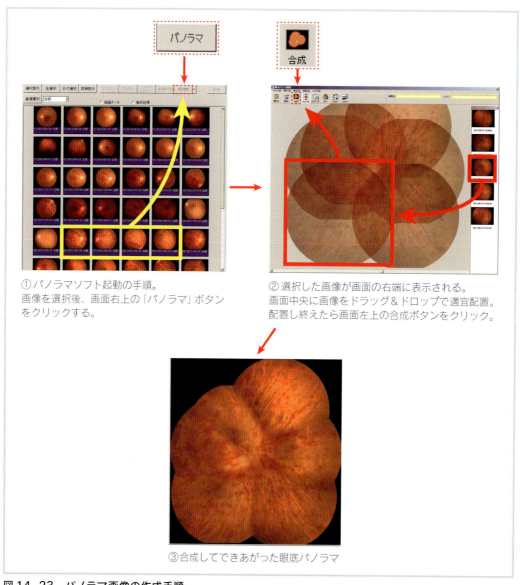

①パノラマソフト起動の手順。
画像を選択後、画面右上の「パノラマ」ボタンをクリックする。

②選択した画像が画面の右端に表示される。
画面中央に画像をドラッグ＆ドロップで適宜配置。
配置し終えたら画面左上の合成ボタンをクリック。

③合成してできあがった眼底パノラマ

図14-23　パノラマ画像の作成手順

4. 機　能

(1) カラー調整機能

- NAVISパノラマソフトでは画像一枚一枚につきカラー調整ができる機能があります。カラーウィンドウにRED、GREEN、BLUEをそれぞれ調整するスライダーがあり、ドラッグすることで色合いを調整することができます。すべての色の数字を上げると画像が明るくなり、逆に下げると画像が暗くなります。（**図14-24**）

  【例】　9枚のFA（フルオレセイン蛍光造影）の写真を並べてみると、鼻側の写真が暗く、さらに下方の写真が少し白っぽくなっています（**図14-25上**）。これを、カラー調整機能を用いて鼻側を明るく、下方を少し暗くすると**図14-25右下**のように全体を均一に近い明るさにすることができます。

- 他のパノラマソフトにおいてもコントラスト調整機能が備わっています、方法は上記と多少異なりますが、同じようにコントラストの調整を行ってみてください。

(2) ブレンディング機能

- NAVISパノラマソフトでは画像の貼り合わせを行う画像間で混ぜ合わせをすることにより、画像の繋ぎ目を目立たせなくすることができる機能（ブレンディング機能）があります。
- NAVISパノラマソフトではブレンディング形式は以下の4種類があります。
  ① **滑らか**：画像間の繋ぎ目が目立たないように、画像間の重なり部全体を使って徐々に変化するように混ぜ合わせを行います（**図14-26**）。
  ② **平　均**：画像の重なり部について、それぞれの画素値の平均値を使用して混

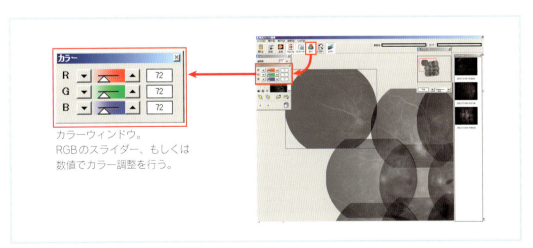

カラーウィンドウ。
RGBのスライダー、もしくは
数値でカラー調整を行う。

図14-24　画像合成時のカラー調整

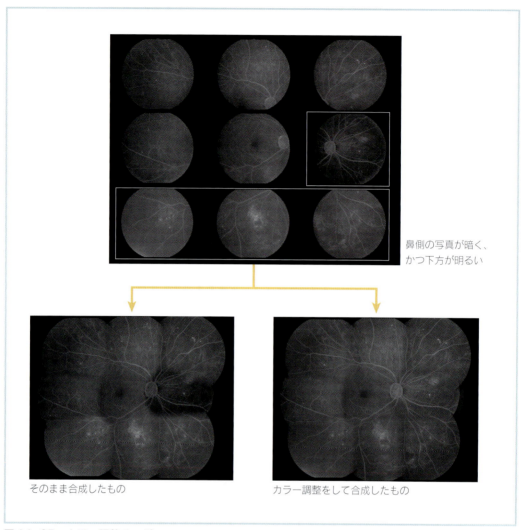

図 14-25　カラー調整の一例

　　　　　　ぜ合わせを行います（**図 14-27**）。
　③ **急　激**：画像間の繋ぎ目を目立たないように、画像間の重なり部全体を使って混ぜ合わせを行います。変化の度合いは「滑らか」よりも急激になります（**図 14-28**）。
　④ **な　し**：画像の混ぜ合わせを行いません。画像の階層順に画像が合成されます（**図 14-29**）。
　主に①の「滑らか」を用いますが、ブレンディング機能がないソフトでは④の「なし」と同じ繋ぎ目になります。以前は一枚一枚の写真を直線にカットして、画面の周辺のアーチファクトを目立たなくする方法がありましたが、ファイリングソフト上ではその方法は使えません。ブレンディング機能がないものでは後極の写真を一番上に置くと繋ぎやすいですが、極端にアーチファクトが入ってしまう場

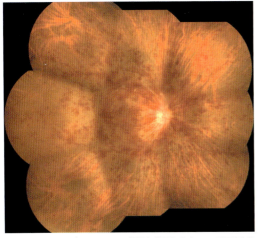

図 14-26　ブレンディング機能「滑らか」での結果画像

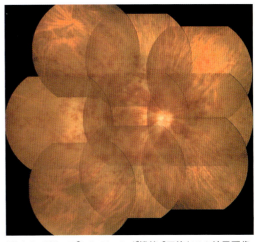

図 14-27　ブレンディング機能「平均」での結果画像

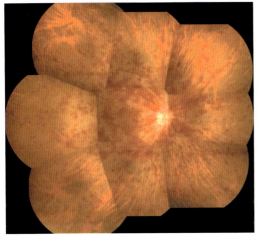

図 14-28　ブレンディング機能「急激」での結果画像

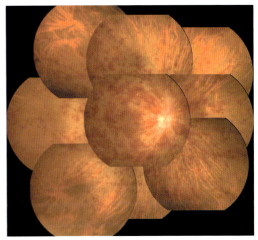

図 14-29　ブレンディング機能「なし」での結果画像

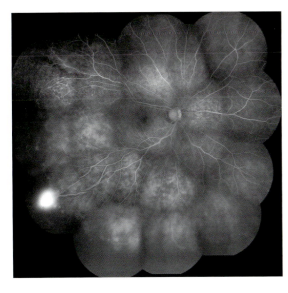

図 14-30　画像 20 枚の範囲の参考画像
(一枚の画角 45°のFA)

合などは後極以外の写真を一番上にもってくることもあります。
- ブレンディング機能にかかわらずパノラマ合成を行う際に繋げる写真が多ければ多いほど、繋ぎ目や周辺のずれやアーチファクトが目立ってしまいます。パノラマ写真を作るときは、撮影時に必要な範囲を必要最小限の枚数で撮影するようにしてください。その際に、およそ画像の1/3程度重なるようにすると、繋ぎ目がきれいになります。
- NAVISのパノラマソフトは一度に20枚までしか合成ができません。そのように枚数の制限がある場合では、特に眼底の周辺に病変がある疾患においては撮影時に注意して、限られた枚数の中に必要な情報がしっかりと入るようにしてください（図14-30）。

5. 合成の実際

- ブレンディング機能を使ってもピントが大きくずれていたり、光量が違いすぎるときれいなパノラマ画像を得ることができません。また、重なり合う面積が狭いと繋ぎ目がきれいに合成されないことがあるため、写真を撮影するときにある程度調整しながら撮影する必要があります。
- 裂孔原性網膜剥離のパノラマ合成を紹介します。網膜剥離は他の疾患と違い、「撮影する部分の奥行きが場所によって大きく異なることがある」という点があります。剥離の丈が低い場合は少しずつピントをずらしていくと均一できれいなパノラマ写真が作れます（図14-31）。剥離の丈が高い場合は均一のピント合わせができません。そこで、剥離していない部分と剥離している部分それぞれにピントを合わせた写真を撮ります。そのときに注意する点は、丈の大きく異なる部分の重なりを最小限にすることです。それによって全体にピントの合ったパノラマ合成ができます（図14-32）。
- この例のほかにもいろいろな病態や形状を示す疾患はたくさんあります。パノラマ合成の形も撮影の仕方によってさまざまに変わっていきますので、病変に応じて撮影の工夫をすることが必要になってきます。

6. まとめ

- 眼底写真に特化したパノラマ合成ソフト以外でもパソコンソフトの画像編集ソフトなどにより、パノラマ合成や編集などを行うことができます。しかし、加工しすぎることにより本来の病態と異なって見えてしまう場合や病変が隠れてしまうことがあります。なるべく同じソフトウェア上など、誰が作ってもほぼ同じ結果となるような条件下で行うのが理想的です。撮影時にどんなパノラマを作るかを考えて工夫し、きれいで説明のしやすいパノラマを作ってみてください。

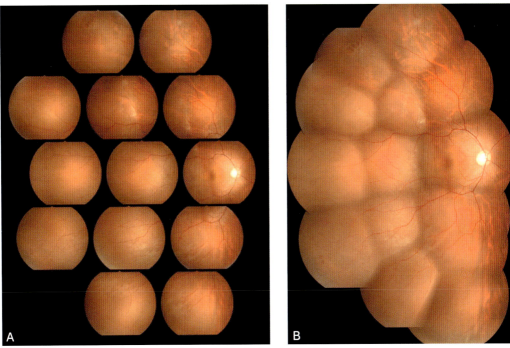

図14-31　丈の低い網膜剝離の、合成前（A）、合成後（B）の画像

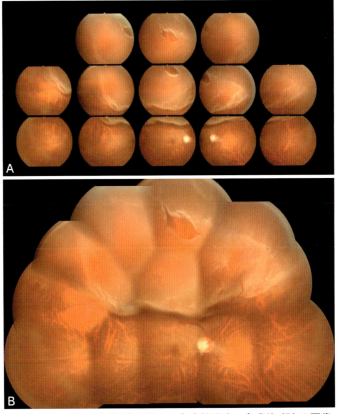

図14-32　丈の高い網膜剝離の、合成前（A）、合成後（B）の画像

Lecture 15 撮影環境

講師：筑田 昌一

眼科における写真撮影は、主にその眩しさから患者にかなりの負担を強いる側面があります。そこで撮影環境の整備は患者の安全確保および負担軽減のために重要となります。また、患者対応では、患者の理解と協力を得るために緊密なコミュニケーションと丁寧な説明が必要となります。

1 撮影環境について

1. カメラの準備

- カメラは光学台上に設置し、患者の椅子も同様に上下動する電動椅子にします。患者は撮影中眩しい光に曝されながら顔を固定していなければなりませんので、できるだけ自然な姿勢で少しでもリラックスできるように椅子、カメラの高さを調整します。椅子を上げた際、患者の足が宙に浮いてぶらぶらしていると身体が不安定になり、顔が動いてしまうことがありますので、患者の足はしっかりと床に着いていることが望ましいです。小柄な患者の場合で、どうしても椅子を上げないといけないときは、光学台の構造にもよりますが、光学台の脚部に足をのせてもらうと多少安定します。
- できれば撮影者側の椅子も上下動できるようにしたいです。また、キャスター付きで左右方向にも自由に動ける方が良いです。撮影者が無理な姿勢を続けることは撮影時間を長引かせ、結局患者の負担の増加につながってしまいます。
- ジョイスティック下のプレートが汚れていると、ジョイスティックの動きが重くなります。カメラの煽り機構など、他の可動部も含め、必要に応じてメーカーのサービス担当者に点検・清掃を依頼し、カメラが滑らかに微妙な動きができるようにしておきます。撮影時間の短縮には撮影者の習熟が第一ですが、このようなハード面の整備も大事です。

2. 撮影の実際

- 顎台に顎をのせてもらうときには、あらかじめ患者の顔を見て、顎から目尻までの長さを想定して顎台の高さを合わせておきます。他の眼科検査機器同様、額当ての支柱には眼の位置を示す目印が付いていますので、そこに眼の高さを合わせれば良いのですが、印にきっちり合わせるのではなく、眼がわずかに印の下にくるようにする方が眼と額当てとの間が空いて、開瞼がしやすくなることがあります。
- 顎台に顔をのせてもらう際には、
  ① 顔の重みを台にかけること、
  ② 額を額当てに押しつけるようにすること、
  ③ 口は閉じてもらうこと、
  を伝えます。特に額は撮影中にだんだんと離れていくことが多く、何度も声かけをすることが必要になります。これについては、畑﨑がイラストをまじえて巧み

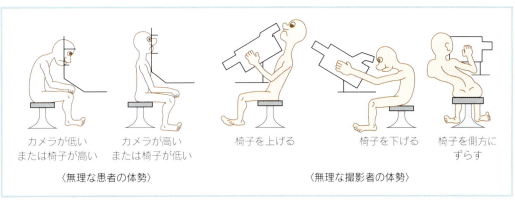

図 15-1 不適切な全身的セッティング
(畑﨑泰定：視能訓練士に必要な検査技術「眼底カメラ」．あたらしい眼科 11：1846, 1994 より引用)

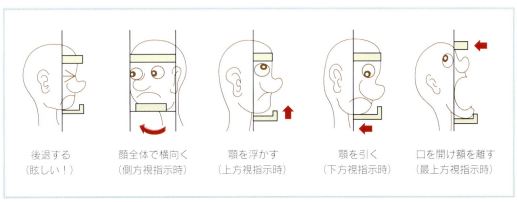

図 15-2 撮影の手際を悪くする頭の動き
(畑﨑泰定：視能訓練士に必要な検査技術「眼底カメラ」．あたらしい眼科 11：1846, 1994 より引用)

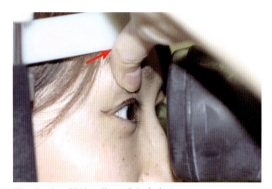

図15-3　開瞼の際に手を安定させる
開瞼の際は額当て（ヘッドベルト）などに手の一部を接触させて安定させる。

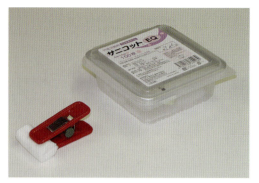

図15-4　アルコール綿花
大型クリップに綿花を挟み、光学台付近に用意しておくと顎台や額当ての汚れ除去の際に便利である。

に説明しています（**図15-1〜2**）。

- 撮影の際は必ず開瞼が必要ですが、その前にひと言声をかけるようにします。無言でいきなり顔に触れられるのは不愉快であったり、不安を感じさせるものです。開瞼の際には、手の一部を必ず額当てかその支柱に接触させておきます（**図15-3**）。こうすれば開瞼している手が安定するうえ、額が離れたことを察知することができます。

- 顎台や額当ては汗やファンデーションの付着などで意外に汚れていることがあります。こまめに拭いておく必要がありますので、アルコール綿花を光学台付近に用意しておくと良いでしょう。使用にあたっては大型のクリップにはさんでおくと便利です（**図15-4**）。

- 空調にも気をつけましょう。最近はいずれの施設も全館空調になっていますが、個々の施設それぞれの事情もあり、暗室内はカメラ関係だけというわけにはいかないことが多く、暗室で使用する機器は一つの部屋にまとめられたりすることもあります。このような場合、暗室の一角をカーテンで仕切ってカメラを設置することになるのですが、空調の吹き出し口が仕切り内にないときは、撮影の合間にこまめにカーテンを開け閉めするなどして、温度の上昇に気をつけます。特に撮影時間の長い蛍光眼底造影では、室温の上昇は気分不良の発生に直結します。できれば個別に空調機器があるのが望ましいです。

3. 機器のメンテナンスも撮影環境のひとつ

- どの撮影もそうですが、特に蛍光眼底撮影は容易に撮り直しがききません。あらかじめカメラの作動テストをしておき、FAGモードで何コマか撮ってみてカメラの不具合や、コンピューターの作動に問題がないか確認しておきます。プリンター用紙などの残量もこまめにチェックしておき、いざというときに用紙切れでプリントができなくなることがないようにしましょう。当院ではいろいろな検査

機器のプリンター用紙類を1組ずつ別室にストックして万一に備えるようにしています。
- 画面への汚れの写り込みにも注意します。一般に白い汚れは対物レンズ前面への汚れの付着によります。レンズ前面の汚れは埃のほかに涙液の付着があります。撮影の際には観察光やストロボの発光によって瞬目が誘発されます。このとき、意外と涙液も飛んでいるのです。特に発光量が大きく発光回数も多い蛍光眼底撮影の後は注意が必要です。
- 黒い汚れはカメラ内のレンズやミラーへの汚れの付着によります。カメラ内部のことなので、メーカーのサービス部門に依頼することになります。
- 画像に写り込んだ汚れは時にアーチファクトとなることもあります。人間ドックや集団検診などで、医師の診察がなく画像だけで診断・判定を下す場合もあり、日頃から注意をしておきたいところです。

4. 造影撮影における環境整備

- 造影撮影を行う際は、造影剤の副作用という問題があるため、それに対応する準備が必要となります。
- 蛍光眼底撮影時に準備しておくべき薬剤などについては、日本眼科学会のガイド

表15-1 救急用器具と薬剤の準備

1) 救急用器具
   ① 酸素供給回路あるいは酸素ボンベ
   ② 換気用マスク・アンビューバッグ
2) 薬　剤
   ③ 乳酸リンゲル液・膠質液
   ④ アドレナリン
   　　エピペン注射液0.3mg（アドレナリン0.3mg自動注入）※
   ⑤ エフェドリン塩酸塩
   ⑥ ドパミン塩酸塩
   ⑦ ノルアドレナリン
   ⑧ アトロピン硫酸塩水和物
   ⑨ イソプレナリン塩酸塩
   ⑩ β_2作動薬（サルブタモール硫酸塩）：定量噴霧吸入器
   ⑪ アミノフィリン水和物
   ⑫ 副腎皮質ステロイド（ヒドロコルチゾン、メチルプレドニゾロン、プレドニゾロン）
   ⑬ 坑ヒスタミン薬（H_1遮断薬：ジフェンヒドラミン塩酸塩、H_2遮断薬：ラニチジン塩酸塩）
   ⑭ ドブタミン塩酸塩

※筋注用アドレナリン自己注射製品。保険適用外であるが、ストッパーをはずしてすぐに使用できるので簡便で使いやすい。
〔眼底血管造影実施基準委員会：眼底血管造営実施基準（改訂版）．日本眼科学会雑誌 115：67-75，2011より転載〕

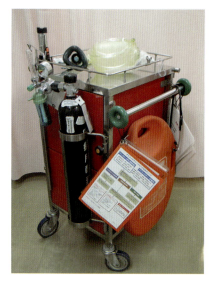

図 15-5　救急カート
造影剤の副作用に対処するため、蛍光眼底撮影時に救急カートを準備しておく。

ラインに詳しい記載があります（**表 15-1**）。血圧計などの器具とともに一式をカートに集めておくと良いでしょう。**図 15-5**は救急カートの一例です。また、このガイドラインにあるように、できれば室内に寝台が設置されていることが望ましいです。実際にはスペースの都合もあり、一朝一夕には解決しないこともあるかもしれません。外来の構造にもよりますが、現状では狭い暗室で処置を行うよりも一刻も早く設備の整った処置室に移動する方が良い場合もあります。最終的には当ガイドラインの条件のクリアが目標ですが、当面の対応については医師・看護部との協議で方針・対応策を決めておくことが必要と考えます。

2 患者との接し方

- ここでは患者の安全確保および検査の説明について述べていきます。

1. 安全対策

- 基本的には他の眼科検査と同様で、患者の安全を確認しながら検査のセッティングを行っていきます。

(1) コード類を整理整頓する

- まず、入室、着席の際の患者の安全確保に留意します。特に電源などのコード類が患者の動線にかからないようにしておきます。他のカメラや検査機器の使用状況などで、入室時にすでに暗室になっていることもあるため、コード類の整理整頓は重要です。カメラのデジタル化でコンピューターやプリンターなど必要なコード類は増えています。まとめて束ねたり、コンセントへは検者側から迂回さ

眼科写真撮影 A to Z

2016年10月1日　第1版

監　　修	木下　茂、竹内　忍
編　　著	日本眼科写真協会
発 行 者	稲田　誠二
発 行 所	株式会社 リブロ・サイエンス
	〒160-0023　東京都新宿区西新宿2-3-3
	KDDIビル アネックス2階
	電話（03）5326-9788
印　　刷	株式会社 ルナテック

ⓒLibroScience, 2016
ISBN978-4-902496-54-3
Printed in Japan

落丁・乱丁は小社宛にお送り下さい。
送料小社負担にてお取り替えいたします。
定価はカバーに表示してあります。